"十三五"职业教育国家规划教材

全国医药中等职业教育药学类"十四五"规划教材（第三轮）

供医药卫生类专业使用

微生物与寄生虫基础 （第3版）

主　编　夏玉玲　罗　翀
副主编　谢会平　肖海群　罗德宪
编　者　（以姓氏笔画为序）
　　　　王　尧（天津生物工程职业技术学院）
　　　　杨秋容（四川省食品药品学校）
　　　　李　燕（江苏省常州技师学院）
　　　　肖海群（江西省医药学校）
　　　　罗　翀（湖南食品药品职业学院）
　　　　罗德宪（四川省食品药品学校）
　　　　夏玉玲（四川省食品药品学校）
　　　　彭必武（湖南食品药品职业学院）
　　　　谢会平（天水市卫生学校）

中国健康传媒集团
中国医药科技出版社

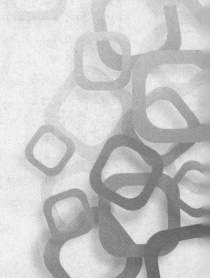

内容提要

本教材为"全国医药中等职业教育药学类'十四五'规划教材(第三轮)"之一,系根据本课程的教学要求和专业培养目标编写而成,紧跟医药行业发展步伐和社会用人需求,旨在培养行业规范意识强烈、基础知识扎实、专业技术过硬的新时代医药卫生职业人才。内容涵盖微生物的形态观察、培养和保存,微生物检查技术和应用,以及病原微生物、免疫学和寄生虫学等学科基础知识。本教材为书网融合教材,即纸质教材有机融合电子教材、教学配套资源(PPT、微课、视频等)、题库系统、数字化教学服务(在线教学、在线作业、在线考试),使教学资源更加多样化、立体化。

本教材可供全国医药中等职业院校医药卫生类专业教学使用,也可作为医药卫生行业从业人员继续教育和培训的教材。

图书在版编目(CIP)数据

微生物与寄生虫基础/夏玉玲,罗翀主编. —3 版. —北京:中国医药科技出版社,2020.12(2025.1重印)

全国医药中等职业教育药学类"十四五"规划教材. 第三轮

ISBN 978 – 7 – 5214 – 2173 – 6

Ⅰ.①微… Ⅱ.①夏… ②罗… Ⅲ.①医学微生物学 – 中等专业学校 – 教材②医学 – 寄生虫学 – 中等专业学校 – 教材 Ⅳ.①R37②R38

中国版本图书馆 CIP 数据核字(2020)第 235976 号

美术编辑 陈君杞
版式设计 友全图文

出版　**中国健康传媒集团** | 中国医药科技出版社
地址　北京市海淀区文慧园北路甲 22 号
邮编　100082
电话　发行:010 – 62227427　邮购:010 – 62236938
网址　www.cmstp.com
规格　787mm×1092mm $^1/_{16}$
印张　21 $^3/_4$
字数　463 千字
初版　2011 年 5 月第 1 版
版次　2020 年 12 月第 3 版
印次　2025 年 1 月第 5 次印刷
印刷　三河市万龙印装有限公司
经销　全国各地新华书店
书号　ISBN 978 – 7 – 5214 – 2173 – 6
定价　**59.00 元**

获取新书信息、投稿、为图书纠错,请扫码联系我们。

出版说明

2011 年，中国医药科技出版社根据教育部《中等职业教育改革创新行动计划（2010—2012 年）》精神，组织编写出版了"全国医药中等职业教育药学类专业规划教材"；2016 年，根据教育部 2014 年颁发的《中等职业学校专业教学标准（试行)》等文件精神，修订出版了第二轮规划教材"全国医药中等职业教育药学类'十三五'规划教材"，受到广大医药卫生类中等职业院校师生的欢迎。为了进一步提升教材质量，紧跟职教改革形势，根据教育部颁发的《国家职业教育改革实施方案》（国发〔2019〕4 号)、《中等职业学校专业教学标准（试行)》（教职成厅函〔2014〕48 号）精神，中国医药科技出版社有限公司经过广泛征求各有关院校及专家的意见，于 2020 年 3 月正式启动了第三轮教材的编写工作。

党的二十大报告指出，要办好人民满意的教育，全面贯彻党的教育方针，落实立德树人根本任务，培养德智体美劳全面发展的社会主义建设者和接班人。教材是教学的载体，高质量教材在传播知识和技能的同时，对于践行社会主义核心价值观，深化爱国主义、集体主义、社会主义教育，着力培养担当民族复兴大任的时代新人发挥巨大作用。在教育部、国家药品监督管理局的领导和指导下，在本套教材建设指导委员会专家的指导和顶层设计下，中国医药科技出版社有限公司组织全国 60 余所院校 300 余名教学经验丰富的专家、教师精心编撰了"全国医药中等职业教育药学类'十四五'规划教材（第三轮)"，该套教材付梓出版。

本套教材共计 42 种，全部配套"医药大学堂"在线学习平台。主要供全国医药卫生中等职业院校药学类专业教学使用，也可供医药卫生行业从业人员继续教育和培训使用。

本套教材定位清晰，特点鲜明，主要体现如下几个方面。

1. 立足教改，适应发展

为了适应职业教育教学改革需要，教材注重以真实生产项目、典型工作任务为载体组织教学单元。遵循职业教育规律和技术技能型人才成长规律，体现中职药学人才培养的特点，着力提高药学类专业学生的实践操作能力。以学生的全面素质培养和产业对人才的要求为教学目标，按职业教育"需求驱动"型课程建构的过程，进行任务分析。坚持理论知识"必需、够用"为度。强调教材的针对性、实用性、条理性和先进性，既注重对学生基本技能的培养，又适当拓展知识面，实现职业教育与终身学习的对接，为学生后续发展奠定必要的基础。

2. 强化技能，对接岗位

教材要体现中等职业教育的属性，使学生掌握一定的技能以适应岗位的需要，具有一定的理论知识基础和可持续发展的能力。理论知识把握有度，既要给学生学习和掌握技能奠定必要的、足够的理论基础，也不要过分强调理论知识的系统性和完整性；注重技能结合理论知识，建设理论－实践一体化教材。

3. 优化模块，易教易学

设计生动、活泼的教学模块，在保持教材主体框架的基础上，通过模块设计增加教材的信息量和可读性、趣味性。例如通过引入实际案例以及岗位情景模拟，使教材内容更贴近岗位，让学生了解实际岗位的知识与技能要求，做到学以致用；"请你想一想"模块，便于师生教学的互动；"你知道吗"模块适当介绍新技术、新设备以及科技发展新趋势、行业职业资格考试与现代职业发展相关知识，为学生后续发展奠定必要的基础。

4. 产教融合，优化团队

现代职业教育倡导职业性、实践性和开放性，职业教育必须校企合作、工学结合、学作融合。专业技能课教材，鼓励吸纳 1～2 位具有丰富实践经验的企业人员参与编写，确保工作岗位上的先进技术和实际应用融入教材内容，更加体现职业教育的职业性、实践性和开放性。

5. 多媒融合，数字增值

为适应现代化教学模式需要，本套教材搭载"医药大学堂"在线学习平台，配套以纸质教材为基础的多样化数字教学资源（如课程 PPT、习题库、微课等），使教材内容更加生动化、形象化、立体化。此外，平台尚有数据分析、教学诊断等功能，可为教学研究与管理提供技术和数据支撑。

编写出版本套高质量教材，得到了全国各相关院校领导与编者的大力支持，在此一并表示衷心感谢。出版发行本套教材，希望得到广大师生的欢迎，并在教学中积极使用和提出宝贵意见，以便修订完善，共同打造精品教材，为促进我国中等职业教育医药类专业教学改革和人才培养作出积极贡献。

数字化教材编委会

主　编　夏玉玲　罗　翀

副主编　谢会平　肖海群　罗德宪

编　者　(以姓氏笔画为序)

　　　　王　尧（天津生物工程职业技术学院）

　　　　杨秋容（四川省食品药品学校）

　　　　李　燕（江苏省常州技师学院）

　　　　肖海群（江西省医药学校）

　　　　罗　翀（湖南食品药品职业学院）

　　　　罗德宪（四川省食品药品学校）

　　　　夏玉玲（四川省食品药品学校）

　　　　彭必武（湖南食品药品职业学院）

　　　　谢会平（天水市卫生学校）

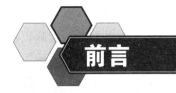

前言

本教材系根据我国中等职业教育药学类专业的培养目标、就业方向和职业能力要求，按照本套教材编写指导思想和原则的要求，结合本课程教学标准，由全国六所院校从事一线教学的教师和学者悉心编写而成。

本教材系医药卫生类专业基础课程用教材，内容涵盖微生物的形态观察、培养和保存的方法，微生物检查技术和实际应用，以及病原微生物、免疫学和寄生虫学等学科基础知识。本课程的学习将为后续学习中药制剂技术、药品 GMP 实务、微生物检验技术等课程和从事药品生产、检验、销售等工作奠定理论和技能基础。

本课程的教学任务是培养学生健康生活、安全劳动和保护环境这三重意识；强化个人之于企业、个人之于社会以及个人之于国家这三重责任；使学生掌握必备的微生物基础知识和基本技能，培养学生紧扣行业标准和借助相关设备设施来识别、培养、保存、利用和检测微生物的能力。

本教材的编写打破了微生物与寄生虫学原有的学科体系，更强调企业实训技能的培养和必备知识的掌握。实训技能部分根据"任务引领型"和"项目化教学"的教学要求，参照企业生产中某一项任务的工作程序及操作内容编写而成，体现了职业院校"做中学、做中教、训中熟"的先进职教理念；基本知识部分按照"工作运用为主、基本理论为次"的要求编写而成。本教材为书网融合教材，可保证在"停课不停学"等情况下完成教学任务。

本教材主要适于全国医药中等职业院校医药卫生类专业师生使用，也可作为具有同等学力的企业在职员工的继续教育教材，还可作为制药企业药品生产、检验等相关岗位的培训教材和技术参考用书。

本教材由夏玉玲和罗翀老师任主编。具体编写分工如下：由江苏省常州技师学院的李燕老师负责项目一中任务一、任务二的编写；由四川省食品药品学校的杨秋容老师负责项目一中任务三和项目三的编写；由江西省医药学校的肖海群老师负责项目二中任务一和项目四的编写以及项目一至项目四的初审；由湖南食品药品职业学院的彭必武老师负责项目二中任务二、任务三的编写；由四川省食品药品学校的罗德宪老师负责项目五中任务一至任务三的编写和项目四、项目五的初审；由四川省食品药品学校的夏玉玲老师负责项目五中任务四至任务六的编写以及全书的统稿和修改；由天水市卫生学校的谢会平老师负责项目六的编写和项目六至项目八的初审；由天津生物工程职业技术学院的王尧老师负责项目七的编写；由湖南食品药品职业学院的罗翀老师负责项目八的编写及数字化教学资源的统稿。

本教程中出现的试剂、培养基、药品检验菌等的名称和制备方法均以《中华人民共和国药典》（以下简称《中国药典》2020 年版）和《药品生产质量管理规范》等具有法律效力的法典和规范为依据，在编写过程中还参考了刘晓波的《微生物与免疫学》、林勇的《微生物与寄生虫基础》、孙祎敏的《药品微生物检测技术》等教材，在此一并表示衷心的感谢。

由于作者的知识和认知所限，本教材中难免有疏漏、不足之处，恳请广大师生批评指正。

编　者
2020 年 10 月

目录

● 1. 掌握常见的微生物种类；细菌、放线菌和真菌的基本形态特征和特殊结构。

● 2. 熟悉普通光学显微镜的结构及工作原理。

● 1. 掌握无菌检查室的使用与清洁；紫外灯、超净工作台、高压蒸汽灭菌器等微生物操作设施设备的使用与保养；各类微生物在液体、固体、半固体培养基上的生长现象及意义。

2. 熟悉常用的物理灭菌和化学灭菌方法；医药生产与检验场所中洁净度的要求与检测方法；常见微生物的培养条件。

1. 掌握斜面低温保存菌种、液体石蜡封存菌种、沙土管保存菌种的基本原理和适用范围。

2. 熟悉斜面低温保存菌种、液体石蜡封存菌种、沙土管保存菌种的操作方法和注意事项，以及斜面低温保存菌种的定时传代要求。

1. 掌握测定抗生素效价的方法（管碟法）。

2. 熟悉抗生素效价的定义及表示方法；数据处理与结果判断方法。

1. 掌握药品生产质量管理规范（GMP）的概念；无菌产品的无菌检查方法及步骤；非无菌产品的微生物计数检查方法及步骤；非无菌产品的控制菌检查方法及步骤；细菌内毒素检查对象和方法；抑菌剂抑菌效力检查方法。

2. 熟悉GMP的实施情况；GMP的认证管理；《中国药典》的构成；无菌检查的适用范围；微生物限度检查的适用范围。

1. 掌握细菌学常见的概念；细菌的致病因素；常见病原菌、病毒及真菌的主要生物学特性、致病性及防治原则。

2. 熟悉衣原体、支原体、立克次体、放线菌、螺旋体的防治原则。

1. 掌握免疫、抗原、抗体的概念和抗原的特性、抗体的结构和功能。

2. 熟悉人类常见抗原；人体免疫系统的组成、功能、抗体产生规律和五种免疫球蛋白的主要特性。

1. 掌握部分常见医学原虫、医学蠕虫、医学节肢动物的致病性和防治原则。

2. 熟悉部分常见医学原虫、医学蠕虫、医学节肢动物的形态和生活史。

▶▶ 项目一　观察微生物形态

学习目标

知识要求

1. **掌握**　常见的微生物种类；细菌、放线菌和真菌的基本形态特征和特殊结构。
2. **熟悉**　普通光学显微镜的结构及工作原理。
3. **了解**　细菌单染色的原理；革兰染色法的原理及用途。

能力要求

1. 能够正确操作普通光学显微镜；正确使用油镜；合理保养光学显微镜的每个部件。
2. 学会正确制作微生物标本并观察微生物的形态；细菌的单染色；细菌的革兰染色；细菌的芽孢染色；霉菌的形态观察；放线菌的形态观察。

📖 任务一　使用光学显微镜

PPT

📋 岗位情景模拟

情景描述　患者 A，自述头一天晚上在餐馆里吃饭的时候，感觉吃的猪肉有点变味，回家后一小时就出现恶心想吐，随后，自己找家里的备用药"藿香正气液"吃了一瓶，然后昏昏沉沉睡了一觉。第二天仍不见好转，反而出现腹痛、腹泻、黏液脓血便、伴里急后重等症状，于是马上到医院就医。医生问及详情后，马上给患者开了一张粪便检查单，要求患者做粪便检查。

问题　1. 上吐下泻时为什么要检查粪便？

2. 应该检查粪便中的什么东西？

3. 如何检查？

细菌、放线菌属原核细胞型微生物，真菌属真核细胞型微生物，它们的体积都相对较大，实验室中一般使用普通光学显微镜就可对其进行形态观察。

通过本任务中对普通光学显微镜构造的学习，学生可掌握光学显微镜的使用方法。

一、普通光学显微镜的构造

微生物实验室中最常用的是普通光学显微镜。普通光学显微镜的结构可分为三部分：机械部分、光学部分和照明部分（图 1-1）。

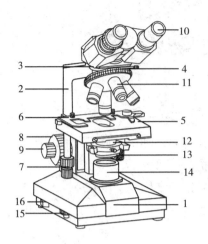

图1-1 普通光学显微镜的结构

1. 镜座；2. 镜臂；3. 镜筒；4. 物镜转换器；
5. 载物台；6. 标本片推进器；7. 标本移动旋钮；
8. 粗准焦螺旋；9. 细准焦螺旋；10. 目镜；
11. 物镜；12. 聚光器（带光圈）；13. 滤光器；
14. 灯室；15. 电源开关；16. 亮度旋钮

（一）机械部分

1. 镜座 显微镜的底座，支持整个显微镜镜体。

2. 镜臂 下端连于镜座，上端连于镜筒，是取放显微镜时手握的部位。

3. 镜筒 连于镜臂的前上方，镜筒上端装有目镜，下端装有物镜转换器。

4. 物镜转换器 安装在镜筒的下方，可自由转动，下面有3～4个圆孔，用来装配不同放大倍数的物镜。转动转换器，可以调换不同放大倍数的物镜。

5. 载物台 位于镜筒下方、用于放置标本片的平台，中央有一个通光孔，大部分显微镜的载物台上装有标本片推进器（推片器），推进器右侧有弹簧夹，用以夹持标本片，载物台下有两个标本移动旋钮，可使标本片作水平（前后、左右）方向的移动，在观察时可以通过标本移动旋钮来改变观察区域。

6. 准焦螺旋 镜臂上装有粗准焦螺旋和细准焦螺旋，转动它们能使载物台作垂直（上下）方向的移动，起到调焦的作用。我们所用的显微镜粗准焦螺旋与细准焦螺旋装在同一轴上，大螺旋为粗准焦螺旋，小螺旋为细准焦螺旋。

（1）粗准焦螺旋 可使载物台做快速和较大幅度的升降，它每转动一周，镜筒上升或下降10mm，所以能迅速调节物镜和标本之间的距离，使物像呈现于视野中。通常在使用低倍镜时，先用粗准焦螺旋迅速找到物像。

（2）细准焦螺旋 可使载物台缓慢地升降，它每转动一周，镜筒升降值为0.1mm，细准焦螺旋调焦范围不小于1.8mm。一般在高倍镜和油镜观察时使用，从而得到更清晰的物像，并借以观察标本的不同层次和不同深度的结构。

（二）光学部分

1. 目镜 安装在镜筒的上端，因为它靠近观察者的眼睛，因此也叫接目镜。通常备有1～2个，上面刻有5×、10×或16×等标记以表示其放大倍数，一般装的是10×的目镜（图1-2）。为便于指示物像，目镜中常装有指针。

2. 物镜 装在镜筒下端的物镜转换器上，接近被观察的物体，又称接物镜，是决定显微镜性

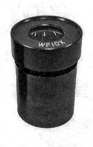 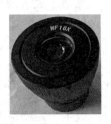

图1-2 10×目镜和16×目镜

能的最重要部件。一般常用的有 3 ~ 4 个物镜，分为低倍镜（10 倍及以下）、高倍镜（40 倍）和油镜（100 倍）（图 1 - 3）。

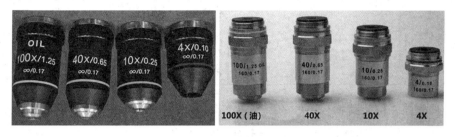

图 1 - 3 常用的物镜

物镜上一般都标有表示物镜光线性能和使用条件的数字和符号。如图 1 - 3 中，最左边的物镜上，"OIL"表示油镜，"100 ×"指的是放大倍数，"1.25"是数值孔径，"∞"表示共轭距离（mm），"0.17"为所用盖玻片的最大厚度（mm）。此外，在物镜下缘还常刻有一圈不同颜色的线，用来区分不同的物镜。常用物镜参数见表 1 - 1。

表 1 - 1 常用物镜的参数

物镜	放大倍数	数值孔径	共轭距离（mm）	盖玻片的最大厚度（mm）	工作距离（mm）
低倍镜	4 ×	0.10	∞	0.17	43.26
低倍镜	10 ×	0.25	∞	0.17	7.22
高倍镜	40 ×	0.65	∞	0.17	0.73
油镜	100 ×	1.25	∞	0.17	0.22

注：不同系列的物镜的参数会有差异，以上数据仅供参考。

（1）物镜的数值孔径（NA） 反映该镜头分辨力的大小，数值孔径越大，表示物镜的分辨率越高，分辨物体的能力越强。

（2）共轭距离 物平面与像平面之间的距离。在显微镜的光学系统中，标本所在的平面为物平面，第一次中间像所在的面为像平面。不同显微镜采用的物镜不同，其共轭距离也不同，有的共轭距离是有限的（大多数为 195mm，也有的为 185mm）。也有的物镜将标本成像于无限远处（即从物镜出来的光线为平行光），需用镜间透镜再次将其成像于目镜的视场光栏处。

（3）工作距离 是指显微镜处于工作状态（物像调节清楚）时物镜的下表面与盖玻片（厚度一般为 0.17mm）上表面之间的距离，物镜的放大倍数愈大，它的工作距离愈小。

（4）显微镜的放大倍数 物镜放大倍数与目镜放大倍数的乘积，如：物镜为 10 ×，目镜为 10 ×，显微镜的放大倍数就为 10 × 10 = 100。显微镜的放大倍数见表 1 - 2。

表 1-2   显微镜的放大倍数

物镜	目镜	放大倍数
4×（低倍镜）	10×	40
10×（低倍镜）	10×	100
40×（高倍镜）	10×	400
100×（油镜）	10×	1000

3. 聚光器   位于载物台下方的聚光器支架上，由聚光镜和光圈组成，其作用是把光线集中到所要观察的标本上（图 1-4）。

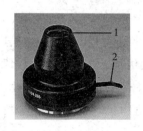

图 1-4   聚光器

1. 聚光镜；2. 光圈把手

（1）聚光镜   由一片或数片透镜组成，起汇聚光线的作用，以加强对标本的照明，并使光线射入物镜内。镜臂旁有一调节螺旋，转动它可使聚光器升降，以调节视野中光亮度的强弱。升聚光器则视野变亮，降聚光器则视野变暗。

（2）光圈（虹彩光圈）   在聚光镜下方，由十几张金属薄片组成。其外侧伸出一柄，称为光圈把手，推动它可调节光圈开孔的大小，以调节光量。打开光圈孔，通光量增加，视野变亮；关闭光圈孔，通光量减少，视野变暗。

4. 滤光器   在光圈下面，还有一个圆形的滤光片托架（图 1-5），可以安放滤光片（图 1-6）。其作用是让所选择的某一波段的光线通过，而吸收掉其他的光线，即改变光线的光谱成分或削弱光的强度。

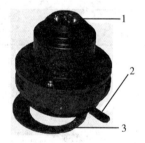

图 1-5   聚光器和滤光器

1. 聚光镜；2. 光圈把手；3. 滤光片托架

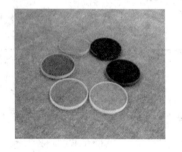

图 1-6   各种滤光片

（三）照明部分

在镜座上有一个圆柱形的灯室，里面装有灯泡，是显微镜的光源。打开电源开关就可以发出光来，还可以通过镜座上的亮度旋钮来调节灯泡发出的光线的强弱。

二、光学显微镜的使用 🅴 微课 1

（一）光学显微镜使用技术

1. 取镜   显微镜平时存放在柜或箱中，用时方从柜中取出。取镜时一般右手紧握镜臂，左手托住镜座，保持镜身直立，将显微镜放在实验台上（图1-7）。

　　2. 对光　用拇指和中指捏住物镜转换器的旋转盘旋转（不要用手指推动物镜，否则容易使物镜光轴歪斜，影响成像质量），使低倍镜对准载物台的通光孔（当转动听到碰叩声即可，这时物镜光轴恰好对准通光孔中心，光路接通后才能进行观察）。打开光源和光圈，上升聚光器，用目镜观察，同时调节光源的亮度旋钮，直到视野内的光线均匀明亮、不刺眼为止（图1-8）。

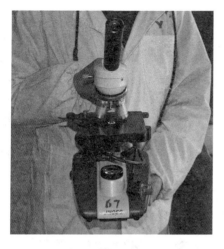 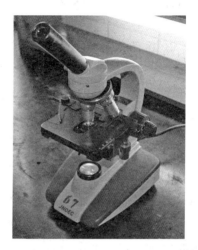

图1-7　取镜　　　　　　　　　　　　　　　图1-8　对光

　　3. 装片　将标本片有盖玻片的一面朝上，用推进器弹簧夹将标本片固定在载物台上，然后旋转标本移动旋钮，将所要观察的部位移到通光孔的正上方（图1-9）。

　　4. 低倍镜观察　调节粗准焦螺旋，使载物台缓慢地上升直至物镜距标本片约5mm。然后在目镜上观察，缓慢调节粗准焦螺旋使载物台缓慢下降，直到视野中出现清晰的物像为止（图1-10）。

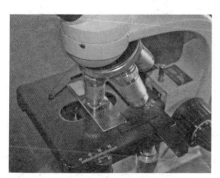 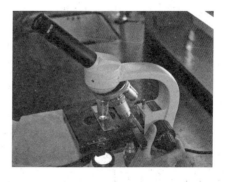

图1-9　装片　　　　　　　　　　图1-10　低倍镜下调节粗准焦螺旋

　　如果物像不在视野中心，可调节推进器将其调到中心（注意：移动标本片的方向与视野中物像移动的方向是相反的）。如果视野内的亮度不合适，可通过升降聚光器的位置或改变光圈的大小来调节。如果在调节焦距时，载物台下降已超过工作距离（5.40mm）而没有见到物像，说明此次操作失败，则应重新操作，不可心急而盲目地上升载物台，否则镜头极易碰撞到标本片。

观察时要养成两眼同时睁开的习惯，可一边以左眼观察物像，一边以右眼观察绘图。

请你想一想

1. 说出普通光学显微镜各部分的名称（可参考图1-1）。

2. 将低倍镜换成高倍镜后，用目镜进行观察，仍看不到清晰的物像，该怎么办？

5. 高倍镜观察 一定要先在低倍镜下把需进一步放大观察的部位移到视野中心，同时把物像调节到最清晰的程度，才能进行高倍镜的观察，否则较难找到观察目标。

转动物镜转换器，将低倍镜换成高倍镜（图1-11）。转换时转动速度要慢，并从侧面观察，注意防止高倍镜镜头碰撞到标本片，如镜头碰到标本片，说明低倍镜的焦距没有调好，应重新进行低倍镜观察。

转换成高倍镜后用目镜观察，此时一般能见到一个不太清楚的物像，可将细准焦螺旋稍稍转动半圈到一圈使载物台上升，即可获得清晰的物像（图1-12）。如果无法调出清晰的物像，最好是回到低倍镜观察，找出清晰物像后再换用高倍镜观察。不能在高倍镜下使用粗准焦螺旋调节，否则镜头极易碰撞到标本片。

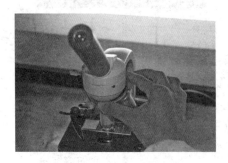

图1-11 转换到高倍镜

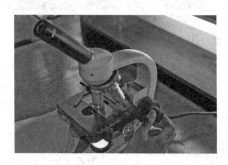

图1-12 高倍镜下调节细准焦螺旋

如果视野的亮度不合适，可用聚光器和光圈加以调节。如果需要取下标本片，必须转动粗准焦螺旋使载物台下降，再取下标本片，以免标本片碰到物镜镜头。

6. 油镜观察 将需进一步放大观察的部位移到视野的中心，降低载物台，转动物镜转换器换入油镜（图1-13）。在标本片的需观察部位滴加一滴香柏油（图1-14），然后从侧面水平注视镜头与标本片的距离，转动粗准焦螺旋，缓缓使油镜镜头浸入油滴内，至几乎与标本片相接为止，注意不能让油镜镜头直接接触到标本片（图1-15）。

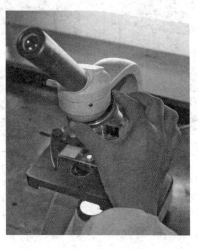

图1-13 转换到油镜

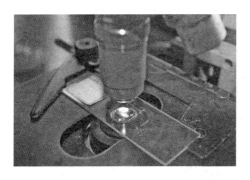
图 1 - 14　滴加香柏油

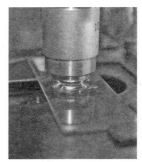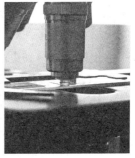
图 1 - 15　将油镜镜头浸入香柏油中

　　将聚光器上升到最高位置，光圈开到最大。用目镜观察，慢慢调节转动粗准焦螺旋至看到模糊图像，再调节细准焦螺旋至物像清晰为止。

　　如果不出现物像或者目标不理想要重找，在滴油区之外重找时应按"低倍镜→高倍镜→油镜"的顺序；在滴油区内重找应按"低倍镜→油镜"的顺序，不得经过高倍镜，以免香柏油沾污高倍镜镜头。

　　7. 清洁　观察完后，调节粗准焦螺旋使载物台下降，取下标本片，及时用擦镜纸蘸少许二甲苯将油镜头和标本片上的香柏油擦去，然后再用干擦镜纸擦干净油镜头和标本片（图 1 - 16）。

　　8. 还镜　使用完毕后，必须复原后才能将显微镜放回箱内。调节光源亮度到最小，关闭电源，拔下插头，转动物镜转换器使物镜离开通光孔，下降载物台，关闭光圈，将推进器回位，罩好防尘罩，放回箱内（图 1 - 17）。最后，填写使用登记表。

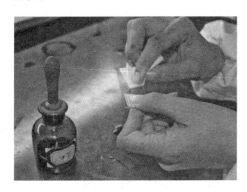
图 1 - 16　清洁

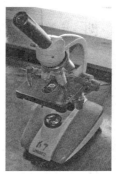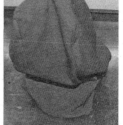
图 1 - 17　还镜

（二）显微镜使用的关键

　　（1）注意对光　物镜对准通光孔、聚光器上升、光圈打开、光源打开，这些细节都能影响观察结果。通过控制聚光器、光圈和光源，灵活、合理地调节视野亮度，才会有高质量的观察效果。

　　（2）按照"低倍镜→高倍镜→油镜"的顺序来进行观察　每一步观察清楚后，必须将需进一步放大观察的物像移动到视野的中心，才能进行下一步的观察，否则转换物镜后可能找不到观察目标。在低倍镜观察时，先用粗准焦螺旋找到物像，然后调节细准焦螺旋，得到更清晰的物像。

（3）一定要耐心寻找，反复调节，才能获得最清晰的物像。

（4）用粗准焦螺旋时，一定要注意物镜与标本片之间的距离，谨防碰撞。在高倍镜观察时，只能使用细准焦螺旋进行调节。

（5）油镜观察完成后，一定要及时用二甲苯清洁油镜镜头和标本片，否则容易沾上灰尘，很难清理干净。

（三）显微镜使用的禁忌

（1）不可单手提取显微镜，应轻拿轻放，以免零件脱落或碰撞到其他地方。

（2）不可把显微镜放置在实验台的边缘，以免碰翻落地。

（3）不可口吹、手抹或用布擦显微镜的光学部分和照明部分，只能用擦镜纸擦拭。

（4）不可让水滴、酒精或其他药品接触镜头和载物台，如有玷污应立即擦净。

（5）不能放反标本片，放置标本片时要对准通光孔中央，防止压坏玻片或碰坏物镜。

（6）不要随意取下目镜，也不要任意拆卸各种零件，以防损坏。

（7）不可让低倍镜和高倍镜接触到香柏油，只有使用油镜时才能用香柏油。

你知道吗

其他种类的显微镜

1. 暗视野显微镜　用此显微镜看到的视野背景是黑的，物体的边缘是亮的。利用这种显微镜能观察到小至 4~200nm 的微粒子，分辨率可比普通显微镜高 50 倍；常用来观察未染色的透明样品。

2. 电子显微镜　放大倍数很高，可达数十万到一百万倍，能够分辨 1nm 的物体。电子显微镜按结构和用途可分为透射电子显微镜、扫描电子显微镜、分析电子显微镜和高压电子显微镜等。

3. 荧光显微镜　用于研究细胞内物质（受紫外线照射发荧光或荧光染色处理后可发荧光的）的吸收、运输、化学物质的分布及定位等，还可以用于定性和定量研究。

4. 相差显微镜　主要用于不染色活菌的形态及某些内部结构的观察。

5. 倒置显微镜　物镜与照明系统颠倒，用于观察培养的活细胞。

6. 偏光显微镜　用于检测具有双折射性的物质，如纤维丝、纺锤体、胶原、染色体等。

实训一 用光学显微镜观察大肠埃希菌形态

一、实训目的

1. 熟悉普通光学显微镜的基本构造和操作要领。
2. 理解普通光学显微镜的使用原理。
3. 掌握普通光学显微镜的操作步骤和注意事项。
4. 学会实训前的准备和实训后的清场。

二、实训原理

细菌个体微小、结构简单，在高倍镜下看得不够清楚，需放大 1000 倍以上才能观察到其真实、完整的形态结构，故使用油镜观察。油镜的透镜很小，光线通过载玻片与油镜头之间的空气时，因介质密度不同，会发生折射或全反射，使射入透镜的光线减少，物像显现不清。若在油镜与载玻片之间加入香柏油，香柏油能使进入透镜的光线增多，视野亮度增强，使物像明亮清晰。

使用过的油镜镜头上有一层香柏油油膜，需要用二甲苯溶解。因此，使用完要用擦镜纸蘸取二甲苯来清洗油镜镜头，再用干净的擦镜纸将多余的二甲苯擦掉。

三、实训器材

1. **标本片** 大肠埃希菌示教片。
2. **试剂** 香柏油、二甲苯。
3. **器材及耗材** 普通光学显微镜、擦镜纸。

四、实训步骤

序号	步骤	操作要点
1	取镜	取镜时一般右手紧握镜臂，左手托住镜座，保持镜身直立，将显微镜放在实验台上。为了能坐着以方便操作，一般在放置显微镜时，使镜座后端距离桌边不超过 10cm
2	对光	用拇指和中指捏住物镜转换器进行顺时针旋转，使低倍镜对准载物台的通光孔
3	装片	将标本片有微生物的一面朝上，用推进器弹簧夹将标本片固定在载物台上，然后旋转标本移动旋钮，将所要观察的部位移到通光孔的正中央
4	低倍镜观察	调节粗准焦螺旋，使载物台缓慢地上升直至物镜距标本片约 5mm，然后在目镜上观察，缓慢调节粗准焦螺旋，使载物台缓慢下降，直到视野中出现清晰的物像为止
5	高倍镜观察	转动物镜转换器，将低倍镜换成高倍镜，调动细准焦螺旋至图像最清晰

续表

序号	步骤	操作要点
6	油镜观察	将需进一步放大观察的部位移到视野的中心，降低载物台，转动物镜转换器换入油镜，在标本片的需观察部位滴加 1 滴香柏油，然后从侧面水平注视镜头与标本片的距离，转动粗准焦螺旋，缓缓使油镜镜头浸入油滴内，再依次调节粗准焦螺旋和细准焦螺旋至物像清晰
7	细菌形态绘制及描述	视野中的细菌形状、呈色
8	清洁	观察完成后，调节粗准焦螺旋使载物台下降，取下标本片，及时用擦镜纸蘸少许二甲苯将油镜头和标本片上的香柏油擦去，然后再用干擦镜纸擦干净油镜头和标本片
9	还镜	使用完毕后，必须复原后才能将显微镜放回箱内，并填写"显微镜使用登记表"（表1-3），记录使用情况

表1-3　显微镜使用登记表

编号	日期	使用前状态	使用情况	使用人	开始时间	结束时间
1						
2						
3						
4						
5						

五、考核方式

考核项目	考核内容	分值	得分
实训前的准备	实验报告中实训目的、实训原理、实训器材设备的书写	5	
	实训器材的准备和实训设备性能的检查	10	
	实训分组和对号入座	5	
实训操作过程	按显微镜的正确操作顺序完成：取镜→对光→装片→低倍镜观察→高倍镜观察→油镜观察→绘制大肠埃希菌的形态图→清洁显微镜→还镜（缺一步扣10分）	60	
实训后的清场	整理并归还实验所用器材和设备，并在"显微镜使用登记表"上做好设备情况登记	10	
	整理实验台面，按要求做好实验室卫生	10	

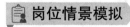 任务二　微生物染色技术

PPT

📋 岗位情景模拟

　　情景描述　门诊医生给患者 A 开具了粪便检查，化验科医生拿到标本后，不是直接用标本制作涂片、进行镜检，而是先做了一系列工作。

问题 1. 化验科医生到底做了哪些工作?

2. 为什么化验科医生要做这些工作?

细菌为无色半透明,在显微镜下不易观察清楚,通常需要对其染色使之易于观察。因此,微生物染色技术是观察微生物形态结构的重要手段。

不同的微生物用不同的染色液进行染色。常用染色液为碱性染液。因为大多数微生物的 pH 为 2~5,呈酸性,在中性、碱性及弱碱性的环境下带负电荷,容易与碱性染料结合而染上颜色,从而增加菌体与背景之间的色差,更易于清楚辨别。常用的碱性染料有:吕氏美蓝、碱性复红、结晶紫、沙黄、亚甲蓝、乳酸苯酚棉蓝等。

微生物染色方法一般分为单染色法和复染色法两类。前者是用一种染料使微生物着色,但不能鉴别微生物。复染色法是用两种或两种以上染料,有协助鉴别微生物的作用,故亦称鉴别染色法。常用的复染色法有革兰染色法和抗酸性染色法,此外还有鉴别细胞各部分结构(如芽孢、鞭毛、细胞核等)的特殊染色法。微生物检验中常用的是单染色法和革兰染色法。

一、单染色法

单染色法是只用一种染料对细菌涂片标本进行染色的方法。所染细菌均被染成一种颜色,可用于观察细菌的形态、排列和大小,但不能显示细菌的内部结构及染色特性。具体步骤如下。

1. 涂片 在洁净载玻片的中央部位加 1 滴生理盐水,以无菌操作法用接种环取待检菌培养物少许,与载玻片上生理盐水混合,均匀涂抹成一个直径在 1cm 左右的薄层菌膜(图 1-18)。如果是液体培养物,可以直接取少许菌液涂成菌膜。

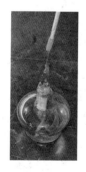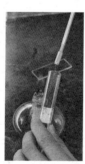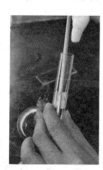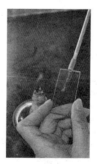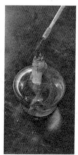

图 1-18 涂片

2. 干燥 在室温下使涂片自然干燥。如需加速干燥,可在酒精灯火焰上方利用热空气干燥,但切勿紧靠火焰,以免标本被烤焦。也可用吹风机吹干。

3. 固定 将玻片有菌膜的一面朝上,迅速地来回通过酒精灯火焰 3 次(图 1-19)。以玻片反面触及皮肤,热而不烫为度。加热固定的主要目的是使细菌牢固地黏附于载玻片上,以免被水流洗脱。

4. 染色 平置玻片,滴加 1 滴亚甲蓝(美蓝)染色液或碱性复红染色液于菌膜上,染液量以覆盖菌膜为度，染色时间为 1~2 分钟（图 1-20）。

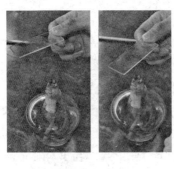
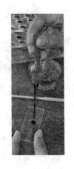

图 1-19　固定　　　　　　　　图 1-20　染色

5. 水洗　斜置玻片，以细水流从上端缓慢流下，洗去菌膜上多余的染色液，至冲洗下来的水基本无色，轻轻甩去玻片上的水（图 1-21）。

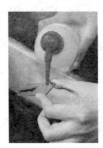
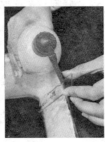
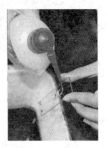

图 1-21　水洗

6. 干燥　室温下自然干燥或用吹风机吹干，可用吸水纸吸干水分。

7. 镜检　用任务一中的显微镜使用方法，按"低倍镜→高倍镜→油镜"的顺序进行观察。

二、复染色法 微课 2

复染色法是用两种或两种以上的染料先后对细菌涂片标本进行染色的方法，除了可用于观察细菌的形态、排列和大小外，还有鉴别细菌的作用。革兰染色法是最常用的复染色法，染色后呈紫色的细菌称为革兰阳性菌，呈红色的细菌称为革兰阴性菌（图 1-22）。

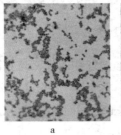
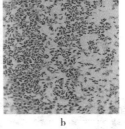

a　　　　　　　　　　b

图 1-22　革兰阳性菌和革兰阴性菌

a. 革兰阳性菌（紫色）；b. 革兰阴性菌（红色）

具体步骤如下。

1. 涂片 同单染色法。

2. 干燥 同单染色法。

3. 固定 同单染色法。

4. 初染 平置玻片，滴加草酸铵结晶紫染液覆盖菌膜，染色1分钟，再斜置玻片，以细水流从上端缓慢流下，至冲洗下来的水基本无色，轻轻甩去玻片上的水（图1-23）。

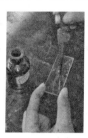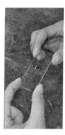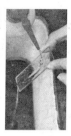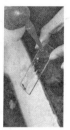

图1-23 结晶紫初染

5. 媒染 平置玻片，滴加卢戈碘液覆盖菌膜，染色1分钟，再斜置玻片，以细水流从上端缓慢流下，至冲洗下来的水基本无色，轻轻甩去玻片上的水（图1-24）。

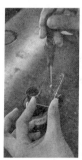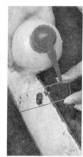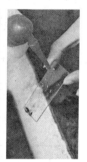

图1-24 碘液媒染

6. 脱色 用95%乙醇滴洗菌膜20~30秒，至玻片下端流出的液体刚刚不出现紫色为止，立即用水将乙醇冲净，轻轻甩去玻片上的水（图1-25）。

7. 复染 平置玻片，滴加沙黄染液或复红染液覆盖菌膜，染色1分钟，再斜置玻片，以细水流从上端缓慢流下，至冲洗下来的水基本无色，轻轻甩去玻片上的水（图1-26）。

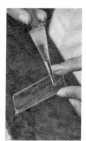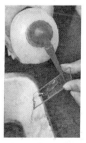   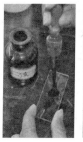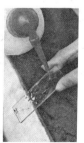

图1-25 95%乙醇脱色   图1-26 沙黄复染

8. **干燥**　室温下自然干燥或用吹风机吹干，可用吸水纸吸干水分。

9. **镜检**　同单染色法。

请你想一想

1. 细菌染色过程中，用95%乙醇脱色30秒和60秒有何区别？

2. 用相同的染料对相同的标本进行染色，为什么有些同学看到的微生物染色颜色是蓝色，有的却是红色？

3. 如果老师要求你制备一个大肠埃希菌和金黄色葡萄球菌混合涂片，并通过革兰染色法和油镜观察，将大肠埃希菌和金黄色葡萄球菌区分开来。想想看，能用什么简单的方法达到老师的要求？

三、细菌染色的注意事项

（1）取菌量不可太多，涂片要匀薄。

（2）固定时，温度不可太高，以玻片反面触及皮肤热而不烫为度。

（3）水洗时，不要直接冲洗菌膜，一般以冲洗下来的水基本无色为度。

（4）要严格控制各试剂的作用时间，尤其是用95%乙醇脱色时，时间过短则革兰阴性菌可被染成紫色，造成假阳性；时间过长则革兰阳性菌可被染成红色，造成假阴性。

（5）染色完成后，不可在标本上擦拭，以免破坏菌膜。

（6）碘液配制后，应装在密闭的暗色瓶内。如碘液由原来的红棕色变成淡黄色，则不能再用。

你知道吗

革兰染色法的实际意义

1. 将细菌分为两类　革兰阳性菌（G^+）和革兰阴性菌（G^-）。

（1）G^+菌　如金黄色葡萄球菌、破伤风杆菌、白喉杆菌等呼吸道或皮肤感染菌。

（2）G^-菌　如大肠埃希菌、沙门菌、霍乱弧菌等肠道菌。

2. 有利于临床治疗用药的选择　G^+菌和G^-菌对抗生素的敏感性不同，其鉴别对临床治疗用药的选择有帮助。

（1）链霉素、庆大霉素、诺氟沙星等抗菌药：G^-菌敏感。

（2）青霉素、头孢菌素、红霉素等：G^+菌敏感。

（3）氯霉素、四环素、土霉素等：G^+菌和G^-菌都敏感，是广谱抗菌药。

实训二　细菌单染色

一、实训目的

1. 重点掌握使用油镜的注意事项及清洁方法。
2. 掌握细菌单染色法的操作步骤，并会使用油镜观察细菌的染色情况。

二、实训原理

呈酸性的菌体对碱性染料的吸附作用强。

三、实训器材

1. 菌种　培养 18~24 小时的枯草杆菌斜面菌种、大肠埃希菌斜面菌种。

2. 试剂　二甲苯、香柏油、亚甲蓝（美蓝）染色液或碱性复红染色液、生理盐水。

3. 器材及耗材　双目显微镜、接种环、酒精灯、滤纸、擦镜纸、载玻片、火柴、洗瓶等。

四、实训步骤

总步骤：涂片→干燥→固定→染色→水洗→干燥→镜检→清洁与还镜。

序号	步骤	操作要点
1	涂片	在洁净载玻片的中央部位加 1 滴生理盐水，以无菌操作法用接种环取待检菌培养物少许，与载玻片上的生理盐水混合，均匀涂抹成一个直径在 1cm 左右的薄层菌膜
2	干燥	将标本面向上，手持载玻片一端的两侧，小心地在火焰上方较高处微微加热，使水分蒸发，但切勿紧靠火焰或加热时间过长，以防标本烤枯而变形
3	固定	手持载玻片的一端，标本向上，在酒精灯火焰处迅速地来回通过三次（2~3 秒），并不时以载玻片背面加热处触及皮肤，不觉过烫为宜（不超过 60℃），放置待冷后，进行染色
4	染色	在涂片薄膜上滴加 1 滴亚甲蓝（美蓝）染色液或碱性复红染色液，染液量以覆盖菌膜为度，染色时间为 1~2 分钟
5	水洗	斜置载玻片，在自来水龙头下用小股水流从标本上方冲洗或用洗瓶冲洗，直至洗下的液体呈无色为止
6	干燥	自然干燥或用滤纸轻轻盖在菌膜部位以吸去水分（切勿擦去菌体）
7	镜检并绘图	遵循"低倍镜→高倍镜→油镜"的顺序进行，先在低倍镜、高倍镜下依次找到菌斑后，转动物镜转换器，于菌斑处滴 1 滴香柏油，再将油镜头轻轻移下与载玻片接触。然后用目镜观察，此时镜筒仅仅稍微移动，看到菌斑后，再稍微调节，即可看到细菌的形态，将视野下的结果绘制到实验报告纸上
8	清洁与还镜	观察完毕后，取下载玻片，先用擦镜纸擦去香柏油，再用滴有二甲苯的擦镜纸擦净镜头，最后用干净的擦镜纸再擦净镜头。按显微镜的要求归位，并收入显微镜箱内

五、考核方式

考核项目	考核内容	分值	得分
实训前的准备	实验报告中实训目的、实训原理、实训器材设备的书写	5	
	实训器材的准备和实训设备性能的检查	10	
	实训分组和对号入座	5	
实训操作过程	按细菌单色的正确操作顺序完成：涂片→干燥→固定→染色→水洗→干燥→镜检→清洁显微镜→还镜（缺一步扣10分）	6	
实训后的清场	整理并归还实验所用器材和设备，并在"显微镜使用登记表"上做好设备情况登记	10	
	整理实验台面，按要求做好实验室卫生	10	

实训三　细菌革兰染色

一、实训目的

1. 掌握细菌的革兰染色技术。
2. 复习油镜的使用方法。

二、实训原理

见表 1 - 4。

表 1 - 4　G⁺菌与G⁻菌的革兰染色区分原理

区别	G⁺	G⁻
细胞壁结构上的差异	细胞壁结构致密、肽聚糖层厚、脂类含量低，酒精不易透入，故不易被酒精脱色	细胞壁结构疏松、肽聚糖层薄、脂类含量高，酒精易透入细胞壁将结晶紫脱色
含核糖核酸镁盐量不同	核糖核酸镁盐可与进入菌体的碘液和结晶紫结合成大分子复合物。G⁺比G⁻含核糖核酸镁盐多，故吸附的染料多，不易脱色；G⁻吸附染料少，易脱色	
等电点不同	pH 为 2~3，在同样 pH 的染色环境中所带负电荷多，故与碱性染料结合牢固，不易脱色	pH 为 4~5，在同样 pH 的染色环境中所带负电荷少，故与碱性染料结合松散，易脱色

三、实训器材

1. 菌种　大肠埃希菌、枯草杆菌。

2. 试剂　香柏油，二甲苯，蒸馏水；革兰染色的染料：初染液（草酸铵结晶紫染液）、媒染液（卢戈碘液）、脱色液（95%乙醇）、复染液（碱性复红）。

3. 器材及耗材　普通光学显微镜、擦镜纸、吸水纸、载玻片、接种环、酒精灯、火柴、洗瓶。

四、实训步骤

总步骤：涂片→干燥→固定→初染→媒染→脱色→复染→干燥→镜检→清洁与还镜。

序号	步骤	操作要点
1	涂片	同单染色法
2	干燥	同单染色法
3	固定	同单染色法
4	初染	在涂片薄膜上滴 1~2 滴结晶紫染液，使染色液覆盖涂片，染色约 1 分钟。斜置载玻片，在自来水龙头下用小股水流从标本上方冲洗，直至洗下的液体呈无色为止
5	媒染	在涂片薄膜滴加碘液 1~2 滴，使染色液覆盖涂片，染色约 1 分钟斜置载玻片，在自来水龙头下用小股水流从标本上方冲洗，直至洗下的液体呈无色为止
6	脱色	斜置载玻片，滴加 95% 乙醇进行脱色，至流下的液体不现紫色为止，大约需要 20~30 秒，随即水洗
7	复染	在涂片薄膜上滴加复红染液 1~2 滴，使染色液覆盖涂片，染色约 1 分钟。斜置载玻片，在自来水龙头下用小股水流从标本上方冲洗，直至洗下的液体呈无色为止
8	干燥	同单染色法
9	镜检并判断	同单染色法进行镜检，并根据结果判断所染色的菌属于哪种菌
10	清洁与还镜	同单染色法

五、考核方式

考核项目	考核内容	分值	得分
实训前的准备	实验报告中实训目的、实训原理、实训器材设备的书写	5	
	实训器材的准备和实训设备性能的检查	10	
	实训分组和对号入座	5	
实训操作过程	按细菌革兰染色的正确操作顺序完成：涂片→干燥→固定→初染→媒染→脱色→复染→干燥→镜检并判断→清洁显微镜→还镜（缺一步扣 10 分）	60	
实训后的清场	整理并归还实验所用器材和设备，并在"显微镜使用登记表"上做好设备情况登记	10	
	整理实验台面，按要求做好实验室卫生	10	

六、注意事项

（1）菌龄合适。

（2）注意涂片均匀，不宜过厚。

（3）注意控制好脱色程度。

实训四　细菌的芽孢染色

一、实训目的

学习并掌握细菌的芽孢染色法。

二、实训原理

芽孢染色法是根据细菌的芽孢和菌体对染料的亲和力不同的原理，用不同的染料进行染色，使芽孢和菌体呈不同的颜色而便于区别。芽孢壁厚，透性低，着色、脱色均较困难，当用弱碱性染料孔雀绿在加热的情况下进行染色时，此染料可以进入菌体及芽孢使其着色，进入菌体的染料可经水洗脱色，而进入芽孢的染料则难以透出。若再用番红复染，则菌体呈红色而芽孢仍呈绿色。

三、实训器材

1. 器材　枯草芽孢杆菌菌种、擦镜纸、吸水纸、载玻片、接种环、酒精灯、火柴、镊子。

2. 试剂　香柏油、二甲苯、蒸馏水、5%孔雀绿水溶液、0.5%番红水溶液。

3. 设备　普通光学显微镜。

四、实训步骤

总步骤：涂片→干燥→固定→加热染色→脱色→复染→干燥→镜检→清洁与还镜。

序号	步骤	操作要点
1	涂片	同单染色法
2	干燥	同单染色法
3	固定	同单染色法
4	加热染色	向载玻片滴加3~5滴5%孔雀绿水溶液覆盖涂菌部位，用镊子夹住载玻片在微火上加热染液，冒蒸汽计时并维持5分钟，加热时注意补充染液，切勿让涂片干涸
5	脱色	待玻片冷却后，用缓流自来水冲洗至流出液无绿色为止
6	复染	用0.5%番红水溶液复染1分钟。斜置载玻片，在自来水龙头下用小股水流从标本上方冲洗，直至洗下的液体呈无色为止
7	干燥	同单染色法
8	镜检观察	同单染色法
9	清洁与还镜	同单染色法

五、考核方式

考核项目	考核内容	分值	得分
实训前的准备	实验报告中实训目的、实训原理、实训器材设备的书写	5	
	实训器材的准备和实训设备性能的检查	10	
	实训分组和对号入座	5	
实训操作过程	按细菌芽孢染色的正确操作顺序完成：涂片→干燥→固定→加热染色→脱色→复染→干燥→镜检→清洁显微镜→还镜（缺一步扣10分）	60	
实训后的清场	整理并归还实验所用器材和设备，并在"显微镜使用登记表"上做好设备情况登记	10	
	整理实验台面，按要求做好实验室卫生	10	

任务三　识别微生物的个体形态

PPT

岗位情景模拟

情景描述　由于 2020 年新冠病毒肺炎疫情暴发，学校寒假时间延长 2 个月，负责中药样品室管理的老师没能及时返校管理中药材。开学后，管理老师发现中药样品室的中药材有很多长虫、长霉、变质。

问题　1. 为什么中药材会长霉？

　　　　2. 中药材长出的霉会是一样的吗？

　　　　3. 怎么观察和区分不同的霉？

细菌、放线菌结构简单，在自然界分布极广，与人类关系密切，被广泛应用于制药领域。真菌有较复杂的细胞结构，属于较高等的微生物，主要类型有酵母菌、霉菌等。实验室中通过使用普通光学显微镜可对其进行形态观察。

通过本任务中对细菌、真菌、放线菌基本形态的学习，学生应掌握在显微镜下观察微生物样本和记录的方法。

一、细菌的大小和形态

细菌是一类具有细胞壁的单细胞原核微生物，个体微小，结构简单，以二分裂方式繁殖。细菌是自然界分布最广、个体数量最多的有机体，是大自然物质循环的主要参与者。

（一）细菌的大小

细菌个体微小，其大小可以用测微尺在显微镜下进行测量，通常以微米（μm）为测量单位。一般细菌的大小都不超过 100μm（0.1mm），也就是小于人的肉眼所能分辨的最小距离，因此要在光学显微镜下才能看到细菌的形态。要清楚地观察细菌的结构，需要用到电子显微镜。不同种类的细菌大小不一，而同一种细菌也可能因为菌龄不同或受环境因素的影响而在大小上有所差异。

（二）细菌的形态

在一定的环境条件下，细菌有相对稳定的形态。细菌的基本形态有球状、杆状和螺旋状三种。所以我们可以根据外形的不同，把细菌分为球菌、杆菌和螺形菌（图1-27）。

1. 球菌 单个球菌呈圆球形或近似圆球形，有的呈矛头状或肾状，一般直径在 $0.8 \sim 1.2 \mu m$。由于繁殖时细菌细胞分裂方向和分裂后细菌粘连程度及排列方式的不同，又可分为以下几种。

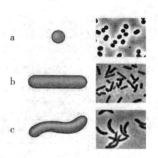

图1-27 细菌的基本形态

a. 球菌；b. 杆菌；c. 螺形菌

（1）双球菌 在一个平面上分裂，成双排列，如肺炎双球菌、脑膜炎双球菌。

（2）四联球菌 在两个相互垂直的平面上分裂，4个球菌排列呈方形，如四联加夫基菌。

（3）八叠球菌 在三个互相垂直的平面上分裂，8个菌体重叠呈立方体状，如藤黄八叠球菌。

（4）链球菌 在一个平面上分裂，呈链状排列，如溶血性链球菌。

（5）葡萄球菌 在多个平面上不规则地分裂，分裂后的细菌堆积在一起，呈葡萄状排列，如金黄色葡萄球菌。

各类球菌的形态见图1-28、图1-29。

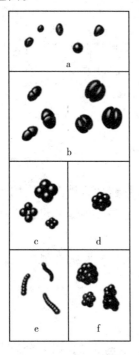

图1-28 各种球菌

a. 球菌；b. 双球菌；c. 四联球菌；

d. 八叠球菌；e. 链球菌；f. 葡萄球菌

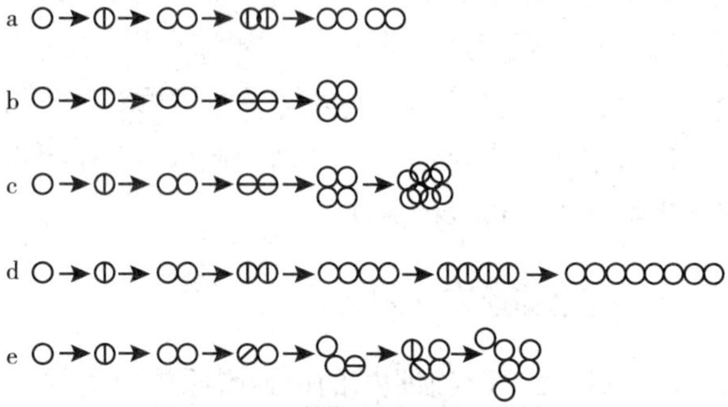

图1-29 球菌分裂、排列示意图

a. 双球菌；b. 四联球菌；c. 八叠球菌；

d. 链球菌；e. 葡萄球菌

2. 杆菌 单个杆菌呈杆状或圆筒状，菌体两端多呈钝圆形，少数两端平齐，如炭疽杆菌；也有的两端尖细，如梭杆菌；还有的末端膨大呈棒状，如白喉杆菌。在细菌中，杆菌种类最多，各种杆菌的长短、大小、粗细差异较大，一般长 $2 \sim 10 \mu m$，宽 0.5 ~

1.5μm。同种杆菌的粗细比较稳定，长短常因环境条件不同而有较大变化。杆菌一般分散存在，无特殊排列，有的杆菌呈链状排列，如炭疽杆菌；也有的呈分枝状，如结核杆菌；还有的呈"八"字或栅栏状，如白喉杆菌（图1-30）。

3. 螺形菌　菌体弯曲，主要分为弧菌和螺菌两类。弧菌菌体只有一个弯曲，呈弧状或逗点状，如霍乱弧菌；螺菌菌体有数个弯曲，如鼠咬热螺菌（图1-31）。

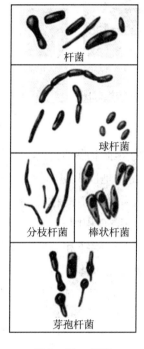

图1-30　杆菌

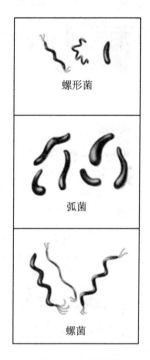

图1-31　螺形菌

细菌的形态是鉴定细菌种类的重要依据之一，但是它受环境因素的影响很大，如温度、营养物质、酸碱度、气体等理化因素均可引起细菌形态的变化。一般说来，在适宜的生长条件下培养8~18小时的细菌的形态较为典型；幼龄细菌形体较长；细菌衰老时或在陈旧培养物中，或环境中有不适于细菌生长的物质（如抗生素、抗体、过高浓度的氯化钠等）时，细菌常常出现不规则的形态，或呈梨形、气球状、丝状等多种形状。这种因环境条件改变而引起的多形性是暂时的，如果细菌重新获得适宜的环境，又可以恢复原来的形态。观察细菌形态和大小特征时，应掌握好细菌培养的时间，并注意来自机体或环境中各种因素所导致的细菌形态变化。

（三）细菌的结构

细菌的结构分为基本结构和特殊结构。各种细菌都有的结构称为基本结构，包括细胞壁、细胞膜、细胞质和核质。某些细菌在特定条件下所特有的结构称为特殊结构，包括芽孢、鞭毛、菌毛和荚膜（图1-32）。

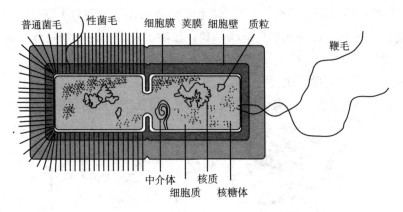

图 1 - 32　细菌的细胞结构模式图

1. 基本结构

（1）细胞壁　位于细菌细胞的最外层，紧贴在细胞膜外，是一种网状结构，组成较为复杂，并随不同细菌而异。细胞壁的主要成分是肽聚糖，为细菌细胞壁所特有。肽聚糖的主要成分是由肽聚糖单体聚合成的聚糖骨架，不同种类的细菌，其细胞壁肽聚糖骨架均相同，而四肽侧链的组成及连接方式不完全相同。

革兰阳性菌细胞壁的肽聚糖是由聚糖骨架、四肽侧链和五肽交联桥组成的厚而致密的三维立体结构（图 1 - 33）。革兰阴性菌细胞壁的肽聚糖则是由聚糖骨架和四肽侧链组成的薄而疏松的二维平面结构（图 1 - 34）。细胞壁组成结构的差异导致两种菌的革兰染色结果不同，可通过此种方法进行鉴别。

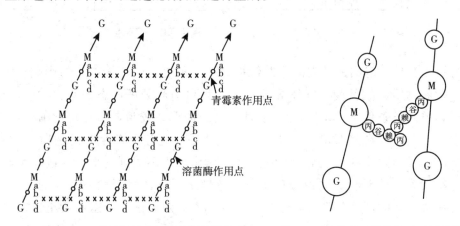

图 1 - 33　革兰阳性菌细胞壁肽聚糖结构　　图 1 - 34　革兰阴性菌细胞壁肽聚糖结构

作为细菌的重要结构，细胞壁的主要功能是维持菌体固有的形态和保护细菌、抵抗低渗环境。细菌的细胞壁上有许多小孔，参与菌体内外的物质交换。另外，菌体表面有多种抗原表位，可以引起宿主的免疫应答。从利用药物抑制细菌的角度考虑，人和动物细胞由于没有细胞壁结构而不含有肽聚糖，因此，青霉素和溶菌酶的应用不会对人和动物细胞产生毒性作用。

（2）细胞膜 位于细菌细胞壁内侧，紧包着细胞质。厚约 7.5nm，柔韧致密，富有弹性，占细胞干重的 10% ~30%。细菌细胞膜的结构与真核细胞基本相同，由磷脂和多种蛋白质组成，但不含胆固醇（图 1 – 35）。细菌细胞膜的功能包括：进行菌体内外的物质交换；参与细菌的代谢活动；参与细菌的分裂。

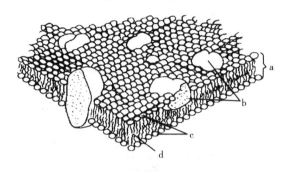

图 1 – 35　细菌细胞膜的结构

a. 脂质双分子层；b. 蛋白质；c. 亲水性基团；d. 疏水性基团

（3）细胞质 被包裹在细胞膜内，为溶胶状物质，所以又称原生质。由水、蛋白质、脂类、核酸及少量糖和无机盐组成，其中含有许多重要结构。①核糖体：又称核蛋白体，由 RNA 和蛋白质组成，是细菌中蛋白质合成的场所。核糖体是许多抗菌药物作用的靶位，药物通过干扰细菌的蛋白质合成而引起细菌死亡。②质粒：环状闭合双链 DNA 分子，是菌体内除核质之外的遗传物质。质粒携带某些特殊的遗传信息，能进行独立复制。③胞质颗粒：多为细菌暂时储存的营养物质。细胞质是细菌的物质代谢库和能量代谢库。

（4）核质 由一条首尾闭合的环状双链 DNA 分子缠绕而成的超螺旋结构，无核膜和核仁。核质是细菌遗传变异的物质基础，决定着细菌的遗传性状。

2. 特殊结构

（1）芽胞 某些细菌在一定的环境条件下，能在菌体内部形成一个圆形或卵圆形的小体，称芽胞。芽胞是细菌的休眠体，产生芽胞的细菌多为革兰阳性菌。芽胞的形状、大小以及在菌体中的位置随菌种而异，可以此进行细菌的鉴别（图 1 – 36）。芽胞具有很强的环境耐受力，因此，在实际工作中，常以芽胞是否被杀灭作为灭菌或消毒是否彻底的依据。

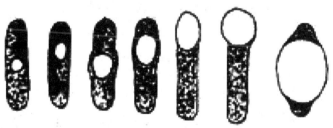

图 1 – 36　芽胞的各种形态

（2）鞭毛　所有的弧菌和螺菌、半数的杆菌以及个别球菌等许多细菌的菌体上附有的细长、呈波状弯曲的丝状物，称为鞭毛。不同细菌的鞭毛，少则1~2根，多者可达数百根。鞭毛长5~20μm，直径12~30nm。需用电子显微镜观察（图1-37）；或经特殊染色法使鞭毛增粗后，才能在普通光学显微镜下看到；或者通过半固体穿刺培养法进行观察。鞭毛是细菌的运动器官。

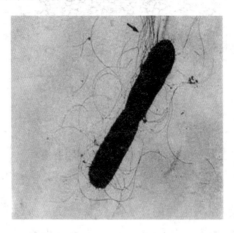

图1-37　破伤风梭菌的鞭毛

（3）菌毛　许多革兰阴性菌和少数革兰阳性菌的菌体表面存在一种比鞭毛更细、更短且直硬的丝状物，与细菌的运动无关，称为菌毛。菌毛的化学成分是黏性蛋白。菌毛在普通光学显微镜下看不到，必须用电子显微镜观察（图1-38）。根据功能的不同，菌毛可分为普通菌毛和性菌毛两类。其中，普通菌毛与细菌的致病性有关；性菌毛可以传递遗传物质。

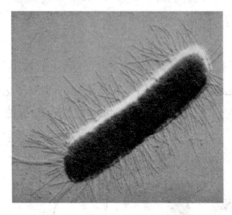

图1-38　细菌的普通菌毛

（4）荚膜　某些细菌的细胞壁外包绕的一层黏液性多糖类物质。荚膜的形成受遗传控制和周围培养环境的影响，一般在营养丰富的培养基中才能形成（图1-39）。荚膜的功能主要如下。①抗干燥作用：荚膜能贮留大量水分，使细菌能在干燥环境中正常生存。②抗吞噬作用：荚膜能帮助细菌抵抗宿主细胞的吞噬和消化作用。③黏附作用：使细菌附着于物体表面，是引起感染的重要原因。④储存养料。

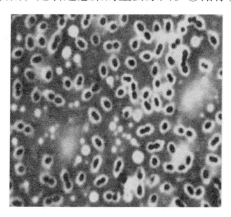

图 1 – 39　细菌的荚膜

二、真菌的大小和形态

真菌是生物界中很大的一个真核生物类群，世界上已被描述的真菌有 1 万属 12 万余种。真菌通常又分为三类：酵母菌、霉菌和蕈菌（大型真菌）。制药厂一般检查酵母菌和霉菌的形态。

（一）酵母菌

酵母菌是单细胞真菌的通称，已知有 1000 多种。酵母菌比细菌个体要大得多，一般为（1 ~ 5）μm ×（5 ~ 30）μm，直径约为细菌的 10 倍。

酵母菌一般呈球形、卵圆形或椭圆形（图 1 – 40）。某些酵母菌进行连续的出芽生殖后，长大的子细胞与母细胞并不立即分离，而是以极狭小的接触面彼此相连，这种藕节状的细胞串称为假菌丝，这种酵母菌称为假丝酵母（图 1 – 41）。

请你想一想

酵母菌体积较大，对其进行直接观察时，有时找不到其形状，有时能看到密集的影像而看不清形状和结构，这是为什么？

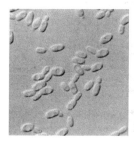
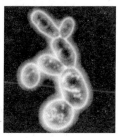

图 1 – 40　酵母菌

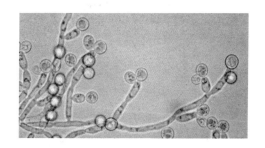

图 1 – 41　假丝酵母

（二）霉菌

霉菌是形成分枝菌丝的丝状真菌的统称，它们往往能形成分枝繁茂的菌丝体，但又不像蘑菇那样产生大型的子实体。霉菌由菌丝和孢子组成，菌丝与孢子交织在一起（图1-42）。

构成霉菌菌体的基本单位称为菌丝，呈长管状，在显微镜下观察很像一根透明胶管，它的直径一般为2~10μm，比细菌和放线菌的细胞粗几倍到几十倍。单细胞霉菌的菌丝内无隔，称为无隔菌丝；多数霉菌是有隔菌丝，菌丝被分隔成多个细胞（图1-43）。菌丝可不断从前端伸长并分枝，许多分枝的菌丝相互交织在一起称菌丝体。菌丝体常呈白色、褐色、灰色，或呈鲜艳的颜色，有的可产生色素使基质着色。

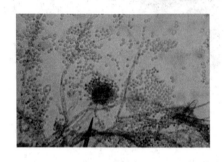

图1-42　霉菌

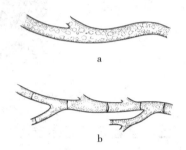

图1-43　无隔菌丝和有隔菌丝

a. 无隔菌丝；b. 有隔菌丝

在固体基质上生长时，部分菌丝深入基质吸收养料，称为基内菌丝或营养菌丝；向空中伸展的称为气生菌丝，可进一步发育为繁殖菌丝，产生孢子。在自然界中，霉菌主要依靠产生形形色色的无性孢子或有性孢子进行繁殖。孢子类似植物的种子，但数量特别多，体积特别小。

各种霉菌的菌丝和孢子形态不同，是鉴别真菌的重要标志（图1-44，图1-45，图1-46，图1-47）。

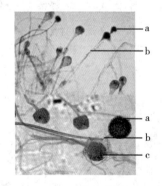

图1-44　毛霉菌的形态

a. 孢子囊；b. 孢囊梗；c. 孢囊孢子

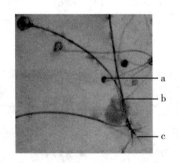

图1-45　根霉菌的形态

a. 孢子囊；b. 孢囊梗；c. 假根

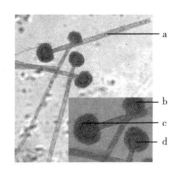

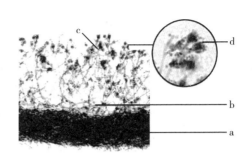

图 1 – 46 曲霉菌的形态

a. 分生孢子梗；b. 分生孢子；c. 小梗；d. 顶囊

图 1 – 47 青霉菌的形态

a. 基内菌丝；b. 气生菌丝；c. 繁殖菌丝；d. 分生孢子

（三）蕈菌

蕈菌是能形成肉质或胶质的子实体或菌核的大型真菌，体型较大，肉眼可见，常见的有香菇、木耳等（图 1 –48）。许多蕈菌作为中药已有悠久的历史，如灵芝、冬虫夏草、茯苓等。

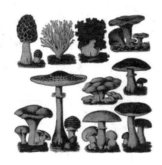

图 1 – 48 蕈菌

三、放线菌的大小和形态

放线菌是一类呈分枝状生长的单细胞原核生物，因其菌落呈放射状而得名（图 1 –49）。放线菌在形态上分化为菌丝和孢子（图 1 –50），菌丝纤细，宽度近似于杆状细菌，一般为 $0.5 \sim 1 \mu m$。放线菌种类很多，多数放线菌具有发育良好的分支状菌丝体，少数为杆状或原始丝状的简单形态。

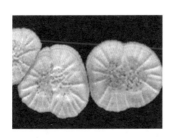

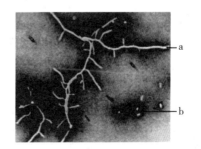

图 1 – 49 放线菌的菌落

图 1 – 50 放线菌的形态

a. 菌丝；b. 孢子

根据菌丝的着生部位、形态和功能的不同，放线菌菌丝可分为基内菌丝、气生菌丝和孢子丝三种，与霉菌类似（图1–51）。基内菌丝伸入培养基内吸收营养物质，又称营养菌丝。气生菌丝是基内菌丝长出培养基并伸向空中。当气生菌丝发育到一定程度，其顶端分化出可形成孢子的菌丝，称孢子丝。孢子成熟后，可从孢子丝中逸出飞散（图1–52）。

放线菌与人类的生产和生活关系极为密切，目前广泛应用的抗生素约70%是各种放线菌所产生。一些种类的放线菌还能产生各种酶制剂（蛋白酶、淀粉酶和纤维素酶等）、维生素类（如维生素B_{12}）和有机酸等。此外，放线菌还可用于甾体转化、烃类发酵、石油脱蜡和污水处理等方面。因此，放线菌在医药工业上有重要意义。

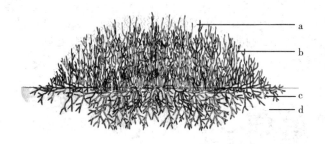
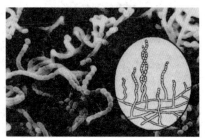

图1–51　放线菌的菌丝　　　　　　　图1–52　放线菌的孢子丝与孢子
a. 孢子丝；b. 气生菌丝；c. 基内菌丝；d. 固体基质

实训五　观察酵母菌、霉菌和放线菌的个体形态

一、实训目的

掌握酵母菌、霉菌和放线菌的染色方法和个体形态观察。

二、实训原理

1. 亚甲蓝区别酵母菌细胞死活的原理　酵母菌比细菌大很多，可直接在显微镜下观察，也可用亚甲蓝染色液制成临时水浸片来观察。

亚甲蓝是一种弱氧化剂，氧化态呈蓝色，还原态呈无色。用亚甲蓝染色液对酵母细胞进行染色时，活细胞由于细胞的新陈代谢作用，具有较强的还原能力，能将亚甲蓝由蓝色的氧化态转变为无色的还原态，从而呈无色；而死细胞或代谢作用微弱的衰老细胞则由于还原力较弱而不具备这种能力，从而呈蓝色，据此可对酵母菌的细胞死活进行鉴别。

2. 霉菌制片使用乳酸苯酚棉蓝染色液的原因　霉菌菌丝较粗大，细胞容易收缩变形，而且孢子易飞散，所以在制作临时水浸片时常用乳酸苯酚棉蓝染色液。

乳酸苯酚棉蓝染色液具有以下优点：①可使菌丝细胞不变形；②具有杀菌防腐作

用；③制成的标本片不易干燥，保持时间长；④有一定的染色效果。

3. 用压印法观察放线菌的个体形态 与细菌的单染色一样，放线菌也可用亚甲蓝染色液或碱性复红染色液染色，在显微镜下观察其形态。

三、实训器材

1. 标本片 破伤风梭菌示教片、霉菌培养物、酵母菌培养物、链霉菌新鲜平板培养物。

2. 试剂 香柏油、二甲苯、乳酸苯酚棉蓝染色液、亚甲蓝。

3. 器材及耗材 普通光学显微镜、擦镜纸、香皂、载玻片、盖玻片、培养皿、接种环、解剖针、酒精灯、镊子等。

四、实训步骤

1. 酵母菌的形态观察

序号	步骤	操作要点
1	加染色液	在洁净载玻片中央滴加1滴0.1%亚甲蓝染色液
2	染色	以无菌操作法用接种环取酵母菌培养物少许，与染色液混匀，染色2~3分钟
3	固定	小心加上盖玻片
4	显微观察	在显微镜下观察。死酵母菌被染成蓝色，活酵母菌无色
5	还镜	使用完毕后，将显微镜复原，放回箱内

2. 霉菌的形态观察

序号	步骤	操作要点
1	加染色液	在洁净载玻片中央滴加1滴0.1%乳酸苯酚棉蓝染色液
2	染色	用解剖针从霉菌菌落边缘处取少量带孢子的菌丝，放入染色液中，并将菌丝挑散
3	固定	盖上盖玻片（方法同酵母菌形态观察，应避免产生气泡）
4	显微观察	先低倍镜观察，再高倍镜观察
5	还镜	使用完毕后，将显微镜复原，放回箱内

3. 放线菌的形态观察

序号	步骤	操作要点
1	灭菌	用无菌镊子取一洁净盖玻片，在酒精灯火焰上方稍微加热（注意：勿将盖玻片烤碎）
2	固定	将盖玻片盖放在带菌落的培养基小块上，再用小镊子轻轻压几下，使菌落的部分菌丝体印压在盖玻片上
3	染色	将印痕朝下，放在滴有0.1%亚甲蓝染色液的载玻片上，染色2~3分钟
4	显微观察	在显微镜下观察
5	还镜	使用完毕后，将显微镜复原，放回箱内

五、考核方式

考核项目	考核内容	分值	得分
实训前的准备	实验报告中实训目的、实训原理、实训器材设备的书写	5	
	实训器材的准备和实训设备性能的检查	10	
	实训分组和对号入座	5	
实训操作过程	①按酵母菌和霉菌的染色及显微观察的正确操作顺序完成酵母菌和霉菌的个体形态观察：加染色液染色→固定→显微观察→还镜（缺一步扣 10 分） ②按放线菌染色及显微观察的正确操作顺序完成放线菌的个体形态观察：灭菌→固定→染色→显微观察→还镜（缺一步扣 10 分）	60	
实训后的清场	整理并归还实验所用器材和设备，并在"显微镜使用登记表"上做好设备情况登记	10	
	整理实验台面，按要求做好实验室卫生	10	

请你想一想

1. 霉菌制片使用乳酸苯酚棉蓝染色液的原因。
2. 在显微镜下观察到的蓝色酵母菌是活细胞还是死细胞？

目标检测

一、单项选择题

1. 显微镜观察的正确顺序是（   ）

   A. 取镜→对光→装片→低倍镜观察→高倍镜观察→油镜观察

   B. 取镜→装片→对光→高倍镜观察→低倍镜观察→油镜观察

   C. 取镜→装片→对光→低倍镜观察→高倍镜观察→油镜观察

   D. 取镜→对光→装片→低倍镜观察→油镜观察→高倍镜观察

2. 显微镜的放大倍数是物镜放大倍数与目镜放大倍数的（   ）

   A. 总和　　　　　B. 差　　　　　C. 两倍　　　　　D. 乘积

3. 油镜观察完成后，一定要及时用（   ）清洁油镜镜头和标本片，否则容易沾上灰尘

   A. 二甲苯　　　　B. 酒精　　　　C. 盐酸　　　　D. 小苏打

4. （   ）是最常用的复染色法，染色后呈紫色的细菌称为革兰阳性菌，呈红色的细菌称为革兰阴性菌

   A. 压印法　　　　B. 插片法　　　　C. 革兰染色法　　D. 比色法

5. （   ）的抵抗力很强，对高温、干燥、辐射均有很强的抵抗力

   A. 芽孢　　　　　B. 鞭毛　　　　C. 细胞膜　　　　D. 菌毛

6. 细菌是一类具有细胞壁的（　　）微生物

    A. 非细胞型　　　　B. 原核细胞型　　　　C. 真核细胞型　　　　D. 细胞型

7. 细菌的基本形态不包括（　　）

    A. 球状　　　　　　B. 杆状　　　　　　　C. 波浪状　　　　　　D. 螺旋状

8. 放线菌是一类呈分枝状生长的多细胞（　　）

    A. 非细胞生物　　　B. 原核生物　　　　　C. 真核生物　　　　　D. 病毒

9. 酵母菌属于（　　）微生物

    A. 非细胞型　　　　B. 原核细胞型　　　　C. 真核细胞型　　　　D. 多细胞

10. 细菌的基本结构有细胞壁、（　　）、细胞质、核质

    A. 芽孢　　　　　　B. 鞭毛　　　　　　　C. 细胞膜　　　　　　D. 菌毛

二、思考题

1. 为什么细菌等微生物染色后需要完全干燥才能镜检？

2. 试分析影响芽孢对理化因素抵抗力强的原因。

书网融合……

 微课1　　　　 微课2　　　　 划重点　　　　 自测题

学习目标

知识要求

1. **掌握** 无菌检查室的使用与清洁；紫外灯、超净工作台、高压蒸汽灭菌器等微生物操作设施设备的使用与保养；各类微生物在液体、固体、半固体培养基上的生长现象及意义。

2. **熟悉** 常用的物理灭菌和化学灭菌方法；医药生产与检验场所中洁净度的要求与检测方法；常见微生物的培养条件。

3. **了解** 无菌检查室的布局与设计要求；常用培养基的制备原则。

能力要求

1. 能够正确使用无菌检查室及紫外灯、超净工作台、高压蒸汽灭菌器等微生物操作设施设备；操作无菌室的洁净度检测。

2. 学会正确进行平板划线法、斜面接种法、液体接种法、穿刺接种法等常用接种方法的操作；正确使用常用的接种工具；记录微生物生长现象。

📋 **岗位情景模拟**

情景描述 某制药企业的无菌室因生产车间检修停产 2 个月而未使用，恢复生产后，其无菌室使用前应采取什么措施？

问题 1. 对于长期未使用的无菌室，再次使用时需用什么方法进行彻底消毒？

2. 无菌室消毒需要注意哪些事项？

PPT

📖 任务一 正确使用无菌室

人工培养微生物的关键在于无菌操作，如果培养器皿和培养基不能彻底灭菌，或者不能严格按照无菌操作进行，将导致培养过程中杂菌污染，培养微生物则很容易失败。

通过本任务中对无菌室及其设施设备的使用与注意事项的学习，学生能按标准操作规程正确使用无菌室，以完成微生物的检验及培养工作。

一、微生物操作的基本要求

在微生物操作中，需要防止待接种的微生物被杂菌污染，还要防止所研究的微生物特别是致病微生物污染环境。所以应对使用过的微生物应进行彻底灭菌，以防止污染环境。

无菌是指在环境中一切有生命活动的微生物的营养细胞及其芽孢或孢子都不存在的状态。无菌操作技术是指在微生物的分离、接种、培养操作过程中防止培养物被其他微生物污染的操作技术。大部分微生物操作都需要在无菌检查室中进行。

二、无菌检查室的布局和要求

（一）无菌检查室的布局

医药生产中有关微生物的检验主要有：药品的微生物检验、药品生产中微生物形态的检验、药品生产环境中微生物数量的检验等。根据不同的工作内容，对无菌检查室的要求也各不相同。一般药品生产企业检验科中的无菌检查室应包括：准备室、一次更衣室、二次更衣室、缓冲通道、无菌操作室、培养室、阳性对照菌培养室等。有些药品生产企业还设有洗澡间、三次更衣室、阳性对照菌接种室及各更衣室之间的缓冲通道等。常见的无菌检查室布局和设施设备如下（图2-1）。

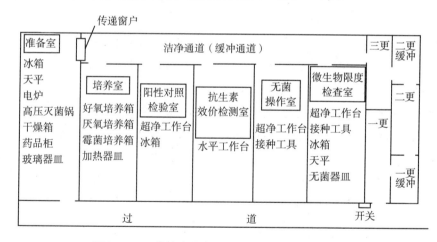

图2-1 无菌检查室常见的布局和设施配置示意图

（二）无菌检查室的要求

无菌检查室是药品的无菌检查、微生物限度检查的重要设施。

（1）无菌检查室的建筑面积不小于$6m^2$，建筑高度以$2.4 \sim 2.8m$为宜。

（2）建筑材料要求光洁、不吸潮、耐腐蚀、无凸起、易清洗。

（3）无菌室的内部地面应光滑、无缝隙，内面连接处应呈凹形、凸形或弧形，不留死角（图2-2）。

（4）操作间和缓冲间的门不应直对。

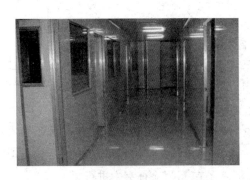

图 2 - 2　无菌检查室地面、墙壁要求

（5）无菌室的采光面积要大，采光所用的灯应镶嵌在天花板内，光照应分布均匀，光照度不低于 300lx，电源开关应设在室外。

（6）无菌室、缓冲间和操作间均应设置紫外线杀菌灯，每平方米 2 ~ 2.5W，距实验台高度不超过 1m；并应定期检查其辐射强度，距实验台 1m 处应不低于 70μW/cm²。

（7）无菌室内应安装空气除菌层流过滤装置及温度与湿度控制装置，控制温度为 18 ~ 26℃，相对湿度为 45% ~ 65%。

（8）操作间或净化工作台的洁净空气应保持与相邻环境形成正压，不低于 4.9Pa。操作区的洁净度为 A 级，操作间的洁净度为 B 级，洁净度须定期检查。

（9）无菌室及缓冲间不应存放其他杂物，如培养箱等。

（10）用消毒液清洁无菌室及超净工作台面，开启无菌室紫外灯和空气层流过滤装置 30 分钟以上。

（三）无菌室的使用

（1）环境要清洁，进行无菌操作前半小时，须停止清扫地面等工作，避免不必要的人群流动，并用紫外灯杀菌。

（2）执行无菌操作前，先戴帽子、口罩，洗手，并保持空气和环境清洁。

（3）进行无菌操作时，必须明确物品的无菌区和非无菌区。

（4）进行无菌操作时，凡未经消毒的手、臂等，均不可直接接触无菌物品或通过无菌区取物；夹取无菌物品，必须使用无菌持物钳。

（5）无菌物品必须保存在无菌包或灭菌容器内，不可暴露在空气中过久。无菌物与非无菌物应分别放置。无菌包一经打开即不能视为绝对无菌，应尽早使用。凡已取出的无菌物品虽未使用也不可再放回无菌容器内。

（6）无菌包应按消毒日期顺序放置在固定的柜橱内，并保持清洁干燥，须与非灭菌包分开放置，并经常检查无菌包或容器是否过期，以及其中用物是否适量。

（7）无菌盐水及酒精、新洁尔灭棉球罐每周消毒一次，容器内敷料如干棉球、纱布块等，不可装填过满，以免取用时碰到容器外面而被污染。

（8）遵循无菌室的进出程序（图 2 - 3）。

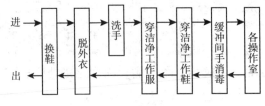

图 2 - 3　进出无菌室程序

（四）无菌室的清洁

一般常规的菌落总数计算、微生物培养、血细胞培养研究、干细胞研究、大肠埃希菌研究等实验可以直接在 A 级超净工作台上进行，但无菌室的应用也非常广泛。无菌室的清洁非常重要，常用消毒剂进行清洁。

三、微生物操作中常用设施设备的正确使用和保养

（一）超净工作台

1. 概念 超净工作台又称净化工作台，是微生物检验中普遍使用的无菌操作台。在无菌室内，超净工作台内操作区域的洁净度可达 A 级。超净工作台的气流有垂直和水平两种（图 2 - 4）。最好选择从上向下的垂直气流或从左向右的水平气流。

2. 工作原理 超净工作台是在特定的空间内，室内空气经预过滤器初滤，由小型离心风机压入静压箱，再经空气高效过滤器二级过滤，从空气高效过滤器出风面吹出的洁净气流具有一定均匀的断面风速，可以排除工作区原来的空气，将尘埃颗粒和生物颗粒带走，以形成无菌的高洁净工作环境。工作原理如图 2 - 5 所示。

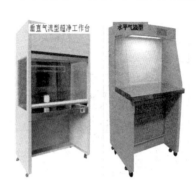

图 2 - 4 超净工作台及类型

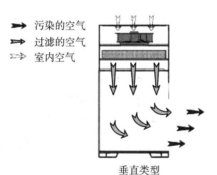

➡ 污染的空气
⇨ 过滤的空气
⇨ 室内空气

垂直类型　　　　　　　　　水平类型

图 2 - 5 超净工作台的工作原理

3. 使用 使用前先将接种所用的所有物品放好，打开电源，再打开紫外灯开关，消毒 30 分钟；打开鼓风机开关，10～15 分钟后，气流稳定，操作区内可达无菌状态。将手臂再次消毒，开始操作。在操作过程中，超净工作台内外物品不能相互传递；衣袖不能随手臂进入操作区内；非操作人员不要进入无菌操作间，更不能在操作过程中在超净工作台旁来回走动。超净工作台的电源为三相电，要有断相保护，以防止缺相时烧坏电机。在超净工作台上的所有物品都需要经过消毒灭菌处理。使用完成后，再开启紫外灯照射 30 分钟。

（二）高压蒸汽灭菌器 📱 微课 1

实验室中常用的非自控高压蒸汽灭菌器有手提式和卧式两种，其结构和工作原理

相同（图2－6）。自控高压蒸汽灭菌器的使用可参照厂家的说明书。本实验以手提式高压蒸汽灭菌器为例，介绍其使用方法。

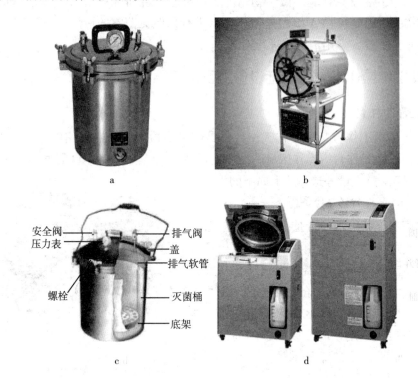

图 2 －6　高压蒸汽灭菌器

a. 手提式灭菌锅；b. 卧式灭菌锅；c. 手提式高压蒸汽灭菌锅；d. 全自动灭菌锅

1. 原理　将待灭菌物品（如培养基）放在一个密闭的加压灭菌器内，通过加热，使灭菌器隔套间的水沸腾而产生蒸汽，待水蒸气急剧地将灭菌器内的冷空气从排气阀中驱尽，关闭排气阀，继续加热，此时由于蒸汽不能溢出，增加了灭菌器内的压力，从而使沸点增高，可达到121.3℃，导致菌体蛋白质凝固变性而达到灭菌的目的。

2. 使用

> **请你想一想**
>
> 1. 玻璃器皿的消毒灭菌可以使用什么方法？最常用的是什么方法，为什么？
>
> 2. 使用高压蒸汽灭菌器时，需要注意哪些事项？

（1）安全检查　检查压力表、温度表等是否完好，检查密封圈是否老化、漏气，检查箱体内是否存有异物。

（2）加水　每次灭菌前要加水，水位以刚刚浸到灭菌器内的筛板底部为准。

（3）摆放　将被灭菌物品包扎好后，有次序地放在灭菌器内的筛板上。物品摆放不能太过拥挤，以免妨碍空气流通。

（4）加盖密封　将锅盖盖好，并将锅盖上的排气软管插入内层锅的排气槽内，以两两对称的方式旋紧相对的两个螺栓，勿使其漏气，但不宜旋得太紧，以免损坏橡胶密封垫圈。

（5）加热、排放冷空气　打开电源，电源指示灯亮，电热管工作。开始加热时应将放气阀旋至放气位置，使灭菌器内冷空气排放，待有较急的蒸汽喷出时，将放气阀旋至关闭位，此时压力上升。灭菌的主要影响因素是温度而不是压力，因此必须排尽锅内冷空气后，才能关上排气阀，以维持所需压力。

（6）灭菌　当灭菌器内蒸汽压力升到 103.4kPa（相当于 $15Ib/in^2$ 或 $1.05kg/cm^2$）蒸汽压下，温度达到 121.3℃，维持 15～30 分钟。待灭菌时间达到后，关闭电源，待压力降至 5Ib 左右时打开放气阀，缓慢放气至压力为零。

（7）开盖取物　待压力表降至"0"时，旋松螺栓，打开盖子，取出灭菌物品。

（8）倒掉残水　将灭菌后多余的水倒掉。

四、物理消毒灭菌方法

具有消毒灭菌作用的物理因素主要有热力、电离辐射、紫外线、超声波和滤过等。常用的物理消毒灭菌方法见表 2-1。

表 2-1　物理消毒灭菌方法及用途

物理因素	方法		条件	主要用途	处理目的
低温	冷藏	冷藏室或冷库	0～8℃（通常为4℃）	保存菌种或短期保存食品、药品	保存菌种
	冷冻	冷冻室	-15～-20℃	适合长期保存菌种和食品	保存菌种
	超低温法	液氮	-196℃	保持菌种活性的快速冷冻法	保存菌种
温度	干热消毒灭菌法	焚烧	大火燃烧	处理废弃物和带菌的动植物尸体	灭菌
		灼烧	400～1000℃	实验过程中处理接种工具或试管口等	灭菌
		烘烤（干热灭菌）	160～170℃ 2 小时；170～180℃ 1 小时；250℃ 45 分钟	玻璃器皿、金属器皿和含油脂的物质	消毒灭菌
	湿热消毒灭菌法	煮沸法	沸水 100℃ 5～10 分钟；沸水 100℃加小苏打 60 分钟	处理餐具、炊具等和小手术所用器材	消毒灭菌
高温		巴氏消毒法	63℃ 30 分钟；71℃ 9～15 秒；151℃ 2～7 秒	食品、饮料等的消毒，保证食品的色、香、味、营养不受损失	消毒
		流通蒸汽消毒法	水蒸气 100℃，常压，30 分钟	处理餐具、炊具等和小手术所用器材	消毒
		间歇蒸汽灭菌法	水蒸气 100℃，常压，30 分钟，3 次	处理不耐高温的培养基	灭菌
		高压蒸汽灭菌法	水蒸气 121.3℃，103.42kPa，15～30 分钟	最常用的灭菌方法，用于普通培养基、生理盐水、手术器械、玻璃容器及注射器、敷料等物品的灭菌	灭菌

续表

物理因素	方法		条件	主要用途	处理目的
辐射	电离辐射：X 射线、γ 射线等		穿透力极强，用于塑料袋装药品和塑料器材的批量灭菌；医疗中的 X 射线透视诊断和放疗等		灭菌
	非电离辐射	紫外线	波长为 250 ~ 280nm 的紫外线能使物品上的微生物细胞死亡和（或）再生性细胞死亡，达到杀菌消毒的效果。用于物体表面消毒或室内环境的空气消毒		消毒
		日光	利用紫外线消毒和减少物体水分来防腐，用于处理物品和药材、粮食等		消毒防腐

1. 热力消毒灭菌法　高温可使细菌的 DNA 断裂、蛋白质和酶类凝固变性，对细菌具有明显的致死作用，因此常用于消毒与灭菌。多数细菌的繁殖体、病毒、真菌对热较敏感，处于湿热环境80℃，5 ~ 10分钟可被杀灭；细菌的芽孢对热有很强的抵抗力，能耐受100℃、湿热环境1 ~ 3小时。

热力灭菌法包括干热灭菌法与湿热灭菌法两种。在同一温度下，湿热灭菌法比干热灭菌法效果好。其原因主要是湿热的穿透力强，菌体吸收水分易变性凝固及蒸汽有潜热等。常用的热力消毒灭菌法如下。

（1）焚烧法　一种彻底的灭菌方法，可杀灭细菌芽孢。在专门的焚烧炉内焚烧或直接点燃，仅适用于废弃的物品和动物尸体。

（2）烧灼法　直接用火焰灼烧灭菌。例如，在微生物实验室内，利用酒精灯或者气焰灯的火焰对接种环、试管口等烧灼灭菌。

（3）干烤法　利用干烤箱加热至160 ~ 170℃，维持2小时，可杀死所有微生物包括芽孢。适用于耐高温的物品如玻璃、瓷器和金属器皿的灭菌。

（4）巴氏消毒法　因法国学者巴斯德创用而得名，是一种用较低温度杀死液体中的病原菌或特定微生物，而不破坏消毒物品中营养成分的消毒方法。常用于牛乳、饮料或酒类等食品的消毒。巴氏消毒法方法有两种：一种是61.1 ~ 62.8℃维持30分钟；另一种是71.7℃维持15 ~ 30秒。

（5）煮沸法　在一个大气压下将水煮沸（100℃），一般细菌繁殖体5分钟即被杀死。细菌芽孢则需1 ~ 2小时才被杀死。常用于食具、注射器和一般外科器械的消毒。若水中加入1% ~ 2%的碳酸氢钠，可提高沸点至105℃，既能促进芽孢的杀灭，又能防止金属器皿生锈。

（6）流通蒸汽消毒法　利用 Arnold 消毒器或蒸笼、蒸格等装置进行消毒的一种方法。一个大气压下，100℃的水蒸气维持15 ~ 30分钟可杀死细菌的繁殖体，但芽孢不能全部被杀灭。

（7）间歇蒸汽灭菌法　反复多次采用流通蒸汽间歇加热的方式，达到灭菌的目的。方法是将需要灭菌的物品放置于灭菌器内，100℃加热15 ~ 30分钟，然后将消毒后的物品置于37℃的孵箱中过夜，次日再通过流通蒸汽加热，一般如此反复3次，可达到灭菌的效果。此法适用于一些不耐高温的营养物质（如含糖、血清等培养基）的灭菌。

（8）高压蒸汽灭菌法　目前最有效、应用最广泛的灭菌方法。加热使高压蒸汽灭菌器内蒸汽压力升至103kPa（1.05kg/cm²），温度即达121.3℃，维持15～30分钟，可杀灭包括细菌芽孢在内的各种微生物。常用于一般培养基、医用敷料、手术器械等各种耐高温、耐湿物品的灭菌。

2. 紫外线与电离辐射灭菌法

（1）紫外线　波长在200～300nm的紫外线具有杀菌作用，其中以265～266nm波长的紫外线杀菌力最强。该波长的紫外线易被细菌吸收，吸收后的紫外线作用于细菌的DNA，干扰DNA的复制与转录，从而导致细菌死亡或变异。紫外线穿透力弱，普通玻璃、纸张、空气中的尘埃等均能阻挡紫外线，故紫外线只适用于手术室、传染病房、制剂室、微生物实验室的空气消毒，或用于一些不耐热物品的表面消毒。紫外线对眼睛和皮肤有损伤作用，使用时要注意防护。

（2）电离辐射　包括X射线、γ射线等，电离辐射能破坏细菌的DNA和蛋白质，在足够剂量时能杀死各种细菌。电离辐射常用于一次性的医用塑料制品、药品、生物制品的消毒，亦可用于食品的消毒而不破坏其营养成分。

3. 滤过除菌法　用机械方法将液体或空气中的细菌、真菌除去，以达到无菌的目的。该法主要用于一些不耐高温的血液、抗生素、抗毒素等的除菌。常用的滤菌器有薄膜滤菌器、蔡氏滤菌器、玻璃滤菌器等。凡在送风口装有高效过滤器的房间，称为生物洁净室，经过高效过滤器的超净空气，其洁净度可达99.8%，生物洁净室主要用作手术室、血液透析室、保护性隔离病室、无菌制药室等。

4. 超声波杀菌法　用频率在20～200kHz的声波裂解细菌，以达杀菌目的，但单独应用杀菌效果较差，常结合紫外线、微波、热力等技术，效果较好。

五、化学消毒灭菌方法

化学消毒灭菌法是利用化学药品抑制或杀灭病原微生物的方法，可达到防腐、消毒、灭菌的目的。所用的化学药品一般对人体组织细胞有害，故只能外用或用于环境的消毒。常用化学消毒剂的种类和用途见表2-2。

表2-2　常用的化学消毒剂

种类	消毒剂	使用浓度	适用对象及用途
醇类	乙醇	70%～75%	皮肤、手部及洗净的器械消毒
	苯氧乙醇	2%	治疗铜绿假单胞菌感染的伤口及烧伤感染
酸类	乳酸	0.33～1mol/L	喷雾或熏蒸，用于各无菌室的空气消毒
	食醋	3ml/m³～5ml/m³	熏蒸消毒空气，可预防流感病毒
碱类	生石灰	1%～3%	消毒地面、厕所或排泄物，防潮

续表

种类	消毒剂	使用浓度	适用对象及用途
酚类	苯酚（又称石炭酸）	5%	喷雾消毒空气；溶液消毒粪便、尿液样品。是评价其他消毒剂和防腐剂的标准消毒剂
		0.5%	作为生物制品的防腐剂
	来苏尔	3%～5%	地面、家具、器皿的表面消毒
		1%～2%	手部和体表消毒
醛类	甲醛	40%	又称福尔马林，用于接种室、接种箱或厂房熏蒸消毒以及保存动物标本或保存尸体
		3%～5%	浸泡器械及内镜
	戊二醛	2%	消毒不耐热的物品或精密仪器
重金属	升汞	0.1%	非金属器械消毒或植物组织表面消毒
	硝酸银	1%	皮肤消毒或新生儿滴眼预防淋球菌感染
氧化剂	高锰酸钾	0.1%	消毒皮肤、口腔、果蔬、餐具等
	过氧乙酸	0.2%～0.5%	能起到灭菌效果，适于皮肤、塑料、纤维或空气消毒
	过氧化氢	3%	清洗、消毒伤口、口腔黏膜的消毒及杀死厌氧菌
卤素类	氯气	0.2～1.0ppm	饮用水和游泳池的消毒
	漂白粉	1%～5%	手部、家具、饮用水及排泄物的消毒
	碘酊	2.5%	常用于小范围的伤口及皮肤的消毒
	碘伏	5%	皮肤消毒，宜现配现用
表面活性剂	新洁尔灭	0.05%～0.1%	消毒手部、皮肤、手术器械，也作为工业卫生的消毒剂
气体	环氧乙烷	50mg/L	对所有的微生物都有很强的杀菌作用，适用于塑料、橡胶、纸张、皮革、木材、金属、化纤等制品的灭菌，如医用口罩的灭菌

1. 化学消毒剂的作用原理

（1）使菌体蛋白质变性凝固　酸、碱、重金属（高浓度）、乙醇等均能使菌体蛋白质变性凝固而导致细菌死亡。

（2）灭活菌体的酶系统　氧化剂、重金属（低浓度）可使细菌的酶类失活而杀菌。

（3）破坏菌体的表面结构　表面活性剂如苯扎溴铵、酚类（低浓度）均能破坏细菌的细胞膜而杀灭细菌。

2. 影响化学消毒剂消毒灭菌效果的因素

（1）消毒剂的性质、浓度和作用时间　一般消毒剂浓度越高、作用时间越长，消毒效果越好。但乙醇例外，其浓度为70%～75%时杀菌力最强。

（2）微生物的种类和数量　不同种类的微生物对消毒剂的敏感性不同，如结核分枝杆菌对一般消毒剂的抵抗力较其他细菌强。

六、医药生产与检验场所中洁净度的要求与检测

(一)洁净度测定标准

洁净区是指需要对环境中尘粒及微生物数量进行控制的房间(区域),其建筑结构、装备及其使用应当能够减少该区域内污染物的引入、产生和滞留。洁净度表示场地空气在静态和动态状况下含不同直径的尘埃和活微生物量多少的程度。

为了确保药品的质量和检验结果的准确,国家药品监督管理部门很早就制定了《药品生产质量管理规范》,即药品 GMP,将不同药品生产所需的洁净区做了明确的规定,对药品检验场所的洁净度也做了严格规定。《药品生产质量管理规范》对洁净度做了新的分类,具体标准见表 2-3、表 2-4。

表 2-3　各洁净度级别空气悬浮粒子标准

洁净度级别	悬浮粒子最大允许数/立方米			
	静态		动态	
	≥0.5μm	≥5.0μm	≥0.5μm	≥5.0μm
A 级	3520	20	3520	20
B 级	3520	29	352000	2900
C 级	352000	2900	3520000	29000
D 级	3520000	29000	不做规定	不做规定

注:静态是指场所清洁后所有机器设备开启平稳运行,人员不到岗的状态;动态是指场所清洁后所有机器设备按生产要求开启平稳运行,人员到岗不进行生产的状态。

表 2-4　各洁净度级别环境微生物监测的动态标准[1]

洁净度级别	浮游菌 cfu[2]/m³	沉降菌(φ90mm) cfu/4 小时[3]	表面微生物	
			接触碟(φ55mm) cfu/碟	五指手套 cfu/手套
A 级	<1	<1	<1	<1
B 级	10	5	5	5
C 级	100	50	25	—
D 级	200	100	50	—

注:①表中各数值均为各取样点的测定值。②cfu 指的是单位样品中细菌菌落总数。③单个沉降碟的暴露时间可以少于 4 小时,同一位置可使用多个沉降碟连续进行监测并累积计数。如果试验时间少于 4 小时,则仍应使用表中的限度。

(二)洁净区采样点的控制

1. 采样布点原则　在空态或静态测试时,悬浮粒子采样点数目及其布置应力求均匀,并不得少于最少采样点数目,采样点布置规则如图 2-7 所示。在动态测试时,悬浮粒子采样点数目及其布置应根据产品的生产及工艺关键操作区设置。

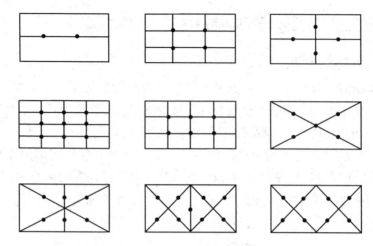

图2-7　平面采样点布置图

A级单向流区域，洁净工作台或局部空气净化设施的采样点宜布置在正对气流方向的工作面上，气流形式可参考图2-8、图2-9。

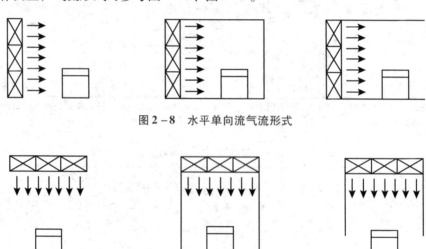

图2-8　水平单向流气流形式

图2-9　垂直单向流气流形式

2. 最少采样点数目　见表2-5。

表2-5　最少采样点数目

面积（m²）	洁净度级别			
	A级	B级	C级	D级
<10	2~3	2	2	2
≥10 ~ <20	4	2	2	2
≥20 ~ <40	8	2	2	2
≥40 ~ <100	16	4	2	2

续表

面积（m²）	洁净度级别			
	A 级	B 级	C 级	D 级
≥100 ~ <200	40	10	3	3
≥200 ~ <400	80	20	6	6
≥400 ~ <1000	160	40	13	13
≥1000 ~ <2000	400	100	32	32
≥2000	800	200	63	63

注：对于 A 级的单向流洁净室（区），也包括 A 级洁净工作台，其面积指的是送风面积；对于 B 级以上的非单向流洁净室（区），其面积指的是房间面积。

3. 采样点的位置　采样点一般在离地面 0.8m 的水平面上均匀布置；采样点多于 5 点时，也可以在离地面 0.8 ~ 1.5m 的区域内布置，但每层不少于 5 点。布置采样点时，应避开回风口；采样时，测试人员应在采样口的下风侧。

4. 采样点的限定　对任何小洁净室或局部空气净化区域，采样点的数目不得少于 2 个，总采样次数不得少于 5 次。每个采样点的采样次数可以多于 1 次，且不同采样点的采样次数可以不同。

（三）洁净度测定

主要介绍洁净室（区）悬浮粒子测定方法，以《某药业有限公司洁净室（区）悬浮粒子测试标准操作规程》为例。

某药业有限公司洁净室（区）悬浮粒子测试标准操作规程

文件名称	洁净室（区）悬浮粒子测试标准操作规程		文件编号	SOP - QC - 01
编制人		审核人	批准人	
编制日期		审核日期	批准日期	
颁发部门	质量部	分发号	生效日期	
发送单位	档案室、质量部、化验室			

1　目的：规范洁净室悬浮粒子的测试方法，确保洁净室符合 GMP 要求。

2　范围：适用于各车间洁净区的测试管理。

3　责任：质检中心制定，各车间配合执行。

4　仪器和试剂

4.1　悬浮粒子计数器

4.2　等动力采样头

4.3　三角架

4.4　热敏打印纸

5　测试规则

5.1　测试频率：按照《洁净区环境测试表（2010）》中悬浮粒子的要求执行。

5.2　测试人员

5.2.1　测试人员应穿戴好与测试洁净区洁净度相适应的工作衣、工作帽，采样时应在采样口的下风侧。

5.2.2　静态测试时，室内不得多于 2 个人。

5.3　测试点布局

5.3.1　采样点数：见各车间悬浮粒子测试点分布图。检测区域内必须具备 3 次有效的检测，只有 1 个采样点时，则在该点至少采样 3 次；具多个采样点时，每个采样点的次数可以多于 1 次，且不同采样点的采样次数可以不同。

5.3.2　采样量：各级别采样量（采样时间）可以不同。

5.4　测试状态：静态和动态两种状态均可进行测试，测试报告中应标明测试状态。

5.5　测试时间：静态测试时，宜在洁净区生产操作全部结束、生产操作人员全部撤离现场并经过 20 分钟自净后开始测试。

5.6　确认洁净室的温度和相对湿度符合相应洁净室要求。

5.7　确认洁净室的压差符合相应洁净室要求。

6　测试前的准备

6.1　仪器准备：确认粒子计数器已校正、采样管干净无破损，严格按粒子计数器操作程序正确使用悬浮粒子计数器。

7　悬浮粒子测试步骤

7.1　按照粒子计数器操作规程进行操作、采样并计算结果。

7.2　采样探头的位置应插入空气流。若被采样的气流方向是未受控的或不可预计的（如非单向流），采样探头的入口应垂直指向上方。

7.3　结果判断规则

7.3.1　在检测区域内的采样点只有 1 个（在该取样点至少取样 3 次）或多于 9 个时，不用计算 95% 置信上限，计算采样数据平均值，其平均值应符合级别界限要求。

7.3.2　如检测区域内的采样点在 2~9 个时，计算 95% 置信上限，方法如下。

7.3.2.1　采样点的平均粒子浓度

$$A = \frac{\sum_{i=1}^{n} C_i}{n}$$

上式中，A 为某一采样点的平均粒子浓度，（粒/m^3）；C_i 为某一采样点的粒子浓度（$i=1$，2，……n），（粒/m^3）；n 为某一采样点的采样次数，（次）。

7.3.2.2　平均值的均值［洁净室（区）的平均粒子浓度］

$$M = \frac{\sum_{i=1}^{N} A_i}{L}$$

上式中，M 为平均值的均值，即洁净室（区）的平均粒子浓度，（粒/m^3）；A_i 为某一采样点的平均粒子浓度（i＝1，2，…，N），（粒/m³）；L为某一洁净室（区）内的总采样点数。

7.3.2.3　标准偏差

$$SE = \sqrt{\frac{(A_1 - M)^2 + (A_2 - M)^2 + \cdots (A_i - M)^2}{L(L-1)}}$$

上式中，SE为均值的标准偏差。

7.3.2.4　置信上限

$$UCL = M + t \times SE$$

上式中，UCL为平均值的95%置信上限；t为95%置信上限的t分布系数。

7.3.2.5　检测结果评定

判断悬浮粒子的洁净度级别应同时满足以下两个条件。

7.3.2.5.1　每个采样点的悬浮粒子浓度必须不大于规定的级别界限，即$A_i \leq$级别界限。

7.3.2.5.2　洁净区域采样点的悬浮粒子浓度平均值的95%置信上限必须不大于规定的级别界限，即95% UCL≤级别界限。

7.3.2.5.3　界外值（异常值）的处理

95%置信上限（UCL）计算结果可能不满足规定的级别界限。如果是因为（程序上的误差或设备功能不良造成的）测量差错或（由于空气异常的洁净而导致）异常低的粒子浓度，而产生单个的、非随机性的"界外值（异常值）"，在符合下述条件的情况下，可以把该界外值排除不计。

a）包括所有其余采样点的计算时重复进行的。

b）计算中至少保留有3次测量值。

c）计算中至多只有1个测量值排除在外。

d）有误差的测量或粒子浓度低的推测原因，应记录下来。

注：在采样点，粒子浓度值的较大差异可能是合理的，甚至是有意造成的，这取决于待测洁净设施的应用性质。

8　测试标准

8.1　标准参见GB/T 16292—2010《医药工业洁净室（区）悬浮粒子的测试方法》中悬浮粒子限度的测试要求。

9　确定各采样点的每次采样量

9.1　指定的ISO等级如最大被考虑粒径的粒子浓度的限值时，在每个采样点要采集足够的空气量，保证能检出至少20个粒子。

每个采样点的每次采样量V_S用下式确定。

$$V_S = \frac{20}{C_n \cdot m} \times 1000$$

上式中，V_S为每个采样点的每次最少采样量，用升表示（9.2中的情况除外）；

$C_n \cdot m$ 为相关等级规定的最大被考虑粒径之等级限值（pc/m³空气）；20 为当粒子浓度处于该等级限值时，可被检测到的粒子数。

注：V_S 值很大时，需要的采样时间可能会很长。利用顺序采样程序既可以减少要求的采样量，又减少采样需要的时间。

9.2　每个采样点的采样量至少为 2L，采样时间最少为 1 分钟。

95％置信上限（UCL）的 t 分布系数

采样点数 L	2	3	4	5	6	7~9
t	6.3	2.9	2.4	2.1	2.0	1.9

注：当采样点只有 1 个或多于 9 个时，不需要计算 UCL，计算采样数据平均值。

10　注意事项

10.1　层流罩、洁净工作台的采样点在工作台面上 20cm 高度的平面上均匀布置。

10.2　采样点布局应尽量避开回风口。

10.3　采样时，测试人员应在采样口的下风侧，并尽量少活动。

10.4　采样完毕后，宜对粒子计数器进行自净。

10.5　应采取一切措施防止采样过程的污染。

10.6　对于单向流洁净室，采样口应正对着气流方向，对于乱流洁净室，采样口宜向上，采样速度均应尽可能接近室内气流速度。

10.7　检验员采用悬浮粒子仪打印数据时，应仔细检查，数据必须清晰可见，对于模糊看不清的数据，不能张贴在检验记录的背面。

10.8　悬浮粒子仪测试过程中用到的热敏打印纸，不能脱落尘埃物质。

实训六　正确使用高压蒸汽灭菌器和无菌空间的紫外灯

一、实训目的

1. 熟悉高压蒸汽灭菌器的基本构造和操作要领。

2. 理解高压蒸汽灭菌器的工作原理。

3. 掌握高压蒸汽灭菌器的操作步骤和注意事项；无菌空间的紫外灯使用方法与注意事项。

4. 学会实训前的准备和实训后的清场。

二、实训原理

1. 高压蒸汽灭菌器　将待灭菌物品（如培养基）放在一个密闭的加压灭菌器内，通过加热，使灭菌器隔套间的水沸腾而产生蒸汽，待水蒸气急剧地将灭菌器内的冷空气从排气阀中驱尽，关闭排气阀，继续加热，此时由于蒸汽不能溢出，增加了灭菌器内的压力，从而使沸点增高，可达到121.3℃，导致菌体蛋白质凝固变性而达到灭菌的目的。

2. 紫外灯 采用石英玻璃或其他透紫玻璃的低气压汞蒸气放电灯（如图2－10）。紫外线灭菌一般使用紫外灯进行灭菌，波长为200～300nm的紫外线都具有杀菌作用，以260nm最强。紫外线穿透力较弱，一般用于手术室、病房、实验无菌室的空气消毒以及物体表面的灭菌。紫外线灯距照射物以不超过1.2m为宜。

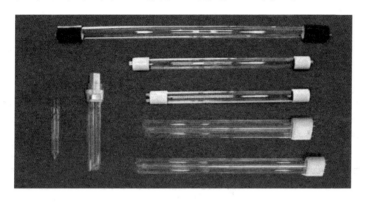

图2－10 紫外灯

三、实训器材

1. 培养基 营养琼脂培养基。

2. 试剂 牛肉膏、蛋白胨、氯化钠、琼脂、1mol/L HCl 或 1mol/L NaOH。

3. 器材及耗材 高压蒸汽灭菌器、恒温培养箱、培养皿、烧杯、玻璃棒、pH试纸、电磁炉、不锈钢锅。

四、实训步骤

1. 手提式高压蒸汽灭菌锅的使用

序号	步骤	操作要点
1	安全检查	检查压力表、温度表等是否完好，检查密封圈是否老化、漏气，检查箱体内是否存有异物
2	加水	每次灭菌前要加水，水位以刚刚浸到灭菌器内的筛板底部为准
3	摆放	将待灭菌物品包扎好后，有次序地放在灭菌器内的筛板上
4	加盖密封	将锅盖盖好，并将盖上的排气软管插入内层锅的排气槽内，以两两对称的方式旋紧相对的两个螺栓，勿使漏气，但不宜旋得太紧，以免损坏橡胶密封垫圈
5	加热、排放冷空气	打开电源，电源指示灯亮，电热管工作。开始加热时，应将放气阀旋至放气位置，使灭菌器内冷空气排放，待有较急的蒸汽喷出时，将放气阀旋至关闭位，压力上升

续表

序号	步骤	操作要点
6	灭菌	当灭菌器内蒸汽压力升到103.4kPa（相当于15Ib/in^{2}或1.05kg/cm^2）蒸汽压下，温度达到121.3℃，维持15~20分钟。待灭菌时间到达后，关闭电源，待压力降至5Ib左右时，打开放气阀，缓慢放气至气压为零
7	开盖取物	待压力表降至"0"时，旋松螺栓，打开盖子，取出灭菌物品
8	倒掉残水	倒掉多余的水

2. 紫外灯的使用

序号	步骤	操作要点
1	检查紫外灯	检查紫外灯是否完好，确保紫外灯能正常工作
2	使用紫外灯进行灭菌	在无菌室内打开紫外线灯开关，照射30分钟，关闭紫外灯开关
3	检查灭菌效果	将3个营养琼脂培养基平板放置在操作台上，开盖15分钟后盖上皿盖，置于37℃培养18~24小时。检查每个平板上的菌落并计数，如果不超过4个，说明灭菌效果好，否则，需延长照射时间或同时加强其他措施
4	清洁紫外灯管	应用毛巾蘸取无水乙醇擦拭灯管，不得用手直接接触灯管表面

五、考核方式

考核项目	考核内容	分值	得分
实训前的准备	实验报告中实训目的、实训原理、实训器材设备的书写	5	
	实训器材的准备和实训设备的性能检查	10	
	实训分组和对号入座	5	
实训操作过程	①按高压蒸汽灭菌器的正确操作顺序完成：安全检查→加水→摆放→加盖密封→加热、排放冷空气→灭菌→开盖取物→倒掉残水（缺一步扣10分）②按紫外灯的正确操作顺序完成：检查紫外灯→使用紫外灯进行灭菌→检查灭菌效果→清洁紫外灯管（缺一步扣10分）	60	
实训后的清场	整理并归还实验所用器材和设备，并在"高压蒸汽灭菌器使用登记表"（表2-6）、"无菌室使用登记表"（表2-7）上做好设备情况登记	10	
	整理实验台面，按要求做好实验实训室卫生	10	

表2-6 高压蒸汽灭菌器使用登记表

编号	日期	实训室名称	使用前状态	使用情况	使用人	开始时间	结束时间
1							
2							
3							
4							
5							

表 2 - 7　无菌室使用登记表

编号	日期	使用前状态	使用情况	使用人	开始时间	结束时间
1						
2						
3						
4						
5						

实训七　检测无菌室的洁净度

一、实训目的

1. 熟悉洁净度的级别与要求。
2. 理解沉降菌的检测原理。
3. 掌握无菌室沉降菌检测的操作步骤及注意事项。
4. 学会实训前的准备和实训后的清场。

二、实训原理

洁净区洁净度的检测有沉降菌和浮游菌的测定，本实训主要介绍沉降菌的测定方法。洁净区沉降菌的测定主要是采用沉降法，即通过自然沉降原理收集在空气中的生物粒子于培养基平皿内，经适宜条件下放置一段时间，让其繁殖到可见的菌落后进行计数，以平板培养皿中的菌落数来判定洁净环境内的活微生物数，并以此来评定洁净室（区）的洁净度。

三、实训器材

1. 培养基　胰酪大豆胨琼脂培养基（TSA）。

2. 试剂　酪蛋白胰酶消化物、大豆粉木瓜蛋白酶消化物、氯化钠、琼脂 、水、1mol/L HCl 或 1mol/L NaOH。

3. 器材及耗材　90mm 培养皿、55mm 培养皿、恒温培养箱、高压蒸汽灭菌器、天平、烧杯、电炉、锅、pH 试纸。

四、实训步骤

序号	步骤	操作要点
1	无菌平板的准备	按要求清洗培养皿后，加入配制好的胰酪大豆胨琼脂培养基（方法见 2020 年版《中国药典》），装入有盖不锈钢筒或牛皮纸袋中，于 121℃ ±0.5℃ 蒸汽灭菌 30 分钟，检测无菌后待用

序号	步骤	操作要点
2	采样	将已制备好的无菌平板按采样点的布置要求放置,打开培养皿盖,使培养皿表面暴露4小时,再将培养皿盖盖上后倒置
3	培养	全部采样结束后,将培养皿倒置于恒温培养箱中,在30~35℃下培养,时间不少于48小时
3	菌落计数	用肉眼直接计数、标记或在菌落计数器上点记,然后用5~10倍放大镜检查有无遗漏。若培养皿上有2个以上菌落重叠,可分辨时以2个以上菌落数计数
4	操作注意事项	①测试用具要做无菌处理,以确保测试的可靠性、正确性 ②采取一切措施,防止人为对样本的污染 ③对培养基、培养条件及其他参数做详细的记录 ④计数时,一般用透射光对培养皿背面或正面进行仔细观察,不要漏记培养皿边缘生长的菌落,并须注意细菌菌落与培养基沉淀物的区别。必要时,用显微镜鉴别 ⑤采样前,应仔细检验每个培养皿的质量,如发现变质、破损或污染的应剔除
5	结果计算	用计数方法得出各个培养皿的菌落数,每个测点的沉降菌平均菌落数的计算见公式,并填写表2-8 $$平均菌落数\ M = \frac{M_1 + M_2 + \cdots M_n}{n}$$ 式中,M为平均菌落数;M_1为1号培养皿菌落数;M_2为2号培养皿菌落数;M_n为n号培养皿菌落数;n为培养皿总数
6	结果评定	用平均菌落数判断洁净室(区)空气中的微生物数,完成沉降菌测试报告(表2-9)。洁净室(区)内的平均菌落数必须低于所选定评定标准中的界限;若某洁净室(区)内的平均菌落数超过评定标准,则必须对此区域先进行消毒,然后重新采样两次,两次测试结果均合格才能判为符合规定。洁净区微生物监控的静态标准参考表2-10

表2-8　沉降菌原始记录表

培养基名称								培养基批号		培养温度			
检测状态	动态	□		静态	□	检测日期			报告日期				
区域名称	取样点	平皿数							单点平均菌落数 D	多点平均菌落数 N	质量标准 A（个/皿）	结论
		D1	D2	D3	D4	D5	D6	D7				
—	空白									—		
											A 级≤1; B 级≤3	

表 2 - 9　沉降菌测试报告

编号＿＿＿＿＿＿＿＿＿　　　测试单位＿＿＿＿＿＿＿＿　　　测试状态＿＿＿＿＿

环境温度＿＿＿＿＿℃　　　相对湿度＿＿＿＿＿%　　　静压差＿＿＿＿＿Pa

测试依据＿＿＿＿＿＿＿＿＿＿＿＿＿＿＿＿＿＿＿＿＿＿＿＿＿＿＿＿＿＿＿＿＿＿

培养基批号＿＿＿＿＿＿　　　　　　　　　　培养温度＿＿＿＿＿＿＿＿＿＿＿＿＿

检测日期＿＿＿＿＿＿　　　　　　　　　　　报告日期＿＿＿＿＿＿＿＿＿＿＿＿＿

区域＼平皿落群	1	2	3	4	平均数	级别	备注

评定标准＿＿＿＿＿＿＿＿　　　　　　结　论＿＿＿＿＿＿＿＿

检验者＿＿＿＿＿＿＿＿　　　　　　　复核者＿＿＿＿＿＿＿＿

表 2 - 10　洁净区微生物监控的静态标准

级别	沉降菌（90mm）cfu/m^3	频次
A 级	≤1	1 次/月
B 级	≤10	1 次/月
C 级	≤100	1 次/月
D 级	≤200	1 次/月

五、考核方式

考核项目	考核内容	分值	得分
实训前的准备	实验报告中实训目的、实训原理、实训器材设备的书写	5	
	实训器材的准备和实训设备性能的检查	10	
	实训分组和对号入座	5	
实训操作过程	按沉降菌检测的正确操作顺序完成：无菌平板的准备→采样→培养→菌落计数→结果计算→结果评定（缺一步扣10分）	60	
实训后的清场	整理并归还实验所用器材和设备，并在"显微镜使用登记表"上做好设备情况登记	10	
	整理实验台面，按要求做好实验室卫生	10	

任务二　配制培养基

PPT

岗位情景模拟

情景描述　某制药企业计划培养一批细菌，并把这项工作交给小李负责。小李经过认真准备、仔细制备，完成了这项工作。小李都做了哪些准备工作呢？

问题　1. 微生物的生长繁殖条件是什么？

2. 如何制备微生物需要的培养基？

3. 如何利用这些培养基培养微生物？

通过本任务中对微生物的生长繁殖条件、培养基的种类和配制的学习，学生可掌握几种常见培养基的制备过程及注意事项。

一、微生物的生长繁殖条件

（一）丰富且配比适当的营养物质

微生物需要的营养物质包括：水、碳源、氮源、无机盐和生长因子。各营养物质的种类及特点见表2-11。

表2-11　营养物质的种类及特点

营养物质	种类	特点
水	结合水和游离水	既是微生物组分，又是溶剂和热导体
碳源	无机碳源（如 CO_2）	根据自养或异养型微生物来选择碳源，最好的碳源是糖类
	有机碳源（如糖类、蛋白胨等）	
氮源	无机氮源（如 N_2、NH_4^+、NO_3^-）	根据自养或异养型微生物来选择氮源
	有机氮源（如牛肉膏、蛋白胨、氨基酸等）	
无机盐	大量元素（P、S、K、Na、Ca、Mg、Fe 等）	微生物生长代谢所必需的活性物质
	微量元素（Zn、Mn、Co 等）	
生长因子	维生素、某些氨基酸、嘌呤、嘧啶等	微生物生长所必需，属于自身不能合成的化合物

（二）适宜的酸碱度

环境的酸碱度对微生物的增殖有很大影响，因为微生物对营养的吸收、分解及能量的产生，都需要酶参与反应，而酶活性必须在一定 pH 和温度下才能发挥作用。因此，微生物生长都有一个最适生长 pH 范围，还有一个最低与最高的 pH 范围，低于或高于这个范围，微生物的生长就会受到抑制。微生物种类不同，其生长的最适、最低与最高的 pH 范围也不同。具体见表2-12。

表 2-12 微生物与酸碱度的关系

微生物种类	最低 pH	最适 pH	最高 pH
细菌	3～5	6.5～7.5（中性至弱碱性）	8～10
酵母菌	2～3	4.5～5.5（弱酸性）	7～8
霉菌	1～3	4.5～5.5（弱酸性）	7～8
放线菌	5～7	7.5～8.0（弱碱性）	8～10

也有少数微生物对酸碱度的需要明显不同，如霍乱弧菌的最适 pH 为 8.4～9.2，结核分枝杆菌的最适 pH 为 6.5～6.8，乳酸杆菌的最适 pH 为 5.5。

（三）适宜的温度

温度也会影响酶的活性和作用，同样是影响微生物生长的重要因素之一。因此，每种微生物也都有自己的最适、最低和最高生长温度。当高于最高生长温度时，微生物就会死亡；低于最低生长温度时，微生物生长受到抑制。

根据微生物生长最适温度的不同，将其分为嗜冷、兼性嗜冷、嗜温、嗜热以及超嗜热或嗜高温微生物等五种类型。具体见表 2-13。

表 2-13 微生物与温度的关系

微生物类型	生长最低温（℃）	生长最适温（℃）	生长最高温（℃）
嗜冷微生物	0 以下	15	20
兼性嗜冷微生物	0	20～30	35
嗜温微生物	15～20	20～45	45
嗜热微生物	45	55～65	80
超嗜热或嗜高温微生物	65	80～90	100 以上

病原菌属于嗜温微生物（即人类的致病菌属于嗜温微生物），最适温度为 37℃。绝大多数细菌的最适温度为 30～35℃，霉菌、酵母菌和放线菌的最适温度为 23～28℃。

（四）必要的气体环境

微生物所需要的气体主要是 O_2，有的微生物还需要 CO_2。根据不同种类微生物对 O_2 的需要程度不同，可将微生物分为以下几类。

1. 专性需氧菌 通过有氧呼吸产能，必须在有氧（空气）的情况下才能生长。大多数真菌和许多细菌都属于此类，如结核分枝杆菌、铜绿假单胞菌等。

2. 微需氧菌 在 5% 左右的低氧压环境中才能生长，其产能方式也是通过呼吸链并以氧为最终受体，如霍乱弧菌。

3. 专性厌氧菌 必须在无氧或基本无氧的环境中才能生长，分子氧对其有剧毒，即使短暂接触空气，也会抑制其生长，甚至导致死亡。如破伤风梭菌、双歧杆菌等。

4. 兼性厌氧菌 在有氧和无氧环境中均能生长，但在有氧的情况下生长状况更好，有氧时以有氧呼吸产能为主，无氧时则通过发酵或者无氧呼吸产能。多数酵母菌和多数细菌都属于此类，如酿酒酵母、肠杆菌科等。

二、配制培养基的原则 🇪 微课2

培养基是人工配制的适合微生物生长繁殖或积累代谢产物的营养基质。一般用来培养、分离、鉴定、保存微生物或积累代谢产物。

在制备培养基时，应掌握如下原则和要求。

（一）含有一定配比的适宜的营养物质

微生物的营养物质主要包括水、碳源、氮源、无机盐和生长因子。根据微生物的种类和实验目的不同，培养基有不同的营养配方，尤其是碳源和氮源的比例不同。在发酵工业中，若氮源过多，会引起微生物生长过于旺盛，不利于积累代谢产物；氮源不足，菌体生长过慢；碳源不足，引起菌体衰老和自溶。因此，必须根据微生物培养目的和要求选定合适的营养配方。

（二）控制 pH 在微生物生长最适 pH 范围内

微生物的生长繁殖条件显示，各类微生物都有适宜生长繁殖的 pH 范围，配制培养基时，最好调到最适 pH 范围内。

（三）没有抑制微生物生长的物质存在

除了一些经典培养基配方不需做敏感性试验外，如果选用的是新型配方，则需做敏感性试验，以保证目的微生物能正常生长繁殖。

（四）必须呈一定的物理状态

根据培养目的不同，可以将培养基配制成液体、固体或半固体三种物理形态。

（五）需灭菌处理

所有配制好的培养基需要用合适的方法及时进行灭菌处理，并经无菌检验合格才能使用。常用于培养基的灭菌方法有高压蒸汽灭菌法、间歇蒸汽灭菌法、过滤除菌法和电离辐射灭菌法等。

（六）盛装容器宜用玻璃器皿、搪瓷器皿或陶瓷器皿

培养基的大多数成分为有机物，遇金属可发生化学反应，因此忌用铁、钢质或塑料器皿，且所用器皿须洁净。

（七）所制成的培养基是透明的

为了观察微生物生长现象以及代谢活动所产生的变化，所配制的培养基应为透明，如果不透明，可以用滤纸或多层纱布过滤培养基直至透明。

三、培养基的种类

由于各类微生物对营养的要求不同，以及培养目的和检测需要的不同，培养基的种类很多。我们可根据某种标准，将种类繁多的培养基划分为若干类型。

（一）按营养成分的来源分类

1. 天然培养基　利用各种动、植物或微生物的原料配制成的培养基，如营养肉汤

培养基。常见的原料有：牛肉膏、麦芽汁、蛋白胨、酵母膏、玉米粉、麸皮、各种饼粉、马铃薯、牛奶、血清等。天然培养基的营养比较丰富，微生物在其中生长旺盛，而且来源广泛、配制方便，所以较为常用，尤其适于作为实验室常用的培养基，但其稳定性受生产厂家或批号等因素的影响。

2. 合成培养基 按微生物的营养要求精确设计后用多种高纯化学试剂配制成的培养基，如高氏一号培养基。合成培养基具有成分精确、重演性高的优点，但价格较贵、配制麻烦，且微生物生长状况一般，仅适用于营养、代谢、生理、生化、遗传、育种、菌种鉴定或生物测定等对定量要求较高的研究工作。

3. 半合成培养基 以化学试剂为主，并加有某种或某些天然成分的培养基，如马丁氏培养基。半合成培养基的特点是配制方便、成本低、微生物生长状况良好。发酵生产和实验室中应用的大多数培养基都属于半合成培养基。

（二）按物理状态分类

可分为液体、固体、半固体三种。三者的营养成分可以完全相同，只是在后两者中加入不同量的凝固剂使其凝固。常用的凝固剂有琼脂、明胶和硅胶等。对多数微生物来说，以琼脂最为合适。

1. 液体培养基 营养成分中不添加任何凝固剂的液体状态培养基。这种培养基中营养物质分布均匀，常用于微生物的生理代谢研究和获取大量菌体。在发酵生产中，绝大多数发酵都采用液体培养基。

2. 固体培养基 由天然固体营养基质制成，或者是在液体培养基中加入一定量的凝固剂（如琼脂1.5%～2.5%）制成的固体状态培养基。制好的固体培养基分别装入培养皿、试管和三角瓶中，可制成平板、斜面和高层培养基。固体培养基常用于菌种分离、鉴定、菌落计数、检测杂菌、育种、菌种保藏、抗生素等生物活性物质的效价测定及获取真菌孢子等方面。

3. 半固体培养基 在液体培养基中加入少量凝固剂（如琼脂0.2%～0.7%）制成的半固体状态培养基。常用于细菌动力检查、鉴定菌种、厌氧菌的培养和测定噬菌体的效价等方面。

请你想一想

比较下列各培养基配方的异同，并分别说明它们各自的用途。

配方 A：蛋白胨 10g，氯化钠 5g，牛肉浸出粉 3g，琼脂 14g，水 1000ml，pH 为 7.2±0.2。

配方 B：蛋白胨 10g，氯化钠 5g，牛肉浸出粉 3g，水 1000ml，pH 为 7.2±0.2。

配方 C：蛋白胨 10g，氯化钠 5g，牛肉浸出粉 3g，琼脂 2～5g，水 1000ml，pH 为 7.2±0.2。

（三）按用途不同分类

分为基础培养基、营养培养基、鉴别培养基、选择培养基等。

1. 基础培养基　含有微生物生长繁殖所需要的最基本营养物质。如培养细菌的基础培养基是牛肉膏蛋白胨培养基，培养放线菌的是高氏一号培养基，培养真菌的是马丁氏培养基或改良马丁氏培养基，培养霉菌的是沙保培养基，培养酵母菌的是麦芽汁培养基。

2. 营养培养基　又称加富培养基，是在基础培养基中加入某些特殊营养物质，如血液、血清、酵母浸膏或生长因子等，用以培养对营养要求高的微生物。如培养百日咳杆菌需要含有血液的培养基。

3. 鉴别培养基　在基础培养基中加入某种特定化合物或试剂的培养基，微生物在这种培养基上培养后，所产生的某种代谢产物与这种特定的化合物或试剂能发生明显的特征性反应，根据这一特征性反应可以将某种微生物与其他种微生物区别开来。鉴别培养基主要用于不同类型微生物的快速鉴定，如用来检查细菌能否产生硫化氢的醋酸铅培养基，用来检查大肠菌群的伊红美蓝乳糖培养基等。

4. 选择培养基　利用微生物对某种或某类化学物质的敏感性不同，在基础培养基中加入这类物质，抑制不需要的微生物生长，而有利于所需分离的微生物生长，从而达到从混合菌样本中选取目的菌、分离或鉴别某种微生物的目的。如分离金黄色葡萄球菌的卵黄氯化钠琼脂培养基。

上述培养基目前已有各种商品化的成品出售，称为脱水培养基，又称干燥培养基，是含有除水分以外的一切成分的商品培养基，使用时，只要加入适量水分并加以灭菌即可，具有配制省时、携带方便、使用简易、质量稳定等优点。

四、培养基的制备过程及注意事项

（一）培养基制备的基本过程

总的操作步骤为：清洗玻璃器皿→称量药品→溶解→调 pH→过滤分装→加塞→包扎标记→灭菌→摆斜面或倒平板→保存或无菌检查。

1. 清洗玻璃器皿　玻璃器皿包括试管、三角瓶、培养皿、烧杯和吸管、量筒等（图2-11），应根据不同的情况，经过一定的处理、洗刷干净并经过灭菌处理后才能使用。

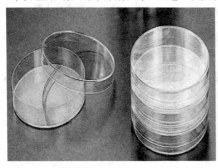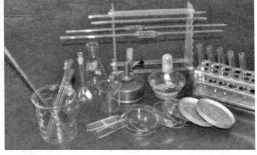

图 2-11　常用玻璃器皿

2. 选定培养基配方后称量　依据使用目的，选择适宜的培养基。根据用量，按比例依次称取或量取各成分，并做好记录。

3. 溶解　将称量好的各成分放入烧杯或三角瓶中，先加入少于所需水量的水，加热搅拌溶解，如有琼脂，必须待药品完全溶解后，最后加入琼脂，等琼脂熔化后，补充水分到所需水量。

4. 调 pH　用 pH 6.8 ~ 8.0 的精密试纸或酸度计测定培养基的 pH。用 1mol/L NaOH 或 1mol/L HCl 调节 pH 到适宜范围内。

5. 分装　按使用目的和要求，将培养基分装于试管、三角瓶或培养皿等内（图 2 - 12）。

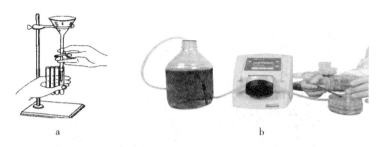

图 2 – 12　培养基分装装置

a. 漏斗分装装置；b. 自动分装器

（1）液体培养基　分装于试管中，高度为 1/4 ~ 1/3 管高。

（2）固体培养基　分装于试管的量不超过 1/5 ~ 1/4 管高，灭菌后制成斜面培养基；分装于三角烧瓶的量以不超过三角烧瓶容积的一半（或 1/3 瓶高）为宜，制成高层培养基；可分装于培养皿中，但培养基须事先灭菌处理，装量不得超过 1/2 皿高，制成平板。

（3）半固体培养基　分装在试管中，装量以 1/3 管高为宜，灭菌后垂直待凝。

6. 加塞　培养基分装完毕后，在试管口或三角烧瓶口塞上硅胶塞、棉塞、塑料（耐高温）或不锈钢的套管等（图 2 -13），以阻止外界微生物进入培养基内而造成污染，并保证有良好的通气性能。

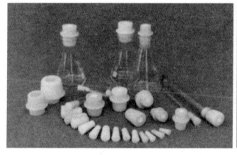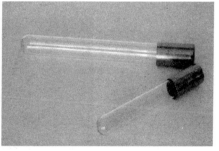

图 2 –13　试管、三角瓶及配套的硅胶塞、不锈钢套管

7. 包扎标记　加塞后，将全部试管用麻绳捆扎好，再在棉塞外包一层牛皮纸，以防

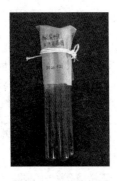

图 2 - 14　培养基的
包扎及记录

止灭菌时冷凝水弄湿棉塞，其外再用一道麻绳扎好（图 2 - 14）。用记号笔注明培养基名称、组别、日期。三角烧瓶加塞后，外包牛皮纸，用麻绳以活结形式扎好（使用时容易解开），同样用记号笔注明培养基名称、组别、日期等。

8. 灭菌　一般培养基可采用 103.42kPa、121.3℃、15 ~ 30 分钟的高压蒸汽灭菌法灭菌。特殊培养基可采用薄膜过滤除菌、间歇蒸汽灭菌法或电离辐射灭菌法灭菌。如因特殊情况不能及时灭菌，应放入冰箱内暂存。每批培养基制备好以后，应仔细检查一遍，如发现破裂、水分浸入、色泽异常、棉塞被培养基沾染等，均应挑出弃去，并测定其最终 pH。

（1）制作琼脂斜面培养基　应在灭菌后，将试管立即取出，冷却至 55 ~ 60℃时，摆置成适当斜面（斜面长度一般以不超过试管长度的 1/2 为宜），待其自然凝固即可（图 2 - 15）。

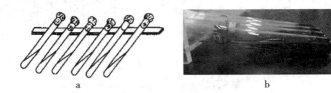

图 2 - 15　斜面培养基的制作

a. 斜面模式图；b. 斜面实物图

（2）制作高层培养基　应在灭菌后，垂直冷凝成固体高层培养基（图 2 - 16）。

（3）制作平板培养基　需将装在三角瓶中的并已灭过菌的琼脂培养基在电炉上加热熔化后，待冷至 50℃左右，采用无菌操作将培养基倾入无菌培养皿中。温度过高时，皿盖上的冷凝水太多；温度低于 50℃，培养基易凝固而无法制作平板。平板制作过程如图 2 - 17。

各分装类型的培养基实物见图 2 - 16。

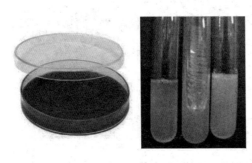

图 2 - 16　血琼脂平板及液体、斜面、半固体培养基

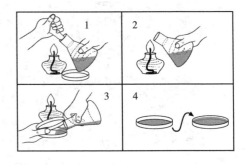

图 2 - 17　倒平板操作技术图

9. 无菌检查　抽取 1 ~ 2 个平板或斜面，放入温度合适的培养箱中培养 24 ~ 48 小

时，以检查灭菌是否彻底，如发现有菌生长，即弃去。

10. 培养基的保存 培养基最好现配现用，如需保存，应存放于冷暗处，最好放于普通冰箱内，且放置时间不宜超过 1 周，倾注的平板培养基不宜超过 3 天。每批培养基均必须附有该批培养基制备记录副页或明显标签。

（二）注意事项

1. 培养基制备前的准备工作 对于制备培养基所用的玻璃器皿，如吸管、试管、三角瓶和培养皿等，新的玻璃器皿（首次使用）和再次使用的玻璃器皿分别按各自批准的规程洗涤、干燥。

2. 培养基的制备 检验人员必须依据培养基生产厂家的操作说明进行配制，并填写《培养基配制记录》。配制记录上注明所用培养基的批号；盛装配制好的培养基的容器外应贴《培养基标签》，标签应注明：名称、批号、配制人、配制日期、有效期等信息。配制好的培养基依据说明书规定时间进行灭菌，以避免微生物滋生。必要时，灭菌后的培养基在配制后必须进行 pH 的测定，以确保符合药典及生产厂家的规定。倒平板用培养基温度应控制在 50℃。培养基的制备和使用应由专人进行。培养基的使用尽量做到现配现用，剩余的培养基应放在冰箱中保存。

3. 培养基的保存 应在洁净的普通冰箱内冷藏保存，温度控制在 2～25℃，否则，熔化后常因理化条件改变而不能再用。按时检查培养基的外观，遇失水、沉淀、过期等异常情况应及时处理。

你知道吗

发酵工业常用的培养基

1. 种子培养基 为保证发酵生产获得大量优质种子而设计的培养基，特点是营养较丰富、氮源比例较高。有时，为使菌种能迅速适应发酵条件，可有目的地加入发酵培养基的基质。

2. 发酵培养基 用于生产预定发酵产物，一般以碳为主要元素，碳源含量往往高于种子培养基。

3. 保藏培养基 用于在一定期限内保护和维持微生物活力，防止长期保存对微生物的不利影响，或使微生物在长期保存后容易复苏，如 Dorset 卵黄培养基。

实训八 配制固体、液体、半固体培养基 📱 微课3

一、实训目的

1. 熟悉培养基配制的操作方法。
2. 理解培养基应具备的条件。

3. 掌握液体培养基、固体培养基、半固体培养基的用途。

4. 学会实训前的准备和实训后的清场。

二、实训原理

培养基是人工配制的、适合微生物生长繁殖或积累代谢产物的营养基质。用于培养某种目的微生物的培养基应具备以下条件。①适宜的营养物质。所有微生物生长繁殖均需要碳源、氮源、无机盐、生长因子、水等。②合适的pH：细菌生长最适宜的pH范围为7.0～7.6，放线菌为7.5～8.0，真菌为4.5～6.0。③维持无菌状态。

培养基按其物理状态可分为液体、固体、半固体三种，它们的营养成分可以完全相同，而琼脂的量不同。琼脂是一种海藻中提取的多糖类物质，作为培养微生物常用的凝固剂。琼脂一般在90～100℃的水溶液中完全溶解；在42℃以下，液态可以冷却凝固成固态或半固态。微生物的培养目的不同，所配制培养基的物理状态也不同。

三、实训器材

1. 试剂　牛肉膏，蛋白胨，NaCl，琼脂，水，1mol/L HCl，1mol/L NaOH。

2. 器材及耗材　高压蒸汽灭菌锅、电炉、烧杯、试管、三角瓶（或锥形瓶）、棉塞（或硅胶塞）、量筒、pH试纸、玻璃棒、钥匙、漏斗、电子天平等。

四、实训步骤

1. 常规培养基的配制

序号	步骤	操作要点
1	实验材料准备	①药品试剂 ②玻璃器皿及耗材 ③设施设备
2	实验方法	1. 营养肉汤培养基的配制 ①按照下列配方，准确称量牛肉膏、蛋白胨、NaCl和蒸馏水放入烧杯中（0.5g牛肉膏，1.0g蛋白胨，0.5g NaCl，100ml蒸馏水） ②加入适量水，加热使其溶解，补充水分到所需的总体积 ③用1mol/L HCl或1mol/L NaOH调节pH至7.6±0.2 ④分装入试管或三角烧瓶内（注意不要让培养基沾在管口或者瓶口上，以免玷污棉塞而引起污染）。液体分装高度以试管高度的1/4左右为宜 ⑤在试管口或三角烧瓶口上塞上棉塞或专用硅胶塞，以防止污染，并保证有良好的通气性能。在试管（捆扎好）、三角烧瓶的棉塞外包一层牛皮纸，以防止灭菌时冷凝水弄湿棉塞。注明培养基名称、组别、日期 2. 普通琼脂培养基的配制 ①取营养肉汤培养基100ml，加入琼脂1.5～2.0g。水浴加热溶解完全，过程中要注意用玻璃棒不断搅拌 ②调节pH，同营养肉汤培养基 ③固体培养基分装至试管的1/4为宜，灭菌后斜置成斜面培养基；分装至培养皿的1/2为宜，灭菌后平面静置冷却制成平板 ④包扎同肉汤培养基 3. 半固体培养基的配制 ①取营养肉汤培养基100ml，加入琼脂0.2～0.7g。水浴加热溶解完全 ②调节pH，同营养肉汤培养基 ③分装至试管内，包扎，高压灭菌，灭菌后竖直静置冷却（包扎同肉汤培养基）

续表

序号	步骤	操作要点
3	清场	清洗实验所用玻璃器皿，并归类放置到指定地方，整理实验台面，若实验过程中仪器有破损的，及时报告老师，填写"仪器破损记录表"，并对破损仪器进行报废处理

2. 棉塞的制作　正确的棉塞要求形状、大小、松紧与试管口或三角瓶口完全适合，过紧则妨碍空气流通，操作不便；过松则达不到滤菌目的。加塞时，应使棉塞长度的1/3在试管口外，2/3在试管口内。做棉塞的棉花要选纤维长的，一般不用脱脂棉做棉塞，因为它容易吸水变湿，造成污染。具体操作示意如图2-18所示。

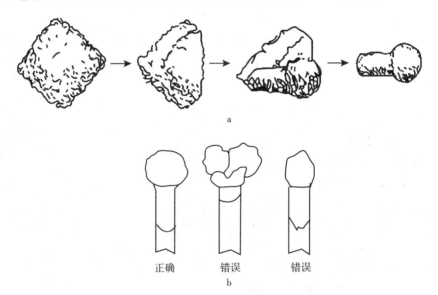

图 2-18　棉塞
a. 棉塞制作过程；b. 棉塞效果图

具体操作步骤如下。

序号	步骤	操作要点
1	取棉	按试管或锥形瓶的大小，取适量棉花铺成近正方形，中间稍厚，边缘稍薄
2	折角	将近方形棉花的一角向内折，略成五边形，然后从一侧向另一侧卷紧
3	整理	使边缘的棉花起缚线的功能，勿使棉卷松开，并使外形像未开伞的蘑菇
4	包扎	将整理好的棉花放置在边长约为10cm的方形棉纱布中间，用力往后拖紧包严，再用棉线扎好
5	清场	剪去多余的线头和棉纱布，并将棉塞塞在对应的试管或锥形瓶口后，将实验台整理干净即可

3. 培养基的灭菌、无菌检查与保存

序号	步骤	操作要点
1	不同培养基的灭菌方法	①普通耐高温高压培养基：使用高压蒸汽灭菌法（条件：103.42kPa，121.3℃，灭菌20分钟） ②含糖等的培养基：可使用间歇蒸汽灭菌法（水蒸气100℃，常压，30分钟，每天处理一次，连续处理3次） ③含血液、血清、激素等的培养基：滤过除菌法 ④塑料袋装好的培养基：电离辐射灭菌法
2	无菌检查	抽取灭菌好的平板或斜面1~2个，放入温度合适的培养箱中培养24~48小时，证明无菌生长才可使用
3	无菌培养基的保存	培养基最好现配现用。如需保存，应存放于冷暗处或普通冰箱内，且放置时间不宜超过1周，倾注的平板培养基不宜超过3天。每批培养基均必须附有该批培养基制备记录副页或明显标签

五、考核方式

考核项目	考核内容	分值	得分
实训前的准备	实验报告中实训目的、实训原理、实训器材设备的书写	5	
	实训器材的准备和设备性能的检查	10	
	实训分组和对号入座	5	
实训操作过程	按制备培养基的正确操作顺序完成：清洗玻璃器皿→称量→混匀→调pH→分装→加塞→包扎标记→灭菌→无菌检查（缺一步扣10分）	60	
实训后的清场	清洗实验所用玻璃器皿，并归类放置到指定地方，若实验过程中仪器有破损的，及时报告老师，填写《仪器破损记录表》，并对破损仪器进行报废处理	10	
	整理实验台面，按要求做好实验室卫生	10	

任务三　培养微生物

PPT

岗位情景模拟

情景描述　某制药企业需要从一个未知的微生物群体中找到有用的微生物以用于后续的生产。

问题　1. 用什么方法分离和接种微生物？

2. 用什么方法获取目的微生物并将其保存下来？

通过本任务中对微生物的接种和培养、微生物的生长规律、微生物的群体生长现象等知识的学习，学生应掌握细菌和真菌的人工培养。

一、微生物的接种

接种是将微生物移到适合它生长繁殖的人工培养基上或活的生物体内的过程，主

要用于微生物的分离和纯化。

（一）接种工具

在实验室或工厂实践中，常用的接种工具有：接种环、接种针、涂布棒、滴管、吸管、棉签等（图2-19）。

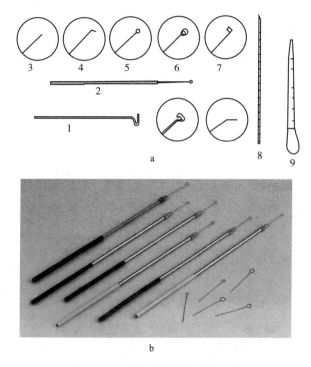

图2-19　常见的接种和分离工具

a. 示意图；b. 实物图

1. 玻璃涂布棒；2. 接种环；3. 接种针；4. 接种钩；

5. 接种环；6. 接种圈；7. 接种锄；8. 移液管；9. 滴管

1. 接种针　用于：①接种时挑取含菌丝的霉菌或放线菌；②蘸取菌液，穿刺于半固体培养基中做深层培养。

2. 接种环　用于：①蘸取菌液，在固体培养基表面划线，如平板划线法和斜面划线法；②挑取微生物，接种到液体培养基中；③蘸取菌液并均匀涂片，有利于微生物的个体形态观察。

3. 涂布棒　指将定量的菌悬液加到已凝固的培养基平板上，再用涂布棒将其均匀涂布，使之长出单菌落，以达到分离菌种或计数菌落的目的。该方法是微生物定量实验中常用的接种方法。

4. 滴管　通常用它来移取菌液做定量实验，或移取较多的菌液做定性实验。

5. 吸管　和洗耳球配合使用移取定量的菌液，常用于微生物的定量实验，如稀释倒平板法中常用吸管来转移菌液。

6. 棉签　常用于微生物的定性实验，如药敏试验需要用棉签在平板上涂足够的菌液。

（二）接种方法

用于微生物的接种方法很多，主要有涂布平板法、棉签涂布法、稀释倒平板法、平板划线法、斜面接种法、穿刺接种法和液体接种法。

1. 斜面接种法　用接种环挑取菌种，用斜面划线法（通常划"之"字形，见图 2 - 20）移种至斜面培养基上。主要用于移种纯菌，使其增殖后，用于鉴定或保存菌种。

2. 平板划线法　最常用的接种方法。用接种环以无菌操作蘸取少许待分离的材料，在平板培养基表面进行平行划线或分区划线（划线方法见图 2 - 21）。划线的方法多样，其目的都是获得单个菌落。多用于对已有纯培养的确认和再次分离单菌落。

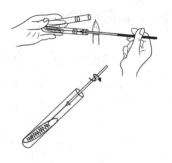

图 2 - 20　斜面划线法

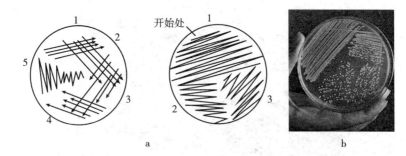

a

b

图 2 - 21　平板划线法及形成的菌落

a. 平行划线法模式图；b. 平板划线法菌落生长结果

请你想一想

为什么用不同的接种工具接种相同的微生物，在相同的培养基中会形成不同的培养现象？

3. 涂布平板法　较常使用的常规方法。先倒好平板，让其凝固，再将菌液倒在平板上面，然后用灭菌后的涂布棒在平板表面做左右来回的涂布，让菌液均匀分布，使之长出单个微生物菌落（图 2 - 22）。主要用于单菌落的筛选和菌落的计数，但可能因涂布不均匀，导致菌落相互重叠，而得到不准确的结果。

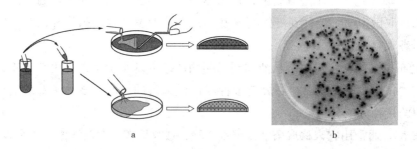

a

b

图 2 - 22　涂布平板法与稀释倒平板法

a. 涂布平板法（上）和稀释倒平板法（下）的操作示意图；b. 涂布平板法菌落生长结果

4. 稀释倒平板法　先将待分离的材料用无菌水进行顺序稀释（如 10^{-1}、10^{-2}、10^{-3}、10^{-4}），然后分别用移液管取不同稀释液少许，置于经灭菌处理的培养皿中，再将已融化并冷却至 50℃ 左右的琼脂培养基倒入含稀释液的培养皿，迅速混匀后，静置待凝，制成可能含菌的琼脂平板，倒置平板，保温培养一定时间。如果稀释得当，在平板表面就可出现分散的单个菌落，这种菌落可能就是由一个微生物细胞繁殖形成的（图 2-22，图 2-23）。随后挑取该单个菌落，重复以上操作数次，便可得到纯培养。

该方法的优点是菌落分离较均匀，进行微生物计数获得的结果相对准确。但该方法的操作相对麻烦，热敏感菌有时易被烫死，而严格好氧菌也可能因被固定在培养基中而生长受到影响。

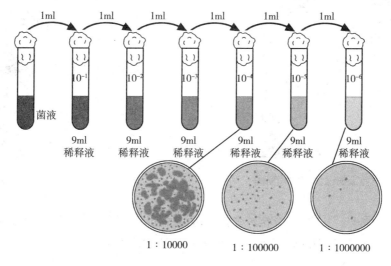

图 2-23　稀释倒平板法中的顺序稀释和菌落生长情况示意图

5. 稀释摇管法　稀释倒平板法的一种变通形式，常用于在缺乏专业的厌氧操作设备的情况下对严格厌氧菌进行分离和培养。先将一系列无菌琼脂培养基的试管加热，使琼脂熔化后冷却并保持在 50℃ 左右，将待分离的材料用这些试管进行梯度稀释，将试管迅速摇匀，冷凝后，在琼脂柱表面倾倒一层灭菌液体石蜡和固体石蜡的混合物，菌落形成在琼脂柱的中间（图 2-24）。该方法对于观察和挑取微生物都相对困难。

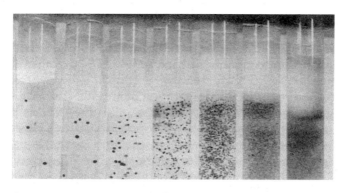

图 2-24　稀释摇管法的琼脂柱中形成的菌落

6. 棉签涂布法　适合定性实验，主要用于药物敏感试验（微生物的体外抗菌实验）中。此法要求事先制备好平板培养基，之后用棉签蘸取足够的菌液，均匀地涂布在平板上，最后用事先准备好的待检药品用纸片蘸取药液（如抗生素水溶液），按一定的要求贴在带菌的平板上，倒置培养。由于抑菌作用的强弱不同，可获得大小不一的抑菌圈（图 2－25）。通常，抑菌圈越大，表明抑菌效果越好。

7. 穿刺接种法　用接种针蘸取菌种，沿半固体培养基中心向试管底部作直线穿刺。如果某细菌具有鞭毛，细菌会沿穿刺线向周围扩散生长；如果没有鞭毛，细菌只沿穿刺线生长。保藏厌氧菌种或研究微生物的动力时，通常采用此法（图 2－26）。

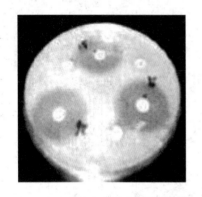

图 2－25　棉签涂布法获取的抑菌圈

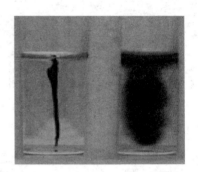

图 2－26　穿刺接种法中的细菌生长情况

8. 液体接种法　从固体培养基中将菌落洗脱下来或用接种环蘸取菌移入液体培养基中，以及用移液管从液体培养物中取菌液移至液体培养基中，都可称为液体接种。

<u>你知道吗</u>

微生物培养技术的发明

19 世纪后期，为了解决从疾病标本中获得得单一细菌这一难题，德国细菌学家科赫（Robert Koch）带领他的实验小组设计了一种圆形的培养器具（现称培养皿），将含有一些营养物质（例如肉质）的琼脂熔化后倒入，用烧红的白金丝（现称接种针）蘸上一点要分离的细菌悬液样品，在凝固的琼脂表面划线，然后用玻璃罩盖上，以防空气中的杂菌落下而导致污染。培养几天后，琼脂板上便长出一个个彼此分开的细菌集团，称菌落。科赫证明了相同特征的菌落来自同一个菌种，挑选某一菌落经过几次相同培养后得到了纯种。这就是科赫的纯种培养技术，一直沿用至今。科赫应用固体培养基分离出炭疽芽孢杆菌、结核分枝杆菌、霍乱弧菌等病原体。1905 年，科赫因结核病研究的重大贡献荣获诺贝尔生理学或医学奖。

二、微生物的纯培养

纯培养是指微生物在实验室条件下从一个细胞或一种细胞群繁殖得到后代的过程。

纯培养技术是指把特定微生物从自然界混杂存在的状态中分离、纯化出来的技术。

纯培养所得到的菌种需要用适宜的方法保藏起来（具体保存方法见项目三），以备随时使用。

（一）用固体培养基获得纯培养

分散的微生物在适宜的固体培养基表面或内部生长、繁殖到一定程度，可以形成具有一定形态结构的、肉眼可见的子细胞群体，称为菌落。当众多菌落在固体培养基表面连成一片时，称为菌苔。不同微生物形成的菌落或菌苔一般都具有稳定的特征，是鉴定微生物的重要依据。

采用合适的分离方法，可将单个微生物分离和固定在固体培养基表面或里面（即形成菌落），而平板是获得微生物纯培养最常用的固体培养基形式。

目前，实验室中用固体培养基获得微生物纯培养的方法有：涂布平板法、平板划线法、稀释倒平板法和稀释摇管法等。具体方法在"微生物的接种"中已阐述。

（二）用液体培养基获得纯培养

对于大多数细菌、放线菌、真菌等微生物，用平板法分离，结果通常是成功的。但对于一些个体较大的细菌、许多原生动物和藻类，则需要用液体培养基来获得纯培养。

液体培养基分离纯化的方法是稀释法。该方法工作量大，是否获得纯培养需要依靠统计学的推测。一般用于不能或不易在固体培养基上生长的微生物进行纯培养分离或数量统计。

（三）单细胞（孢子）分离

用显微操作器从样品中挑取所需的微生物单细胞或孢子，获得其纯培养。分离过程直观、可靠，但对仪器和操作技术要求较高，多限于高度专业化的科学研究，而挑取的微生物单细胞或孢子需经固体或液体培养基培养后才能获得其纯培养物。适用于分离混杂微生物中的弱势群体。上述方法中，使用显微操作器单细胞挑取法，可以直接得到纯培养。但涂布平板法、稀释倒平板法、平板划线法因不需要特殊的仪器设备，一般情况下都可顺利地进行，且效果也好，是分离、纯化微生物的常规方法。

（四）厌氧微生物的纯培养

厌氧微生物的培养有其特殊性，主要是采取各种方法使它们处于无氧环境或氧化还原电位低的条件下进行培养。随着技术的发展，厌氧微生物培养方法不断改进，且人们发现厌氧微生物在自然环境中的存在，无论是种类还是数量上，都大大超过以往的估计，由此，厌氧微生物的作用也日益凸显。

三、微生物的群体生长规律

（一）细菌的群体生长规律

细菌的繁殖方式主要为无性二分裂，每分裂一次为一个世代。每经过一个世代，群体数量增加一倍，即细菌的群体生长是按指数速度（2^n）进行的。

将一定数量的细菌接种在适宜的液体培养基中培养，每隔一定时间取样计算菌数。以时间为横坐标，细菌数的对数为纵坐标，绘出一条曲线，称为细菌的生长曲线（图 2 - 27）。按生长速率不同可分为四个时期：迟缓期、对数生长期、稳定期、衰亡期。

研究发现细菌生长曲线的每个时期中细菌的数目、形态、体积、新陈代谢都有明显不同，这些特点对于研究细菌生理和生产实践均有非常重要的指导意义。

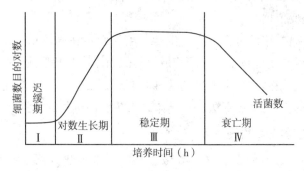

图 2 - 27　细菌的生长曲线

1. 迟缓期　又称缓慢生长期或适应期，是细菌接种至培养基后，对新环境的一个短暂适应过程（不适应者可因转种而死亡）。此期曲线平坦稳定，因为细菌繁殖极少。时间长短因接种菌量、菌龄及营养物质等不同而异，一般为 1 ~ 4 小时。此期细菌体积增大、代谢活跃，为细菌的分裂增殖合成、储备充足的酶、能量及中间代谢产物。生物制药中，常通过加入酶激活剂来缩短迟缓期。

2. 对数生长期　又称快速生长期或指数期。此期活菌数直线上升，细菌以稳定的几何级数极快增长，可持续几小时至几天不等（因培养条件及细菌代谢而异）。此期细菌形态、染色、生物活性都很典型，对外界环境因素的作用最敏感。因此，研究细菌的性状、生理特征以及进行药物敏感性试验以此期菌种最佳。在药物制剂生产中，通常要把灭菌工作安排在对数生长期之前，以保证输液质量和减少热原质的污染。在发酵工业中，以此期的细菌作为发酵的种子，可缩短生产周期。

3. 稳定期　该期的生长菌群总数处于平坦阶段，但细菌群体活力变化较大。由于培养基中营养物质消耗、毒性产物（有机酸、H_2O_2 等）积累、pH 下降等不利因素的影响，细菌繁殖速度渐趋下降，细菌死亡数开始逐渐增加，细菌增殖数与死亡数渐趋平衡。细菌形态、染色、生物活性出现改变，并产生大量的代谢产物如外毒素、内毒素、抗生素以及芽孢等。在发酵工业中，处于稳定期的细菌，其代谢产物（如抗生素、酶、氨基酸等）的积累达到高峰，是最佳的"放罐期"。如在这一时期适当补充营养物质并调节 pH，可以延长稳定期，提高发酵产量。

4. 衰亡期　随着稳定期的发展，细菌繁殖越来越慢，死亡菌数明显增多，活菌数与培养时间呈反比关系。此期细菌变长、肿胀或畸形衰变，甚至发生菌体自溶，难以辨认其形态，且生理代谢活动趋于停滞，因此，在陈旧培养物上难以鉴别细菌，应及时处理培养物。

体内及自然界细菌的生长繁殖受机体免疫因素和环境因素等多方面的影响，不会出现像培养基中那样典型的生长曲线。掌握细菌生长规律，可以有目的地研究、控制病原菌的生长，并发现和培养对人类有用的细菌种类。

（二）酵母菌和霉菌的群体生长规律

酵母菌生长较慢，其对数生长期的细胞浓度变化比细菌小。霉菌在分批培养时，菌丝体呈絮状，当给予不停搅拌时，菌丝便均匀地分布于培养液中。在此情况下，霉菌的生长繁殖规律与细菌相似，表现出典型的生长曲线。

四、微生物的群体生长现象

一般情况下，肉眼看不到单个的微生物细胞，但是当单个细胞经过分离培养、大量堆积形成群体时，在培养基上就能观察到它们的生长现象以及群体形态特征。培养基的物理状态不同，微生物在其中的生长现象和群体形态特征也有差异。

（一）液体培养基中的生长现象

微生物在液体培养基中可进行静置培养、摇瓶培养和发酵罐培养。常用于观察微生物的生长状况、检测生化反应和积累代谢产物。

微生物在液体培养基中的生长现象可能出现三种状态（图2-28）。

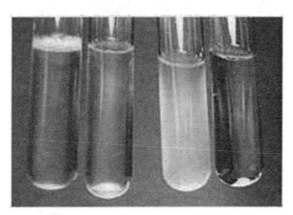

图2-28 液体培养基中微生物的生长现象
从左至右依次为菌膜、沉淀、均匀浑浊和对照管

1. 混浊生长 大多数兼性厌氧微生物在液体培养基中生长时分散均匀，整个培养基呈现均匀浑浊现象，如大肠埃希菌、金黄色葡萄球菌等。

2. 沉淀生长 有些呈链状排列的微生物于液体培养基中生长后，在试管底部形成沉淀，而上层的液体仍较透明，如链球菌、炭疽芽孢杆菌等。

3. 菌膜生长 有些专性需氧微生物在液体培养基中进行表面生长，在液面上形成一层菌膜，如枯草芽孢杆菌、结核分枝杆菌和铜绿假单胞菌等。

（二）固体培养基中的生长现象

微生物在固体培养基（平板或斜面）上生长繁殖形成菌落或菌苔。菌落是指在固体培养基表面或内部，由单个微生物细胞或孢子繁殖形成的肉眼可见的、孤立的子代微生物群体。菌苔是指在固体培养基表面，大量分散的菌落连成一片的现象。

不同类别微生物的个体形态不同，其菌落的形态特征也有所差异，如菌落的大小、形状、色泽、边缘形状、透明度、湿润度、表面光滑或粗糙等，因此，菌落也可作为微生物菌种鉴定的重要依据。一个菌落通常由一个细胞或孢子繁殖而成，可用于菌种的分离、纯化、计数、保存和鉴定等。

（三）半固体培养基中的生长现象

将微生物穿刺接种到半固体培养基中，经培养后，无鞭毛的微生物不能运动，仅沿穿刺线呈清晰的线状生长，周围培养基仍透明澄清；有鞭毛的微生物则由穿刺线向四周扩散生长，穿刺线模糊不清，呈羽毛状或云雾状浑浊生长（图2-29）。

通过微生物在半固体培养基中的生长现象，可初步判断该微生物是否具有动力，进而判断有无鞭毛，是常用的鉴别微生物的方法之一，也可用于微生物菌种的保藏。

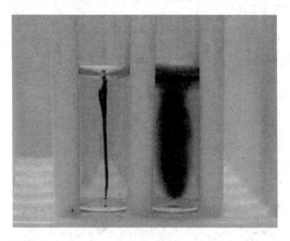

图2-29 细菌的动力测试

左为阴性，右为阳性

五、细菌的人工培养

细菌培养是一种用人工方法使细菌生长繁殖的技术。细菌在自然界中分布极广，数量大、种类多，它可以造福人类，也可以成为致病的原因。大多数细菌可用人工方法培养，即将其接种于培养基上，使其生长繁殖。培养出来的细菌用于研究、鉴定和应用。

细菌培养是一种复杂的技术。培养时应根据细菌种类和目的等选择培养的方法和培养基的种类，并制定培养条件（温度、pH、时间以及对氧的需求等）。一般操作步骤为：先将标本接种于固体培养基上做分离培养，再进一步对所得单个菌落进行形态、生化及血清学反应鉴定。一般细菌可在有氧、37℃条件下放18～24小时后开始生长。厌氧菌则需在无氧环境中放 2~3 天后才生长。个别细菌如结核分枝杆菌要培养 1 个月之久。

（一）细菌的生物学特性

1. 概述　细菌属于单细胞原核微生物，个体微小，结构简单，以二分裂方式繁殖，是自然界分布最广、个体数量最多的有机体，是大自然物质循环的主要参与者，也可以致病。

2. 细菌的生长条件

（1）营养物质　细菌无论是在机体内生长繁殖，还是在体外人工培养，都必须保证有充足的营养物质，而且还要按不同细菌的嗜性满足其营养要求。常用牛肉膏、蛋白胨、氯化钠、葡萄糖、血液等和某些细菌所需的特殊物质配制成液体、半固体或固体培养基等。

（2）酸碱度（pH）　绝大多数细菌的最适 pH 为 7.2~7.6，个别细菌如霍乱弧菌在 pH 8.0~9.2 中生长良好，结核分枝杆菌生长的最适 pH 为 6.5~6.8。

（3）温度　致病菌为嗜温菌，大多数致病菌生长繁殖时的最适温度为 37℃，与人的体温一致。个别细菌如鼠疫耶尔森菌在 28~30℃ 的条件下培养最好。

（4）气体环境　细菌生长繁殖时需要的气体主要是 O_2 和 CO_2。大多数病原菌为兼性厌氧菌，如葡萄球菌、伤寒沙门菌、痢疾志贺菌等。大多数细菌在代谢中产生的 CO_2 即可满足自身需要，而个别细菌如脑膜炎奈瑟菌、淋病奈瑟菌、布鲁氏菌等，在初次人工培养时需要提供 5%~10% 的 CO_2 才能较好生长。

（二）细菌的繁殖方式

细菌主要以二分裂方式进行无性繁殖（图 2-30）。细菌吸收营养物质生长发育到一定阶段，其体积变大，在细胞中间逐渐形成横隔，由一个母细胞分裂成两个大小相等的子细胞。细菌分裂是连续的过程，两个子细胞形成的同时，在子细胞的中间又形成横隔，开始第二次分裂。有的细菌在分裂后，子细胞互相分离，形成单个的菌体；有的则不分离，形成一定的排列方式，如双球菌、链球菌等。

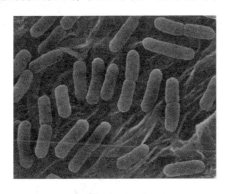

图 2-30　细菌二分裂繁殖

（三）细菌的繁殖速度

细菌的繁殖速度极快。细菌分裂繁殖一代所需要的时间称为代时，细菌代时的长短主要取决于细菌的种类，同时受外界环境条件的影响。在条件适宜的情况下，一般细菌的代时为 20～30 分钟，把细菌接种于肉汤培养基中，在适宜的温度下培养，肉汤培养基很快即可变浑浊，表明细菌已经大量生长繁殖。有些细菌生长繁殖的速度较慢，如结核分枝杆菌繁殖一代需 15～18 小时。

（四）细菌的培养基种类

1. 牛肉膏蛋白胨（营养琼脂）培养基　牛肉膏 3g，蛋白胨 10g，氯化钠 5g，琼脂 20g，蒸馏水 1000ml。将除琼脂外的上述成分混合，微温溶解，加入琼脂，加热沸腾使琼脂熔化，补足蒸发的水分至 1000ml，调 pH 使之在灭菌后为 7.2±0.2（注意：校正 pH 时一般加入 15% NaOH 溶液，约 2ml 即可），分装，121℃灭菌 20 分钟。作为培养细菌的基础培养基，主要用于细菌菌落计数、菌株的纯化及传种，一般不用于细菌的鉴定。

2. 乳糖胆盐发酵培养基　蛋白胨 20g，乳糖 10g，牛胆盐 5g，0.04% 溴甲酚紫指示液 25ml，水 1000ml。将除 0.04% 溴甲酚紫指示液外的上述成分混合，微温溶解，调节 pH 使之在灭菌后为 7.4±0.2，加入 0.04% 溴甲酚紫指示液，根据要求的用量分装于含导管的试管中，灭菌。用于大肠菌群检查。

3. 曙红亚甲基蓝琼脂培养基（EMB）　营养琼脂培养基 100ml，20% 乳糖溶液 5ml，曙红钠指示液 2ml，亚甲基蓝指示液 1.3～1.6ml。取营养琼脂培养基，加热熔化后，冷至 60℃，按无菌操作加入灭菌的其他 3 种溶液，摇匀，倾注平皿。用于大肠埃希菌及其他大肠菌群的鉴别。

（五）细菌的菌落特征

各种细菌在固体培养基上形成的菌落在大小、形状（露滴状、圆形、菜花样、不规则状等）、突起或扁平、凹陷、边缘（光滑、波形、锯齿状、卷发状等）、颜色（红色、灰白色、黑色、绿色、无色、黄色等）、表面（光滑、粗糙等）、透明度（不透明、半透明、透明等）、黏度（图 2-31）以及在血琼脂平板上的溶血情况等均有不同，这有助于识别和鉴定细菌。根据细菌菌落表面特征的不同，可将菌落分为三型（图 2-32）。

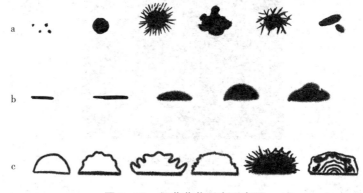

图 2-31　细菌菌落形态示意图

a. 形态；b. 隆起；c. 边缘

1. 光滑型菌落（S型菌落） 菌落表面光滑、湿润，边缘整齐，新分离的细菌大多呈光滑型菌落。

2. 粗糙型菌落（R型菌落） 菌落表面粗糙、干燥，呈皱纹或颗粒状，边缘大多不整齐。R型菌落多为S型细菌变异如失去菌体表面多糖或蛋白质而形成。R型细菌抗原不完整，其毒力和抗吞噬能力都比S型细菌弱。但也有少数细菌的新分离的毒力株就是R型，如炭疽芽孢杆菌、结核分枝杆菌等。

3. 黏液型菌落（M型菌落） 菌落黏稠、有光泽，呈水珠样。多见于有厚荚膜或丰富黏液层的细菌，如肺炎克雷伯菌等。

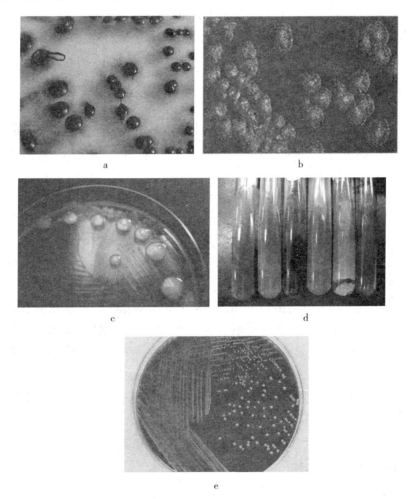

图2-32 细菌菌落

a. 光滑型菌落；b. 粗糙型菌落；c. 黏液型菌落；d. 试管斜面菌苔；e. 平板菌苔

（六）人工培养细菌的意义

细菌培养可获得大量的菌体和相应的代谢产物，对疾病的诊断、预防、治疗和科学研究、生产应用等都具有重要的作用。

1. 感染性疾病诊治　要明确感染性疾病的病原菌，必须取患者有关标本进行细菌分离培养、鉴定和药物敏感试验，其结果有助于临床病理学诊断，以指导临床用药，并可根据病原资料进行流行病学检查。

2. 细菌学研究　有关细菌的生理、遗传变异、致病性和耐药性等研究都离不开细菌的培养和菌种的保存。

3. 生物制品的制备　供防治用的疫苗、类毒素、抗毒素、免疫血清以及供诊断用的菌液、抗血清等均来自细菌或其代谢产物。

4. 在工农业生产中的应用　由于细菌培养和发酵过程中的多种代谢产物在工农业生产中广泛应用，必须依赖于人工选育良好菌种并进行菌种扩大培养。

5. 在基因工程中的应用　细菌操作方便，易培养，繁殖快，其基因表达产物易于提取、纯化，故可以进行基因工程菌的培养。

六、真菌的人工培养

真菌属于真核细胞型微生物，按照个体中细胞数的多少和器官分化程度的不同，可将真菌分为酵母菌（单细胞真菌）、霉菌（多细胞低等真菌）和蕈菌（多细胞高等真菌）三大类。

真菌与细菌的培养所需的培养基及培养条件各不相同，真菌的接种方法也与细菌不同。真菌对营养的要求通常不高，一般为需氧微生物，最适合生长在中性偏酸的环境中，最佳温度为 25～30℃，但某些致病性真菌的生长适温为 37℃。真菌通过有性孢子或无性孢子繁殖，繁殖一代的时间较长，培养时间也较久。为防止培养基干燥，常用试管培养或三角瓶深层培养。

真菌长出的菌落一般分为酵母型菌落、类酵母型菌落和丝状菌落三种。①酵母型菌落：呈奶油色或其他颜色，硬度与细菌的菌落相似。②类酵母型菌落：表面与酵母菌落相似，也呈奶白色或黄色，但有深入培养基的假菌丝。③丝状菌落：由菌丝（气生菌丝和营养菌丝）和孢子组成，外观上可呈棉絮状、绒毛状、粉状或颗粒状，且培养基内外的颜色各有不同。因此，真菌菌落的颜色和形状等都是真菌鉴定的重要依据。

在药品生产和检验中，主要培养的真菌是酵母菌和霉菌两种。

（一）真菌的生物学特性

1. 酵母菌

（1）概述　酵母菌属于单细胞真菌，在自然界分布广泛，主要生长在偏酸性的、潮湿的含糖环境中，营专性或兼性好氧生活。主要用于酿造生产，也可以致病。

（2）生长条件

①营养：需要的营养物质与其他微生物相似。

②酸度：能在 pH 为 3.0～7.5 的环境中生长，最适 pH 为 4.5～5.0。

③水分：需水，但需水量比细菌少，某些酵母菌能在水分极少的环境中生长，如

蜂蜜和果酱中。

④温度：最适生长温度一般为 20 ~ 30℃，低于 0℃ 或者高于 47℃ 时一般不能生长。

⑤氧气：酵母菌是兼性厌氧菌，在缺乏氧气时，通过将糖类转化成为二氧化碳和乙醇来获取能量。在酿酒过程中，乙醇被回收利用而保留下来；在烤面包或蒸馒头的过程中，二氧化碳将面团发起，而酒精则挥发。反应式为：$C_6H_{12}O_6 \rightarrow 2C_2H_5OH + 2CO_2 +$ 能量。在有氧气环境中，酵母菌将葡萄糖转化为水和二氧化碳，我们吃的馒头、面包等都是酵母菌在有氧环境下产生二氧化碳使之形成蜂窝状蓬松组织。反应式为 $C_6H_{12}O_6 + 6O_2 \rightarrow 6H_2O + 6CO_2$。

2. 霉菌

（1）概述　霉菌是形成分枝菌丝的真菌的统称，有菌丝体，但又不像蕈菌那样有大型的子实体。个体形态包括菌丝和孢子，菌丝有基内菌丝和气生菌丝，孢子是霉菌的繁殖器官。在温暖潮湿的环境中，霉菌会大量繁殖和产生毒素，是各种食物、器具、药物、药材发霉和变质的主要原因。因此，必须采取措施来阻止霉菌的繁殖和传播，防止霉变。同时，很多霉菌也参与食品工业的发酵，如制作豆腐乳、豆瓣酱等。

（2）生长条件　具体如下。

①营养：一般营养丰富时，霉菌生长更好。天然基质比人工培养基更利于霉菌产毒。

②水分：水活度（表示微生物能利用的水的含量，简称 Aw）越接近 1，微生物越易生长繁殖。食品中的 Aw 为 0.98 时，微生物最易生长繁殖；当 Aw≤0.93 时，微生物繁殖受到抑制，但霉菌能生长；当 Aw≤0.7 时，霉菌不能繁殖。

③温度：对于大多数霉菌，其繁殖最适宜的温度为 25 ~ 30℃，在 0℃ 以下或 30℃ 以上时，一般不能产毒或产毒力减弱。

④光照：较强的阳光或紫外线会抑制霉菌生长。

（二）真菌的培养基种类

1. 改良马丁培养基　蛋白胨 5g，酵母浸出粉 2g，葡萄糖 20g，磷酸氢二钾 1g，硫酸镁 0.5g，蒸馏水 1000ml，pH 6.2 ~ 6.6。这是培养真菌的基础培养基。

2. 沙保琼脂培养基　蛋白胨 10g，琼脂 20g，麦芽糖 40g，水 1000ml。先把蛋白胨、琼脂加水后，加热，不断搅拌，待琼脂溶解后，加入 40g 麦芽糖（或葡萄糖），搅拌，使之溶解，然后分装，灭菌，备用。常用作培养霉菌的基础培养基。

3. 麦芽汁琼脂培养基　麦芽汁 150ml，琼脂 3g，pH 6.0 ~ 6.4。高温高压蒸汽灭菌后倒平板。常作为酵母菌的基础培养基。

4. 玫瑰红钠琼脂培养基　蛋白胨 5.0g，葡萄糖 10.0g，磷酸二氢钾 1.0g，硫酸镁 0.5g，玫瑰红钠 0.0133g，琼脂 14.0g，水 1000ml，最终 pH 为 6.0 ± 0.2。常用于霉菌和酵母菌的计数。

5. 马铃薯糖琼脂培养基　把马铃薯洗净去皮，取 200g 切成小块，加水 1000ml，煮沸半小时后，补足水分。在滤液中加入 10g 琼脂，煮沸溶解后加糖 20g（用于培养霉菌的加入蔗糖，用于培养酵母菌的加入葡萄糖），补足水分，分装，灭菌，备用。

6. 豆芽汁琼脂培养基　黄豆芽100g，琼脂15g，葡萄糖20g，水1000ml。洗净黄豆芽，加水，煮沸30分钟，用纱布过滤，滤液中加入琼脂，加热溶解后，放入糖，搅拌，使之溶解，补足水分到1000ml，分装，灭菌，备用。

7. 豌豆琼脂培养基　豌豆80粒，琼脂5g，水200ml。取80粒干豌豆，加水，煮沸1小时，用纱布过滤后，在滤液中加入琼脂，煮沸到溶解，分装，灭菌，备用。

（三）真菌的菌落特征

1. 酵母菌菌落　大多数酵母菌的菌落特征与细菌相似，但比细菌菌落大而厚，菌落表面光滑、湿润、黏稠，容易挑起，菌落质地均匀，正反面和边缘、中央部位的颜色都很均一。菌落多为乳白色，少数为红色，个别为黑色（图2-33）。

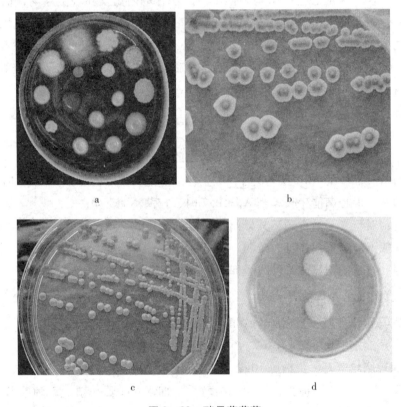

图2-33　酵母菌菌落

a. 各种酵母菌菌落；b. 光滑假丝酵母；c. 红酵母；d. 啤酒酵母

2. 霉菌菌落　霉菌的菌丝较粗而长，因此菌落较大，有的霉菌菌丝蔓延，没有局限性，其菌落可扩展到整个培养皿。菌落质地一般比放线菌疏松，外观干燥，不透明，呈现或紧或松的蛛网状、绒毛状或棉絮状；菌落与培养基的连接紧密，不易挑取。菌落正反面的颜色和边缘与中心的颜色常不一致（图2-34）。

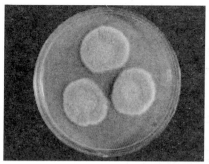
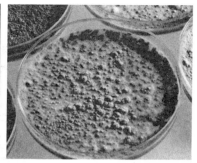
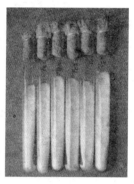

图 2-34　霉菌菌落

你知道吗

微生物的代谢产物

　　微生物会产生两类代谢产物：初级代谢产物和次级代谢产物。初级代谢产物为自身生长繁殖必需的物质，如蛋白质、核酸、脂类等。次级代谢产物指微生物生长到一定阶段才产生的、对自身无明显生理功能但对其他生物有特殊功能的一类物质。这些产物有的与致病性有关，有的具有药用价值，还有的可用于区别和鉴定微生物。微生物的主要次级代谢产物包括热原质、外毒素、内毒素、抗生素、细菌素、侵袭性酶、维生素、色素等。

实训九　接种和培养细菌

一、实训目的

1. 学会正确使用各种接种工具，掌握各种接种技术。

2. 掌握无菌操作技术，建立无菌观念。

3. 会正确描述细菌在培养基中的生长现象。

二、实训原理

通常情况下，自然界中的微生物以杂居状态生长。要对某一种微生物进行研究，必须分离出该微生物并获得其纯培养物，称为微生物的纯种分离。常用的纯种分离方法有平板划线分离法、稀释涂布法等。平板划线分离法是先制备好无菌平板，在无菌的环境下用接种环取少许待分离的微生物，在培养基表面进行连续划线或者分区划线，线的起始部分因微生物数量多而连在一起生长，越往后划线，菌量越少，就可能形成单个的菌落，从而获得纯培养物。

严格的无菌操作技术是保证微生物分离、培养成功的重要前提条件。主要是防止环境中的微生物污染实验室材料，同时也要防止实验材料污染环境或者人体。

在合适的条件下，微生物在培养基中生长会表现出其特有的培养特征，通过培养特征可对微生物进行鉴定。在固体培养基上，可观察到菌落的大小、形态、边缘、色素和表面等特征；在液体培养基中，微生物典型的生长现象有均匀浑浊（如大肠埃希菌、金黄色葡萄球菌）、液面菌膜（如枯草芽孢杆菌）、沉淀（如链球菌）三种；在半固体培养基中，经穿刺培养后，无动力的微生物（如金黄色葡萄球菌）仅沿穿刺线呈清晰的线状生长，周围培养基透明澄清，而有动力的微生物（如大肠埃希菌）则由穿刺线向四周扩散生长，穿刺线模糊不清，呈羽毛状或云雾状浑浊生长。

三、实训器材

1. 菌种　金黄色葡萄球菌、大肠埃希菌、枯草芽孢杆菌等。

2. 培养基　固体平板培养基、半固体培养基、液体培养基、试管斜面培养基等。

3. 器材及耗材　细菌培养箱、酒精灯、接种环、接种针、火柴、高压蒸汽灭菌器、棉塞或硅胶塞、培养皿、牛皮纸、电磁炉、棉绳等。

四、实训步骤

1. 细菌的接种

序号	操作项目	步骤	操作要点
1	稀释涂布平板法	倒平板	将事先配制好的培养基从冰箱取出，在电炉上加热，完全溶解后，待冷至50℃左右，倒10～15ml培养基于培养皿中，静置冷却
		稀释菌液	将需要分离的混合菌液稀释到一定浓度后，用移液管或滴管吸取0.1ml菌液滴到平板表面上
		涂布	用经酒精浸泡和火焰烧过的涂布棒在平板上来回左右涂布，让菌液均匀分布在平板上
		培养	待菌液吸收片刻后，倒置于细菌培养箱中，根据细菌生长温度设置为37℃，培养24～48小时
		培养物处理	①将分离出的单菌落进行纯培养或单菌落计数 ②用过的培养物需经高压灭菌后再深埋于土壤中

续表

序号	操作项目	步骤	操作要点
2	平板划线分离法	倒平板	同稀释涂布平板法中的倒平板方法一致
		平板划线	用接种环在待分离的材料上蘸取少量培养物，在平板上划线，可以划"之"字形，也可以划"井"字形，确保能分离出单个菌落为止
		培养	平板倒置于细菌培养箱中，设置37℃，培养24～48小时
		培养物处理	①将分离出的单菌落挑取出来进行纯培养 ②用过的培养物需经高压灭菌后深埋土壤中
3	琼脂斜面接种法	制斜面	将已装入试管中的经高压蒸汽灭菌处理过的固体培养基从灭菌锅取出后，待冷至50℃左右，斜置于一本书上冷却。注意斜置面为试管的1/2管高
		斜面划线	用接种环在待分离的材料上蘸取少量培养物，在斜面上划"之"字形或蛇形。此操作需要在酒精灯下和超净工作台上完成
		培养	试管口略向下倾斜，置于细菌培养箱中，设置37℃，培养24～48小时
		培养物处理	低温保存菌种：可以将培养出的细菌放置在4℃冰箱保存或经过超低温处理后保存，也可以用于其他的增菌培养或发酵培养等
4	半固体穿刺法	制半固体培养基	配制半固体培养基，调pH为7.6，装入试管中，装量以试管高度的1/3为宜，高压灭菌，从灭菌锅取出后，竖直放置待其冷凝
		穿刺接种	用接种针在待测的材料上蘸取少量培养物，从半固体培养基上方竖直向下穿刺到试管底部后，再沿原路退出培养基
		培养	将试管竖置于细菌培养箱中，设置37℃，培养24～48小时
		培养物处理	①如果穿刺培养的目的是检测有无鞭毛，就通过观察培养物的生长现象判断，若有扩散生长即为有鞭毛，否则没鞭毛。判断结束后，将用过的培养物高压灭菌处理后深埋 ②如果穿刺的目的是培养厌氧菌并保存，则将培养物取出，竖置于4℃冰箱中保存
5	液体接种法	制液体培养基	按液体培养基配方配制液体培养基，并装入试管或三角瓶中，分装在试管中以试管高度的1/4为宜；分装在三角瓶中以容量的1/2为宜。灭菌后冷却备用
		接种	①如果是将固体培养基中的培养物接种到液体培养基中，需用接种环蘸取少许单菌落，放入液体培养基中 ②如果是将液体培养基中的培养物接种到液体培养基中，需用移液管或滴管吸取少许菌液，放入新的液体培养基中
		培养	①将试管或三角瓶竖直置于37℃细菌培养箱中，培养24～48小时 ②将试管或三角瓶竖直置于37℃水浴锅中，振荡培养24～48小时
		培养物处理	收获培养物或细菌的次生代谢产物后，将无用的培养物高压灭菌后深埋处理

2. 细菌的培养、培养结果的观察记录及培养物处理

序号	步骤	操作要点
1	好氧菌培养	将待培养的细菌接种到适宜的培养基中，用棉塞塞好或用皿盖盖好，静置培养或摇振培养
2	厌氧菌培养	将接种待培养的细菌放置在专门的厌氧培养箱、培养瓶或培养袋中培养，有些还需要进行除空气操作或密闭操作

续表

序号	步骤	操作要点
3	细菌生长现象的观察	①液体培养基：有均匀浑浊、菌膜或沉淀生长现象 ②固体培养基：有菌落和菌苔等生长现象 ③半固体培养基：有清晰的菌带或云雾状的菌团生长现象
4	记录	将培养物详细记录到"细菌培养结果观察记录表"（表2－14）中
5	灭菌	对所有需要遗弃的培养物进行高压灭菌处理并深埋培养物
6	清洗	用过的器具用肥皂水和清水洗净，并干燥灭菌处理待用

表 2－14　细菌培养结果观察记录表

序号	培养基种类	接种细菌菌种名称	接种量	固体培养基观察记录	液体培养基观察记录	半固体培养基观察记录
1						
2						

五、考核方式

1. 稀释涂布平板法

考核项目	考核内容	分值	得分
实训前的准备	实验报告中实训目的、实训原理、实训器材设备的书写	5	
	实训器材的准备和设备性能的检查	10	
	实训分组和对号入座	5	
实训操作过程	按稀释涂布平板法的正确操作顺序完成：倒平板→稀释菌液→取样→涂布→培养→培养物的处理（缺一步扣10分）	60	
实训后的清场	整理并归还实验所用器材和设备，并填写"细菌培养结果观察记录表"	10	
	整理实验台面，按要求做好实验室卫生	10	

2. 平板划线分离法

考核项目	考核内容	分值	得分
实训前的准备	实验报告中实训目的、实训原理、实训器材设备的书写	5	
	实训器材的准备和设备性能的检查	10	
	实训分组和对号入座	5	
实训操作过程	按稀释平板划线法的正确操作顺序完成：倒平板→准备菌液→平板划线→培养→培养物的处理（缺一步扣15分）	60	
实训后的清场	整理并归还实验所用器材和设备，并填写"细菌培养结果观察记录表"	10	
	整理实验台面，按要求做好实验室卫生	10	

3. 琼脂斜面接种法

考核项目	考核内容	分值	得分
实训前的准备	实验报告中实训目的、实训原理、实训器材设备的书写	5	
	实训器材的准备和设备性能的检查	10	
	实训分组和对号入座	5	
实训操作过程	按琼脂斜面接种法的正确操作顺序完成：制斜面→斜面划线→培养→培养物的处理（缺一步扣15分）	60	
实训后的清场	整理并归还实验所用器材和设备，并填写"细菌培养结果观察记录表"	10	
	整理实验台面，按要求做好实验室卫生	10	

4. 半固体穿刺法

考核项目	考核内容	分值	得分
实训前的准备	实验报告中实训目的、实训原理、实训器材设备的书写	5	
	实训器材的准备和设备性能的检查	10	
	实训分组和对号入座	5	
实训操作过程	按半固体穿刺法的正确操作顺序完成：制半固体培养基→穿刺接种→培养→培养物的处理（缺一步扣15分）	60	
实训后的清场	整理并归还实验所用器材和设备，并填写"细菌培养结果观察记录表"	10	
	整理实验台面，按要求做好实验室卫生	10	

5. 液体培养基接种技术操作

考核项目	考核内容	分值	得分
实训前的准备	实验报告中实训目的、实训原理、实训器材设备的书写	5	
	实训器材的准备和设备性能的检查	10	
	实训分组和对号入座	5	
实训操作过程	按液体培养基接种的正确操作顺序完成：制备液体培养基→接种→培养→培养物的处理（缺一步扣15分）	60	
实训后的清场	整理并归还实验所用器材和设备，并填写"细菌培养结果观察记录表"	10	
	整理实验台面，按要求做好实验室卫生	10	

目标检测

一、单项选择题

1. 高压蒸汽灭菌器的灭菌条件是（　　）

    A. 63℃，30 分钟　　　　　　　　B. 100℃，15 分钟

    C. 115℃，20 分钟　　　　　　　　D. 121.3℃，15～30 分钟

2. 以下不属于湿热消毒灭菌法的是（　　）

    A. 煮沸法　　　　　　　　　　　　B. 巴氏消毒灭菌法

    C. 灼烧　　　　　　　　　　　　　D. 高压蒸汽灭菌法

3. 洁净区沉降菌测定中培养基的名称为（　　）

    A. 营养琼脂培养基　　　　　　　　B. 胰酪大豆胨琼脂培养基（TSA）

    C. 营养肉汤培养基　　　　　　　　D. 胰蛋白胨大豆肉汤培养基（TSB）

4. 在细菌生长曲线中，菌数增加最快的是（　　）

    A. 迟缓期　　　　B. 对数期　　　　C. 稳定期　　　　D. 衰亡期

5. 酵母菌的主要繁殖方式是（　　）

    A. 芽殖　　　　　B. 裂殖　　　　C. 无性孢子　　　D. 有性孢子

6. 下列微生物中，菌落常发出酒香味的是（　　）

    A. 放线菌　　　　B. 酵母菌　　　C. 霉菌　　　　　D. 细菌

7. 观察细菌的动力，最好采用（　　）

    A. 液体培养基　　　　　　　　　　B. 固体培养基

    C. 半固体培养基　　　　　　　　　D. 鉴别培养基

8. 下列关于微生物的生长因子的叙述中错误的是（　　）

    A. 生长所必需的

    B. 需要量很少

    C. 作为能源

    D. 自身不能合成或合成量不足，需借助外源加入

9. 细菌进入稳定期是由于（　　）

    ①已为快速生长做好了准备；②代谢产生的毒性物质发生了积累；③能源已耗尽；④细胞已衰老且衰老细胞停止分裂；⑤在重新开始生长前需要合成新的蛋白质

    A. ①④　　　　　B. ②③　　　　C. ②④　　　　　D. ④⑤

10. 发酵工业为了提高设备利用率，通常在（　　）内放罐以提取菌体或代谢产物

    A. 迟缓期　　　　B. 稳定期　　　C. 衰亡期　　　　D. 对数期

11. 大多数细菌生长最适宜的 pH 是（　　）

    A. pH 2.0～3.0　　　　　　　　　B. pH 4.0～5.0

    C. pH 7.2～7.6　　　　　　　　　D. pH 8.8～9.0

12. 能抑制某些细菌生长而有利于目的细菌生长的培养基是（　　）

    A. 鉴别培养基　　　　　　　　　　B. 厌氧培养基

    C. 基础培养基　　　　　　　　　　D. 选择培养基

二、思考题

1. 请写出高压蒸汽灭菌器的使用步骤与注意事项。

2. 什么是培养基？培养基有哪三种物理状态？分别加入多少量的琼脂？

3. 微生物生长繁殖需要哪些营养物质？它们各有什么功能？

4. 培养基的配制原则有哪些？

5. 典型的细菌生长曲线有何特点？对细菌发酵生产和临床用药有何指导意义？

书网融合……

微课 1　　　　微课 2　　　　微课 3　　　　划重点　　　　自测题

项目三 保存微生物菌种

学习目标

知识要求

1. **掌握** 斜面低温保存菌种、液体石蜡封存菌种、沙土管保存菌种的基本原理和适用范围。

2. **熟悉** 斜面低温保存菌种、液体石蜡封存菌种、沙土管保存菌种的操作方法和注意事项，以及斜面低温保存菌种的定时传代要求。

3. **了解** 保存微生物菌种的其他方法。

能力要求

1. 能够正确操作接种工具。

2. 学会正确进行斜面低温保存菌种、液体石蜡封存菌种、沙土管保存菌种的操作；用恰当的方法保存微生物菌种。

岗位情景模拟

　　情景描述 在某微生物发酵生产车间，工作人员发现用于工业生产保藏的菌种因变异导致产量下降，于是应用菌种的分离纯化技术恢复了菌种的生产性状，得到了生产性状优良的纯菌种，恢复了产量。

　　问题 1. 菌种为什么会衰退？

　　　　　2. 菌种衰退后的表现有哪些？

　　　　　3. 如何运用恰当的方法保存微生物菌种？

任务一　斜面低温保存菌种

PPT

　　保存菌种是微生物检验的基础工作之一，应选择合适的保存方法，保证其存活率维持在一定水平且不受污染，在相当长时间内维持遗传稳定，保持其优良性状，以满足再生产和检验工作的需求。其原理是在保证菌种保存的"三不"（不死亡、不变异、不被杂菌污染）原则下，根据不同菌种的生理、生化特点，创造条件（如低温、干燥、缺氧、缺营养等）以降低菌种代谢活动速率，使菌体处于休眠状态，从而达到保持菌种生命力的目的。

　　通过本任务中对斜面低温保存菌种原理和方法的学习，学生可掌握斜面低温保存菌种的操作方法及注意事项，熟悉斜面低温保存菌种的定时传代要求。

一、适用范围

斜面低温保存菌种适用于大多数细菌和真菌。保藏时间依微生物种类而不同，酵母菌、霉菌、放线菌及有芽孢的细菌可保存 3~6 个月，而不产芽孢的细菌最好每月移种一次。

低温条件下保藏可减缓微生物菌种的代谢活动，抑制其繁殖速度，达到减少菌株突变、延长菌种保存时间的目的。斜面低温保存菌种是实验室、工厂保存菌种常用的方法。

斜面低温保存菌种的优点是操作简单、使用方便、不需要特殊设备，且能随时检查所保藏的菌株是否死亡、变异与污染杂菌等；缺点是保存时间短，只适用于短期内需要用的菌种的保存，需经常移种，容易变异。由于培养基的物理、化学特性不是严格恒定的，屡次传代会使微生物的代谢改变从而影响微生物的性状，污染杂菌的机会亦较多。

二、操作方法及注意事项

（一）操作方法

1. 培养基的制备、分装及灭菌　按培养基制备说明书称取一定量干粉后，用蒸馏水稀释，在电炉上加热熔化，用烧杯配制营养琼脂培养基 100ml。趁热用漏斗进行分装，装试管时注意管口不要沾上培养基，分装量不超过试管容积的 1/5；分装三角瓶的量不超过三角瓶容积的一半。培养基分装完毕后，在试管口或三角瓶口塞上棉塞，以阻止外界微生物进入培养基而造成污染，并保证有良好的通气，然后包扎一层牛皮纸，试管应先捆成一捆后再于棉塞外包扎牛皮纸，贴上标签，注明培养基名称、日期、组别。将所需灭菌的物品放入高压蒸汽灭菌锅内，根据所需设定灭菌温度和时间（一般用 121℃，20 分钟灭菌）。灭菌完毕后，将试管培养基制成斜面，倾斜度以试管中的培养基约占试管长度的 1/2 为宜，凝固后即成斜面培养基。

2. 培养基的无菌检查　将灭菌的培养基放入培养箱中进行无菌检验，通常 37℃ 培养 1~3 天。无菌检查合格后将其保存于 4℃ 下备用。

3. 斜面接种　用接种环取样后，从斜面底部自下而上划"之"字形线，细菌和酵母菌也可以使用穿刺接种法（图 3-1）。

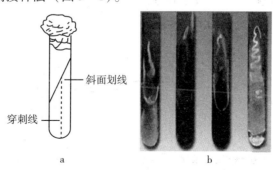

斜面划线
穿刺线

a　　　　　　　　　b

图 3-1　斜面低温保存菌种

a. 穿刺接种法模式图；b. 保存菌种实物图

4. 培养　将接种后的培养基放入培养箱中，在适宜的条件下培养至稳定期或得到成熟孢子；细菌培养温度一般为30～37℃，真菌培养温度一般为25～28℃。

5. 保藏　培养好的菌种于4～6℃保存，根据要求每1～3个月移植一次；保藏湿度用相对湿度表示，通常为50%～70%；斜面菌种应保藏相继三代培养物以便对照，防止因意外和污染造成损失。

（二）注意事项

（1）不同菌种应根据要求选择合适的培养基。

（2）接种时要求无菌操作，以避免染菌。

（3）保藏期间，要定期检查菌种存放的房间、冷库、冰箱等的温度、湿度以及各试管的棉塞有无污染现象，如发现异常应取出该管，重新移植培养后补上空缺。

（4）大量菌种同时移植时，各菌株的菌号、所用培养基要进行核对，避免发生错误。每次移植培养后，应与原保藏菌株和菌株登记卡片逐个对照，检查无误后再存放。

（5）斜面菌种应保藏相继三代培养物以便对照，防止因意外和污染造成损失。

三、定时传代要求

（一）定时传代

1. 细菌　于4～6℃保藏，芽孢杆菌每3～6个月移植一次，其他细菌每月移植一次。

2. 放线菌　于4～6℃保藏，每3个月移植一次。

3. 酵母菌　于4～6℃保藏，每4～6个月移植一次。

4. 霉菌　于4～6℃保藏，每3个月移植一次。

用半固体高层培养基进行穿刺培养，可保藏半年至一年。

（二）注意事项

（1）需定期检查。

（2）进行传代时，应仔细核对。

（3）集菌培养完成后，应比较培养特征。

（4）应注意观察各代之间的变化。

你知道吗

菌种衰退及其表现

由于斜面低温保藏的菌种易发生变异而导致菌种衰退，我们需要找到菌种衰退的原因，进而采取有效的措施以防止菌种衰退。

1. 菌种衰退　菌种在培养或保藏过程中，由于自发突变的存在，出现某些原有优良生产性状的劣化、遗传标记的丢失等现象。通过菌种的保藏，只能减缓突变的发生，不能防止突变的发生。随着保藏时间的延长，突变的概率逐渐提高。

菌种衰退是自发突变的结果，而使某物种原有的一系列生物学性状发生量变或质变的现象。

2. 衰退表现 主要为以下几种。

（1）菌落和细胞形态改变。

（2）生长速度缓慢，产孢子越来越少。

（3）代谢产物生产能力下降，即出现负突变。

（4）致病菌对宿主的侵染能力下降。

（5）对外界不良条件（包括低温、高温或噬菌体侵染等）的抵抗能力的下降。

任务二 液体石蜡封存菌种

PPT

岗位情景模拟

情景描述 斜面低温保存菌种只适用于短期需要用的菌种的保存，并且需要进行定时传代。某微生物菌种生产企业在保存不以石蜡作为营养物质的霉菌菌种时，选用了液体石蜡封存霉菌，减少了经常移种的麻烦，还使菌种的保存期达到了2年以上。

问题　1. 液体石蜡封存菌种的原理是什么？

　　　2. 液体石蜡封存菌种时，液体石蜡的用量标准是什么？

　　　3. 液体石蜡封存菌种有哪些优点和缺点？

通过本任务中对液体石蜡封存菌种原理和方法的学习，学生可掌握液体石蜡封存菌种的操作方法及注意事项，并了解液体石蜡封存菌种的复壮。

一、适用范围

液体石蜡封存菌种是指将菌种接种在适宜的斜面培养基上，在最适条件下培养至菌种长出健壮菌落后，注入灭菌的液体石蜡，使其覆盖整个斜面，再直立放置于低温（4~6℃）干燥处进行保存的一种菌种保存方法（图3-2）。

本方法适用于不能分解液体石蜡的酵母菌、某些细菌（如芽孢杆菌属、醋酸杆菌属等）和某些丝状真菌（如青霉属、曲霉属等）。

液体石蜡封存菌种的原理是在生长好的斜面菌上覆盖灭菌的液体石蜡，使菌体与空气隔绝，从而使菌体处于生长和代谢停止状态，推迟细胞老化。同时，液体石蜡还可防止因培养基水分蒸发而引起的菌体死亡，在低温下达到较长期保存菌种的目的。霉菌、放线菌、芽孢细菌可保藏2年以上，酵母菌可保藏1~2年，一般无芽孢细菌也可保藏1年左右。

此法的优点是操作简单，不需特殊设备，也不需经常移种；缺点是保存时必须直立放置，所占位置较大，同时也不便携带。

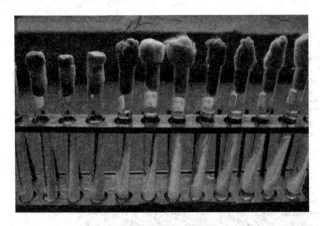

图 3 – 2　液体石蜡封存菌种

二、操作方法及注意事项

（一）操作方法

1. 液体石蜡灭菌　在 250ml 三角瓶中装入 100ml 液体石蜡，塞上棉塞，并用牛皮纸包扎，121℃湿热灭菌 30 分钟，然后于 40℃温箱中放置 14 天（或置于 105~110℃烘箱中 1 小时），以除去石蜡中的水分，备用。

2. 接种培养　用接种环取样后，从斜面底部自下而上划"之"字形线，将接种后的培养基放入培养箱中，在适宜的条件下培养至稳定期或得到成熟孢子；细菌培养温度一般为 30~37℃，真菌培养温度一般为 25~28℃。

3. 加液体石蜡　用无菌滴管吸取液体石蜡，以无菌操作加到已长好的菌种斜面上，加入量以高出斜面顶端约 1cm 为宜。

4. 保藏　棉塞外包牛皮纸，将试管直立放置于 4℃冰箱中保存。

5. 恢复培养　一般须转接 2 次才能获得良好菌种。

（二）注意事项

（1）应选用优质化学纯液体石蜡。

（2）液体石蜡易燃，在对液体石蜡保藏菌种进行操作时应注意防止火灾。

（3）保藏场所应保持干燥，防止棉塞污染。

（4）保藏期间应定期检查，如培养基露出液面，应及时补充灭菌的液体石蜡。

（5）从液体石蜡封存的菌种管中取培养物移种后，接种环上带有石蜡和菌，故接种环在火焰上灭菌时要先在火焰边烤干再直接灼烧，以免菌液四溅而引起污染。

三、菌种复壮

用接种环从液体石蜡下挑取少量菌种，在试管壁上轻靠几下，尽量使石蜡滴净，再接种于新鲜培养基中培养。由于菌体表面粘有液体石蜡，生长较慢且有黏性，故一般须转接2次才能获得良好菌种。

你知道吗

菌种衰退的原因

菌种衰退不是突然发生的，而是从量变到质变的逐步演变过程。开始时，在群体中仅有个别细胞发生自发突变（一般均为负突变），不会使群体菌株性能发生改变。经过连续传代，群体中的负突变个体达到一定数量，发展成为优势群体，从而使整个群体表现为严重的衰退。经分析发现，导致菌种退化的原因如下：①基因发生负突变导致菌种衰退。②连续传代。③培养条件（如营养成分、温度、湿度、pH、通气量等）或保藏条件（如营养、含水量、温度、氧气等）不适宜，不仅会诱发衰退型细胞的出现，还会促进衰退细胞迅速繁殖，使其在数量上大大超过正常细胞，从而造成菌种衰退。

📋 任务三　沙土管保存菌种

PPT

📋 岗位情景模拟

情景描述　放线菌是抗生素的重要产生菌，链霉菌属是放线菌目中最大的一个属，也是产生抗生素最多的一个属。某单位在保存灰色链霉菌菌种时，比较了斜面低温保存菌种、液体石蜡封存菌种和沙土管保存菌种三种方法，最后选取了沙土管保存灰色链霉菌菌种。

问题　1. 抗生素产生菌常用的保存方法是什么？

2. 沙土管保存菌种的操作方法和注意事项有哪些？

3. 沙土管保存菌种一般可保存多长时间？

通过本任务中对沙土管保存菌种原理和方法的学习，学生可掌握沙土管保存菌种的操作方法及注意事项，并了解沙土管保存菌种的复壮。

一、适用范围

沙土管保存菌种适用于保藏能产生芽孢的细菌及形成孢子的霉菌和放线菌，因此在抗生素工业生产中应用最广，是抗生素产生菌常用的保存菌种的方法，菌种可保存2年左右，但应用于营养细胞效果不佳（图3-3）。

微生物生长需要水分，沙土管保存菌种是利用干燥条件下微生物菌种代谢活动减缓、繁殖速度受到抑制的原理，使菌种停止生长及处于休眠状态。同时，该法兼具低温、隔氧和无营养物等条件，故保藏期较长、效果较好，且微生物移接方便、经济简便。它比液体石蜡封存菌种的保藏期长，为1~10年。

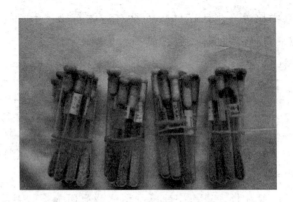

图 3 - 3　沙土管保存菌种

二、操作方法及注意事项

(一) 操作方法

1. 沙处理　取河沙，加入 10% 稀盐酸，加热煮沸 30 分钟，以去除其中的有机质；倒去酸液，用自来水冲洗至中性；烘干，用 60 目筛子过筛，弃去大颗粒及杂质，再用 80 目筛子过筛，备用。

2. 土处理　另取非耕作层的不含腐殖质的瘦黄土或红土，加自来水浸泡洗涤数次，直至中性；烘干，碾碎，通过 120 目筛子过筛，以去除粗颗粒。

3. 装沙土管　按一份黄土、四份沙的比例掺和均匀，装入 10mm × 100mm 的小试管或安瓿管中，每管装 1g 左右，塞上棉塞，并外包牛皮纸，121℃ 湿热灭菌 30 分钟，50℃ 烘干。

4. 无菌试验　每 10 支沙土管抽一支，将沙土倒入肉汤培养基中，37℃ 培养 48 小时，确定无菌生长时才可使用；若发现有杂菌，经重新灭菌后，再做无菌试验，直到合格。

5. 制备菌液　用 5ml 无菌吸管分别吸取 3ml 无菌水至待保藏的菌种斜面上，用接种环轻轻搅动，制成悬液。

6. 加样　于每支沙土管中加入约 0.5ml（一般以刚刚使沙土润湿为宜）孢子悬液，以接种针拌匀。

7. 干燥　将含菌的沙土管放入干燥器中，干燥器内用培养皿盛 P_2O_5 作为干燥剂，可再用真空泵连续抽气 3～4 小时，加速干燥；将沙土管轻轻一拍，沙土呈分散状态即达到充分干燥。

8. 抽样　每 10 支抽取一支，用接种环取出少数沙粒，接种于斜面培养基上，进行培养，观察生长情况和有无杂菌生长，如出现杂菌或菌落数很少或根本不长，则说明制作的沙土管有问题，需进一步抽样检查。

9. 保藏　若经检查没有问题，将沙土管用火焰

请你想一想

保存微生物菌种的方法不同，需要的设备条件也不同。在实际生产过程中，如何根据需要选择合适的微生物菌种保存方法？

熔封后存放于低温（4~6℃）冰箱保藏，每隔半年检查一次菌种存活性及纯度；或将沙土管直接用石蜡封住并塞上棉花后放入4~6℃冰箱保存。

（二）注意事项

在沙土管保存菌种初期，菌死亡率高，以后逐渐减慢，存活下来的孢子在以后保存期间稳定性较好，保藏的有效时间与菌种存活率的关系如图3-4所示。用沙土管保藏的某些抗生素产生菌的保藏期可达18年（土霉素和链霉素产生菌）至22年（新霉素产生菌），但对产生利福霉素、卡那霉素、四环素等的容易产生变异的菌种，就不适合进行长期的沙土管保存。

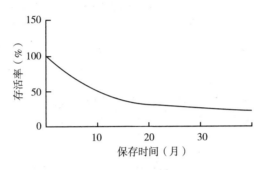

图3-4　沙土保藏时间与菌种存活率的关系

三、菌种复壮

复活时，在无菌条件下打开沙土管，取部分沙土粒于适宜的斜面培养基上，长出菌落后再转接一次。也可取沙土粒于适宜的液体培养基中，增殖培养后再转接斜面。

现将几种常用的保存微生物菌种的方法通过列表方式进行比较（表3-1）。

表3-1　常用的保存微生物菌种的方法

保藏方法	主要原理	设备条件	适宜菌种	保藏期	特点
斜面低温保存菌种	低温	4℃冰箱	各大类	3~6个月	简便、短时，易污染、退化
液体石蜡封存菌种[①]	低温、干燥、缺营养、缺氧	4℃冰箱、无菌液体石蜡	各大类[②]	1~2年	简便、短时，须直立放置
沙土管保存菌种	低温、干燥、缺营养	4℃冰箱或室温	产孢子类	1~10年	简便有效，时间较长，易退化变异

注：①斜面或半固体穿刺接种物均可；②石油发酵微生物除外。

你知道吗

防止菌种衰退的措施

1. 防止菌种的混杂　在菌种转接过程中，应加强品种隔离以减少品种间的混杂，从而保证优良品种的遗传组成在较长时间内能保持足够的稳定性。

2. 控制菌种传代次数　菌种传代次数越多，产生变异的概率越高，菌种发生退化的概率就会越高。因此，在生产中应严格控制菌种的传代次数。

3. 采用有效的菌种保藏方法保存菌种　菌种保存应是短期、中期和长期三者相结合，应根据不同菌种的特点和要求选择合适的保藏方法，以确保菌种能长期保持该品种的原有优良性状。

4. 提供适宜菌种生长的营养条件和外界环境　培养基的营养条件应适宜，才能使菌种生长健壮、减少衰退的发生；营养不足和过于丰富对菌种生长均不利。如条件适宜，菌种生长正常，不易衰退；如条件不适宜，则会引起菌种的衰退。

5. 防止病毒感染　对菌种可能遭受的病毒感染应保持足够的警惕。对有疑问的菌种要及时检验。对于确证已感染病毒，或菌丝体及子实体性状已受到严重影响的菌种，应及时淘汰。

任务四　其他方法保存菌种

PPT

一、超低温冷冻干燥法保存菌种

取生长至对数生长中后期的微生物细胞，加入新鲜培养基使其悬浮，然后加入等体积的 20% 甘油或 10% 二甲基亚砜作为冷冻保护剂，混匀后，分装入冷冻管或安瓿管中，于 -70℃ 超低温冰箱中保藏。若干细菌和真菌菌种可通过此保藏方法保藏，5 年内，其活力不受影响。

超低温冷冻干燥保存菌种的菌种存活率高、稳定性强，是长期保存菌种的好方法。此法适用范围广，对于不能产生孢子的菌丝体，用其他方法不理想，可用超低温冷冻干燥保存菌种，方法简便，但需要有具备超低温冷冻条件的特殊设备，所以不易推广。

二、液氮法保存菌种

主要操作方法与上述超低温冷冻干燥保存菌种相同，需注意的是，分装好的安瓿管在放入液氮前需用控速冷冻机预冻，冷冻速度以每分钟 1℃ 为宜，直至冷冻到 -35℃。如果没有控速冷冻机，可将安瓿管置于 -70℃ 冰箱中冷冻 4 小时，然后迅速移入液氮罐中保存。使用时，从液氮罐中取出后，应立即安置在 38 ~ 40℃ 水浴中使其熔化，而后直接将其接种到适宜的培养基中即可。

此法的菌种存活率高、稳定性强、保藏时间长，是长期保藏菌种的最佳方法。适用于各种菌种的保藏，特别适用于难以用真空冷冻干燥保藏等方法保存的菌种。此法须定期向液氮罐中补充液氮，以保证液氮罐中的温度。

三、真空冷冻干燥法保存菌种

此外，还可以用真空冷冻干燥法保存菌种，安瓿管用 2% 盐酸浸泡过夜，用自来水冲洗并用蒸馏水浸泡至 pH 为中性，烘干后加入脱脂棉塞，灭菌备用。保护剂可选择血清、脱脂牛奶、海藻糖等。将培养好的菌体或孢子加入保护剂制成菌悬液，分装于安瓿管中，每支 0.2ml。然后放入冰箱冷冻 2 小时以上，达到 -20 ~ -35℃，后再置于冷冻干燥箱内进行冷冻干燥，直至其中水分被抽干，时间一般为 8 ~ 20 小时。将安瓿管在真空条件下熔封，低温保藏。

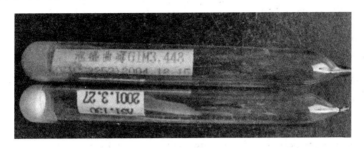

图 3 - 5　安瓿管

你知道吗

保存菌种的程序

保存微生物菌种的方法有很多，其共同的目标是把菌株的优良性状保存下来，防止退化、死亡或杂菌污染。保存的一般程序是先选取优良的纯菌种，然后创造条件使微生物的代谢处于最不活跃或相对静止的状态，最好是用其孢子或芽孢等休眠体，在其休眠和停止生长的条件下进行保存。微生物生长要求适宜的温度、水分、空气和营养物质等，如使菌种处于低温、干燥、无氧和缺乏营养的条件下，就可以使菌种暂时处于休眠状态。

目标检测

一、单项选择题

1. 用沙土管保藏菌种时，按（　　）的比例将黄土和沙混匀装沙土管
   A. 1 : 4　　　　　B. 1 : 3　　　　　C. 1 : 2　　　　　D. 1 : 1

2. 用沙土管保藏菌种时，将含菌的沙土管放入干燥器中，干燥器内用培养皿盛（　　）作为干燥剂
   A. P_2O_5　　　　B. H_2SO_4　　　　C. NaCl　　　　D. Na_2SO_4

3. 用沙土管保藏菌种时，取河沙加入（　　），加热煮沸 30 分钟，以去除其中的有机质
   A. 浓硫酸　　　　B. 浓盐酸　　　　C. 浓硝酸　　　　D. 10% 稀盐酸

4. 用接种环取样后，在斜面上（　　）划"之"字形线
    A. 自上而下　　　B. 自下而上　　　C. 自左而右　　　D. 自右而左

5. 将接种后的培养基放入培养箱中，细菌培养温度一般为（　　），真菌培养温度一般为（　　）
    A. 25～28℃，30～37℃
    B. 30～37℃，25～28℃
    C. 25～28℃，25～28℃
    D. 30～37℃，30～37℃

6. 斜面低温保藏菌种时，将培养好的试管斜面于（　　）温度保存
    A. 4℃　　　　　B. 0℃　　　　　C. 8℃　　　　　D. 10℃

7. 灭菌完毕后，将试管培养基置成斜面，倾斜度以试管中的培养基约占试管长度的（　　）为宜，凝固后即成斜面培养基
    A. 八分之一　　　B. 四分之一　　　C. 三分之一　　　D. 二分之一

8. 将装有液体石蜡的三角烧瓶于40℃温箱中放置14天（或置于105～110℃烘箱中1小时），以除去石蜡中的（　　），备用
    A. 杂质　　　　　B. 水　　　　　C. 细菌　　　　　D. 真菌

9. 一般无芽孢细菌用液体石蜡保藏法可保藏（　　）年左右
    A. 1　　　　　　B. 2　　　　　　C. 4　　　　　　D. 10

10. 将培养好的菌体或孢子加入保护剂制成菌悬液，分装于安瓿管中，每支0.2ml。然后放入冰箱冷冻2小时以上，达到（　　）后，再置于冷冻干燥箱内进行冷冻干燥，直至其中水分被抽干
    A. −10～−15℃
    B. −15～−20℃
    C. −10～−25℃
    D. −20～−35℃

11. 超低温冷冻干燥保存菌种的冷冻保护剂为（　　）甘油或10%二甲基亚砜
    A. 10%　　　　　B. 20%　　　　　C. 30%　　　　　D. ＞40%

12. 下列方法中（　　）微生物菌种时间最长
    A. 斜面低温保存
    B. 液体石蜡封存
    C. 沙土管保存
    D. 超低温冷冻干燥保存

13. 沙土管保存菌种的原理是利用（　　）条件下微生物菌种代谢活动减缓、繁殖速度受到抑制，从而使菌种停止生长及处于休眠状态
    A. 干燥　　　　　B. 高温　　　　　C. 真空　　　　　D. 防腐剂

14. 斜面低温保存菌种的原理是利用（　　）条件进行保藏，从而减缓微生物菌种的代谢活动
    A. 干燥　　　　　B. 高温　　　　　C. 真空　　　　　D. 低温

15. 为了保持菌种的纯净，需要进行菌种的保藏，下列有关叙述中不正确的是（　　）
    A. 对于频繁使用的菌种，可以采取临时保藏的方法
    B. 临时保藏的菌种一般是接种到试管的斜面培养基上

  C. 临时保藏的菌种容易被污染或产生变异

  D. 对于需要长期保存的菌种，可以采用低温 −4℃保藏的方法

16. 液体石蜡封存菌种时，液体石蜡可通过（　　　）的原理，防止细胞老化

  A. 隔绝菌体与空气   B. 抑制细菌生长

  C. 杀死细菌   D. 起到防腐作用

17. 菌种在培养或保藏过程中，由于（　　　）原因，出现某些原有优良生产性状的劣化、遗传标记的丢失等现象

  A. 自发突变 B. 人工诱变 C. 温度升高 D. 温度降低

18. 菌种衰退过程中，代谢产物生产能力下降，出现（　　　）

  A. 自发突变 B. 人工诱变 C. 负突变 D. 正突变

19. 菌种衰退时，出现对外界不良条件（包括低温、高温或噬菌体侵染等）抵抗能力的趋势是（　　　）

  A. 上升   B. 不变   C. 下降   D. 不知道

20. 在菌种保藏过程中，退化性的变异是（　　　）

  A. 大量的   B. 绝对的   C. 个别的   D. 相对的

21. 在菌种保藏过程中，可能导致菌种衰退的原因是（　　　）

  A. 基因发生正突变   B. 连续传代

  C. 适宜的培养和保藏条件   D. 温度的降低

二、思考题

如何防止菌种衰退？

书网融合……

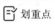
划重点

自测题

学习目标

知识要求

1. **掌握** 测定抗生素效价的方法（管碟法）。
2. **熟悉** 抗生素效价的定义及表示方法；数据处理与结果判断方法。
3. **了解** 抗生素标准品、供试品的概念。

能力要求

1. 会精确制备抗生素标准品与供试品溶液；制备合格的双碟。
2. 会正确测量抑菌圈；处理试验数据；计算抗生素效价；判断试验结果。
3. 会正确进行药物敏感性试验。

📋 **岗位情景模拟**

情景描述 某抗生素类生产企业质检岗位的一位实习生实习期满，现在需要对该实习生进行最终考核，考核内容为：对新生产的青霉素发酵液进行效价测定。如果你是该实习生，你将如何进行？

问题 1. 应采取什么方法对青霉素发酵液进行效价测定？
　　　2. 该效价测定方法的依据是？
　　　3. 测定青霉素发酵液的效价，需要做哪些准备工作？

抗生素是由微生物生成的极微量即具有选择性杀伤或抑制其他生物或肿瘤、细胞生长的一类天然有机化合物，是医疗中广泛使用的药品，对其活性成分的检定在临床应用中具有重要的指导意义。某些抗生素的效价可用理化方法测定，也有一些抗生素的效价必须由微生物法检定。

抗生素微生物检定法系在适宜条件下，根据量反应平行线原理设计，通过检测抗生素对微生物的抑制作用，计算抗生素活性（效价）的方法。

效价（R）是指抗生素有效成分的含量，即在同一条件下由抗生素的供试品和标准品的抗菌活性比值所得出的百分数。

抗生素标准品是由中国药品生物检定所标定抗生素效价单位的抗生素。《中国药典》（2020 年版）规定的使用抗生素效价微生物检定法的品种都有其标准品（S）。S

均标示效价，以效价单位（U）表示，其含义均与相应的国际标准品效价单位一致。抗生素供试品（T或U）是供检定其效价的抗生素样品，它的药理性质应与标准品基本相同。供试品的效价表示如下：A_T或A_U，为检定前T或U的标示含量或对其效价的估计值，即A_T、A_U是供试品的标示量或估计效价。P_T、P_U是经过检定所测得的T或U的效价单位数，以U/mg、U/ml等表示，称为测量效价。R是P_T和A_T的比值。

任务一　准备实验所用器材和培养基

PPT

抗生素微生物检定包括两种方法，即管碟法和浊度法。测定结果经计算所得的效价，如低于估计效价的90%或高于估计效价的110%时，应调整其估计效价，重新试验。除另有规定外，本法的可信限率不得大于5%。常用的微生物检定法是管碟法中的二剂量法。

通过本任务中对管碟法测定庆大霉素效价所用器材、培养基、标准品及供试品的准备，学生可掌握管碟法的准备工作。

一、实验器材的准备

（一）培养皿的检测

培养皿要检查其底是否水平。试验应该选择规格为90mm且底面平整的玻璃双碟，以避免底面的凹凸影响琼脂层的厚度。可将双碟放置在水平台上，下垫一层白纸，加入3ml水，再滴加蓝墨水，根据蓝色是否深浅一致来判断双碟底面的平整程度。

（二）牛津杯的检测

对牛津杯（不锈钢小管）（图4-1）须检查其大小差异是否符合相关要求，须用游标卡尺测量其高度、内径和外径，要求内径为6.0mm±0.1mm，高度为10.0mm±0.1mm，外径为7.8mm±0.1mm，这样才能使牛津杯在培养基中下陷相同的深度，使抗生素溶液扩散均匀，从而具有可比性。如果牛津杯两端不够平整，就应予以剔除，否则将会使抗生素溶液漏出，破坏均匀扩散现象。

（三）培养皿与牛津杯的清洗

抗生素试验中，玻璃双碟、牛津杯往往会连续使用。由于清洗方面的原因，它们还是容易残留上次试验中的抗生素（如庆大霉素、乙酰螺旋霉素等）或者被清洗时应用的杀菌剂（如新洁尔灭、洗洁精、去污粉等），从而导致污染，在下次试验中造成抑菌圈不

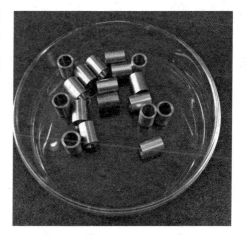

图4-1　牛津杯（不锈钢小管）

正常的现象。因此，在清洗时要尤为注意多用流水冲洗，并经160℃干热灭菌2小时后备用。

> **请你想一想**
>
> 　　为什么培养皿与牛津杯除了清洗外，还需要检测？ 如不检测，可能对抗生素效价测定造成什么影响？

二、培养基的准备

（一）制备步骤

计算用量→称量→溶解→调节 pH→分装→灭菌。

（二）培养基配方与制备方法

从《中国药典》（2020年版）四部附录中"抗生素微生物检定试验设计表"查询得知，本实验所需培养基是 pH 为 7.8~8.0 的 I 号培养基，其配制方法如下。

1. 所需试剂及用量　胨 5g，琼脂 15~20g，牛肉浸出粉 3g，水 1000ml，磷酸氢二钾 3g。

2. 配制方法　除琼脂外，混合上述成分，调节 pH 使其比最终 pH 略高 0.2~0.4，加入琼脂，加热熔化后滤过，调节 pH 使灭菌后溶液的 pH 为 7.8~8.0 或 6.5~6.6，115℃灭菌 30 分钟。

（三）制备过程

1. 计算用量　按实验要求，计算培养基的用量，根据配方换算各成分的用量。

2. 称量　使用电子天平依次称量胨、琼脂、牛肉浸出粉、磷酸氢二钾后备用。

3. 溶解　根据配制要求，将除琼脂以外的成分放入一个不锈钢锅内，按要求加入一定体积的水，记下水位，在电磁炉上加热溶解。

4. 调节 pH　待培养基溶解后，补足水量，用 pH5.5~9.0 的精密 pH 试纸、1mol/L 氢氧化钠或 1mol/L 盐酸调节 pH 到 8.0~8.4，再加入已经称量好的琼脂条或琼脂粉，记下水位，加热熔化后，补足水量，滤过，调节 pH 到 8.0~8.2（由于经过高压灭菌，培养基的 pH 会下降 0.2 左右，故调节时要使其比最终 pH 略高）。

5. 分装　将培养基分装至准备好的锥形瓶中，加塞、包扎后贴好标签。

6. 灭菌　将包扎好的培养基放置于高压蒸汽灭菌器内，115℃灭菌 30 分钟后备用。

三、标准品与供试品的准备

准备庆大霉素的标准品与供试品，并放置在冰箱中保藏备用。标准品的使用和保存，应照标准品说明书的规定。

你知道吗

管碟法系利用抗生素在琼脂培养基内的扩散作用，采用量反应平行线原理的设计，比较标准品与供试品两者对接种的试验菌产生抑菌圈的大小，以测定供试品效价的一种方法。标准品系指用于鉴别、检查和含量测定的标准物质；由国务院药品监督管理部门指定的单位制备、标定和供应；用于生物检定、抗生素或生化药品中含量或效价测定的标准物质，按效价单位（或 μg）计，以国家标准品进行标定。供试品指待检测其效价的样品。

图 4 - 2 展示的是二剂量法中形成的抑菌圈形态，当抗生素分子扩散到一定时间，在小钢管周围形成一个有效的抑制试验菌生长的范围，就是通常所说的抑菌圈。

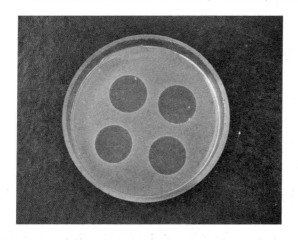

图 4 - 2　二剂量法抑菌圈形态

任务二　制备抗生素液

PPT

抗生素是临床中常用的一大类药物，根据不同的标准又可分为不同的类型，根据抗生素的化学结构和作用机制可分为 β - 内酰胺类（如青霉素、阿莫西林、头孢氨苄等）、四环素类（如四环素）、氨基糖苷类（如链霉素、庆大霉素、核糖霉素等）、大环内酯类（红霉素、阿奇霉素、螺旋霉素等）和其他类（如氯霉素、林可霉素、磷霉素等）。

抗生素标准品与供试品在抗生素效价测定时，均应以较小的浓度参加反应。在实际操作过程中，一般是将抗生素标准品与供试品用无菌缓冲溶液预先配制成浓度较高的溶液，在双碟制成后，再快速稀释为浓度较低的溶液，并滴加至牛津杯中参加测试。

通过本任务中对抗生素标准品与供试品母液配制的学习，学生可掌握无菌缓冲液的制备、抗生素效价单位的计算、抗生素的称量及溶液配制的技术。

一、缓冲溶液的配制

（一）配制步骤

计算用量→称量→溶解→分装→灭菌。

（二）配制方法

从《中国药典》（2020 年版）四部附录中抗生素微生物检定试验设计表查询得知，本实验所需缓冲溶液是 pH 7.8 的磷酸盐缓冲液，其配方如下。

磷酸盐缓冲液（pH 7.8）：取磷酸氢二钾 5.59g 与磷酸二氢钾 0.41g，加水至 1000ml，滤过，在 115℃灭菌 30 分钟。

根据自己的需求计算两种成分的用量后，用电子天平称量，放入烧杯中，用量筒量取一定体积的蒸馏水，搅拌使之溶解后分装到具塞容量瓶中，加贴标签，放入高压蒸汽灭菌器中灭菌备用。

二、供试品溶液的配制

（一）配制步骤

称量→溶解→定容→稀释。

（二）配制过程

1. 称量　取药品 10 片，用电子分析天平对其进行精密称定，求得平均片重。根据药品的标示量及上述要求，称取相当于 0.1g 庆大霉素的药品粉末，即约 0.1g/标示量 × 平均片重。

2. 溶解与定容　将药片研细成粉末后按以上计算值的 ±10% 范围进行称取，倒入一无菌小烧杯中，先加少量灭菌水溶解后转移至 100ml 无菌容量瓶中。1000U 庆大霉素相当于 1mg。

3. 稀释　用少量灭菌水洗涤烧杯 2～3 次，并将洗液转移至 100ml 的无菌容量瓶中，再加灭菌水到容量瓶的刻度，摇匀，即得 1ml 中约含 1000U 的悬液，静置，备用。

三、标准品溶液的制备

（一）制备步骤

应与供试品的配制过程同步进行，且方法相同。

（二）制备过程

1. 称量　标准品与样品从冰箱取出后，使之与室温平衡。供试品应放于干燥器内至少 30 分钟方可称取。称量最好为一次性取样称量，应动作迅速，不得反复称取，取样后立即将称量瓶瓶盖盖好，以免吸水。

请你想一想

抗生素标准品的效价单位是准确、明确标示的过程，而在配制时称量是不能预先确定的，如何根据标准品的称量数量计算出缓冲溶液的用量，配制出希望的准确浓度的抗生素标准品溶液？请写出精确配制抗生素标准品溶液的操作过程。

标准品的称量最好用0.00001g的分析天平，样品称量不得使用精确度低于0.0001g的分析天平。天平中的干燥剂应注意经常更换。

2. 溶解与定容　称量结束后，加入经超声波处理后的磷酸盐缓冲液，定容至刻度。

3. 稀释　将定容好的标准品溶液进行过滤和稀释。稀释时，都应采用容量瓶，每一步稀释的取样量不得少于2ml。用刻度吸管吸取溶液前，要用待稀释液冲洗吸管2~3次。吸取溶液后，要用滤纸把刻度吸管外壁的多余液体擦去，再从起始刻度开始放溶液。把稀释后的抗生素溶液分装至干燥灭菌小烧杯待用。

（三）注意事项

在称量抗生素样品的过程中，操作者的工作服上有可能会沾染抗生素粉末，在配培养基、加底层培养基、加菌层培养基或滴加抗生素溶液时，会随衣袖的抖动落入培养基，造成破圈或者无抑菌圈。所以配制抗生素溶液应单独使用一套工作服。

你知道吗

抗生素效价单位

1. 质量单位　以抗生素生物活性部分的质量作为效价单位。$1\mu g = 1U$，$1mg = 1000U$。如硫酸链霉素、盐酸土霉素、硫酸卡那霉素、硫酸新霉素、硫酸庆大霉素、乳酸红霉素等大部分抗生素都用质量单位表示。

2. 类似质量单位　以纯粹抗生素盐类的质量（包括无生物活性的酸根部分）作为效价单位。$1\mu g = 1U$，$1mg = 1000U$。如四环素、新生霉素等以此方式表示效价单位。

3. 质量折算单位　以特定的纯粹抗生素盐类的某一质量作为效价单位加以折算，如青霉素的单位，国际上一致认定$0.5988\mu g$为1U，则$1\mu g = 1670U$；又如硫酸黏菌素指定(4.88×10) mg为1U，则1mg硫酸黏菌素相当于20500U。

4. 特定单位　以特定的抗生素样品的某一质量作为效价单位，经国家有关机构认可而定。如特定的一批杆菌肽称重0.018mg为1U，即1mg = 55U；又如制霉菌素，第一批标准品1mg = 3000U。

PPT

任务三　制备、培养双碟和清场

一定浓度的抗生素在适当的含菌培养基上会抑制微生物的生长而形成抑菌圈，同一种类、相近浓度、用量一致的抗生素溶液在同一环境下会形成相同的抑菌圈，比较抑菌圈大小就可知道二者活性的大小。在已知一种溶液（标准品）浓度的情况下，可以通过计算得到另一种溶液（供试品）的浓度。

提供试验菌生长的营养物质是无菌培养基（底层），接种的是含菌的培养基（面层），使用的器皿是90mm的平底培养皿，限制抗生素溶液用量应用不锈钢小管（牛津杯）。三者合在一起就是双碟（图4-3）。

通过本任务中对双碟制备与培养的学习，学生可学会制备、培养双碟，并能准确测量抑菌圈直径，能正确处理数据、判定结果与清场。

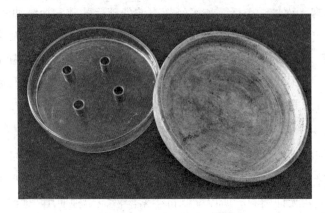

图 4 - 3　双碟

一、双碟的制备

（一）含菌培养基的制备

1. 试验菌　从《中国药典》（2020 年版）四部附录中抗生素微生物检定试验设计表查询本药品对应的试验菌为短小芽孢杆菌［CMCC（B）63202］。

2. 制备方法　短小芽孢杆菌（*BacillUs pUmilUs*）悬液的制备方法如下。

取短小芽孢杆菌［CMCC（B）63202］的营养琼脂斜面培养物，接种于盛有营养琼脂培养基的培养瓶中，在 35～37℃培养 7 天，用革兰染色法涂片镜检，应有芽孢 85% 以上。用灭菌水将芽孢洗脱，在 65℃加热 30 分钟，加在一定量放冷至 48～50℃的无菌培养基上，摇匀，备用。

（二）加底层

1. 加底层的方法　用大口的 20ml 无菌胖肚吸管在标记好的培养皿中分别注入加热熔化的无菌培养基 20ml，使其在碟底内均匀摊布，放置于水平台上使其凝固，作为底层。

2. 注意事项

（1）无菌室工作台面可能因为使用时间已久，变得凹凸不平或者倾斜，会影响培养基菌层的厚度均匀性。菌层越薄，形成的抑菌圈越大，会给试验造成很大的误差。我们可以在桌面上放置一块足够大的玻璃平板，保证双碟放置区域的平整。

（2）在双碟底部预先标记样品的高低浓度区域，在加注培养基底层的时候，应有顺序地按照一致方向排列。接下来加注培养基菌层的时候，仍然按照原来的位置与方向排列。这样，即使桌面不够水平，还是能够保证培养基菌层是在水平的培养基底层上铺开，从而达到消除误差的目的。

（3）试验中加注的培养基如果温度太低，就容易在内部结块，或者加注到双碟之后不能及时铺开，导致培养基表面为非水平面，会给试验带来误差。加注 60 ~ 80℃的培养基底层之后，不应立即给双碟加盖。因为温度过高的培养基会形成大量的水蒸气，在双碟盖上凝集并滴落在已经凝固的培养基底层，会给培养基菌层的加注造成影响。

（三）加菌层

1. 加菌层的方法 用 10ml 的大口刻度吸管分别吸取 5ml 含菌培养基至已加入底层的双碟中，使其在底层上均匀摊布，作为菌层。放置于水平台上冷却后，备用。

2. 注意事项

（1）含菌培养基应放在 50℃水浴中保温。这是因为培养基温度过高或者受热时间太长都会导致试验菌死亡。当菌种为非芽孢杆菌的时候，该现象尤为明显，甚至会出现无菌生长的现象。

（2）加入试验菌种混匀后，应尽快加注到底层培养基上。在试验时，如果从大瓶内用刻度吸管吸取含菌培养基，吸管中的培养基因量少而极易冷却，加在底层培养基上就不易均匀铺开，导致菌层厚度不均，影响到抑菌圈的直径。因此，可以事先将配制好的培养基分装在具塞试管内，每管 5ml，经湿热灭菌后放在 50℃水浴锅内保温。试验中，再分别加入菌液混匀，配制成带菌琼脂。振荡混匀后，继续保温 5 分钟，使培养基温度回升，然后直接倒在底层培养基上，转动双碟即可使培养基均匀铺开。

二、加抗生素培养

（一）加牛津杯

1. 放置方法 在制备好的每一双碟中标记的位置，用镊子或牛津杯放置器（图 4-4）放置牛津杯 4 个（图 4-5），加盖备用。

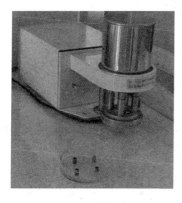 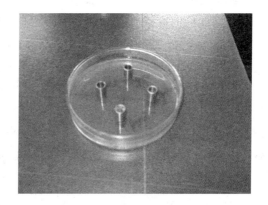

图 4-4　牛津杯放置器　　　　　　图 4-5　加牛津杯

2. 注意事项

（1）放置牛津杯时，注意每两个牛津杯之间不能太靠近，否则会引起相邻两个抑菌圈之间的抗生素扩散区中浓度增大，相互影响而形成卵圆形或椭圆形抑菌圈。

（2）牛津杯与双碟边缘同样不能太靠近，因为液面浸润作用，边缘的琼脂培养基菌层为非平面，会影响抑菌圈的形状。可在试验前在双碟底面用尺测量，做好标记，试验中可以按照双碟底面标记放置小钢管，避免放置位置不恰当产生的问题。

（3）牛津杯放置时，要小心地从同一高度垂直放在菌层培养基上，不得下陷，不得倾斜，不能用悬空往下掉的方法。放置之后，不能随意移动，要静置 5 分钟，使之在琼脂内略微沉降至稳定后，再开始滴加抗生素溶液。

（二）稀释抗生素标准品与供试品溶液

1. 稀释要求与步骤　按规定，抗生素液浓度应在 5～12U/ml 的范围内，且使用的稀释剂为 pH 7.8 的磷酸盐缓冲液。①取 5ml（1000U/ml）→50ml 容量瓶→100U/ml；②取 5ml（100U/ml）→50ml 容量瓶→10U/ml（H）；③取 5ml（100U/ml）→100ml 容量瓶→5U/ml（L）。做好对应的标记：SH（标准品高浓度），SL（标准品低浓度），UH（供试品高浓度），UL（供试品低浓度）。

2. 注意事项　稀释时，都应采用容量瓶，且每一步稀释取样量不得少于 2ml。用刻度吸管吸取溶液前，要用待稀释液冲洗吸管 2～3 次。吸取溶液后，要用滤纸将刻度吸管外壁的多余液体擦去，再从起始刻度开始放溶液。把稀释后的抗生素溶液分装至干燥灭菌小烧杯中待用。

（三）加抗生素液

1. 滴加顺序　按照 SH→UH→SL→UL 的顺序分别滴加抗生素溶液。

2. 滴加抗生素溶液的步骤　按照滴加顺序，在每一双碟中对角的 2 个牛津杯中分别滴装高浓度及低浓度的标准品溶液（SH、SL），其余 2 个牛津杯中分别滴装相应的高低两种浓度的供试品溶液（UH、UL）。

3. 注意事项

（1）滴加之前，滴管至少要用被滴液体冲洗 3 次。

（2）在滴加抗生素至牛津杯时，由于毛细管内抗生素溶液往往会有气泡或者毛细管开口端有液体残留，继续滴加容易造成气泡膨胀破裂，使溶液溅落在琼脂培养基表面而造成破圈。因此，一旦毛细管中出现气泡或者残留，须重新吸取抗生素溶液进行滴加。毛细管口应避免太细，滴加的时候离开牛津杯口的高度不要太高。滴加中若有液体溅出，可用滤纸片轻轻吸去，不致造成破圈。

（3）在滴加中，还有可能出现抗生素溶液滴入牛津杯后，未与琼脂培养基菌层接触，有一段空气被压在溶液与培养基之间，这样是不会产生抑菌圈的。此时，可以小心地用滴管吸出牛津杯内的抗生素溶液，弃去，更换滴管重新滴加。

（4）滴加抗生素溶液后，液面应该与牛津杯管口齐平，液面反光呈黑色（抗生素液体加入量不能按滴计算，因为即使是同一滴管，每滴的量也有所差异）。如果抗生素溶液滴加过满，可以用无菌滤纸片小心吸去多余部分。

（四）培养

1. 培养条件　根据《中国药典》（2020 年版）四部附录中抗生素微生物检定试验

设计表中的要求,将各个培养皿加上陶瓦盖后,放置于 35～37℃的恒温培养箱中培养14～16 小时。

2. 注意事项　滴加了抗生素溶液后的双碟忌震动,要轻拿轻放。双碟须在规定的温度下培养一定的时间。时间太短会造成抑菌圈模糊;太长则会使菌株对抗生素的敏感性下降,在抑菌圈边缘的菌继续生长,使得抑菌圈变小。在培养过程中,如果温度不均匀(过于接近热源),则会造成同一双碟上的细菌生长速率不等,使抑菌圈变小或者不圆。所以,将双碟放入培养箱时,要与箱壁保持一定的距离,双碟的叠放也不能超过 3 个。培养中,箱门不得随意开启,以免影响温度。应经常注意温度变化,防止意外过冷或过热。

> **请你想一想**
>
> 　　抗生素效价微生物检定法中,抑菌圈边缘是否清晰、抑菌圈外形是否规则均会影响抑菌圈的测量,进而影响抗生素效价单位的检定结果,不准确的抗生素效价测定可能导致临床安全隐患。那么,如何获得边缘清晰、外形规则的抑菌圈呢?

三、数据处理、结果判断与清场

(一) 测量抑菌圈及记录

1. 测量抑菌圈　将培养好的双碟取出,打开陶瓦盖,用镊子将牛津杯取出,放入1:1000 苯扎溴铵溶液或其他消毒液内,换以玻璃盖,用游标卡尺进行测量。测量时,眼睛视线应与读数刻度垂直,使卡尺尖端与抑菌圈直径的切点呈垂直方向进行测量;或将换好玻璃盖的双碟以 4 个或 6 个为一批,放入扫描仪相应的位置,推入抽屉,扫描测得抑菌圈直径数值(图 4-6)。

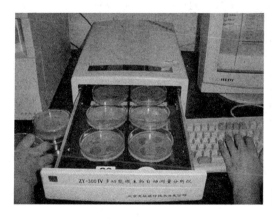
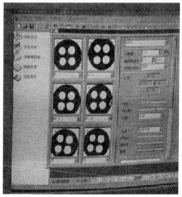

图 4-6　抑菌圈扫描仪及测定界面

2. 记录抑菌圈直径　将测出的抑菌圈数据记录在相应表格中(表 4-1)。

表 4 - 1　测定结果表

	SL	SH	UL	UH
剂量（U/ml）	5	10	5	10
碟 1（mm）	18.40	21.38	18.46	21.40
碟 2（mm）	18.38	21.34	18.48	21.58
碟 3（mm）	18.42	21.22	18.44	21.56
碟 4（mm）	18.34	21.44	18.42	21.36
碟 5（mm）	18.36	21.44	18.46	21.52
碟 6（mm）	18.38	21.36	18.40	21.48

你知道吗

抑菌圈的形成

　　将不锈钢小管（牛津杯）放置在含敏感试验菌的琼脂培养基上，将抗生素液滴入牛津杯中，抗生素分子随溶剂向培养基内呈球面状扩散。同时，将培养基置入适宜试验菌生长的培养箱中，琼脂培养基中的试验菌开始生长。抗生素分子在琼脂培养基中的浓度随离开牛津杯的距离增大而降低，经过一段时间后，在牛津杯周围形成一个能有效抑制试验菌生长的范围。在一定的抗生素溶液浓度范围内，随牛津杯中加热抗生素溶液浓度的增加，抑菌圈增大，呈一定的线性关系（图 4-7）。

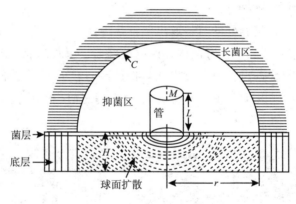

图 4 - 7　抑菌圈形成示意图

（二）培养物的处理

　　将测量完抑菌圈的双碟置于灭菌器中灭菌，弃去培养物，清洗培养皿，干燥。

（三）数据处理

　　1. 特大特小值的剔除　在同一剂量组内的各个反应中，如果出现个别特大或特小的反应值，应按下列方法判断是否剔除。

　　设 y_a 为特异反应值或其函数，y_n 为相对应的另一反应值，y_2、y_3 为与 y_a 最接近的 2 个反应值，y_{n-1}、y_{n-2} 为与 y_n 最接近的 2 个反应值，n 是组内反应的个数，将各数值按大小次序排列如下。

$$y_a \quad y_2 \quad y_3 \quad \cdots \quad y_{n-2} \quad y_{n-1} \quad y_n$$

如 y_a 特大，则依次减小，反之，则依次增加。再计算 J 值。

当 $n = 3 \sim 7$ 时，$J_1 = (y_2 - y_a)/(y_n - y_a)$。

当 $n = 8 \sim 13$ 时，$J_2 = (y_3 - y_a)/(y_{n-1} - y_a)$。

当 $n = 14 \sim 20$ 时，$J_3 = (y_3 - y_a)/(y_{n-2} - y_a)$。

查 J 值表，如计算 J_1（J_2、J_3）$> J$ 表值时，该 y_a 值应除去。

【例1】某次 d_{T1} 的数值如下

　　　15.80　20.10　16.90　16.85　16.80　15.85　15.90　15.70

判断 20.10 是否为特大值。

J 值表

N	3	4	5	6	7		
J_1	0.98	0.85	0.73	0.64	0.59		
N	8	9	10	11	12	13	
J_2	0.78	0.73	0.68	0.64	0.61	0.58	
N	14	15	16	17	18	19	20
J_3	0.60	0.58	0.56	0.54	0.53	0.51	0.50

解：$y_a = 20.10$　　$y_2 = 16.90$　　$y_3 = 16.85$

　　$y_n = 15.70$　　$y_{n-2} = 15.80$　　$y_{n-1} = 15.85$

　　$n = 8$

$J_2 = (y_3 - y_a)/(y_{n-1} - y_a) = (16.85 - 20.10)/(15.85 - 20.10) = 0.765 < 0.78$

故 20.10 不是特大值，不剔除。

【例2】某次 d_{S1} 值如下。

　　　14.80　22.32　16.90　16.85　16.20　16.10　16.05　15.95

判断 22.32 是否为特大值。

解：$y_a = 22.32$　　　$y_2 = 16.90$　　　$y_3 = 16.85$

　　$y_n = 14.80$　　　$y_{n-2} = 15.95$　　　$y_{n-2} = 16.05$

则 22.32　16.90　16.85　$\cdots$　16.05　15.95　14.80

$n = 8$

$J_2 = (y_3 - y_a)/(y_{n-1} - y_a) = (16.85 - 22.32)/(15.95 - 22.32) = 0.859 > 0.78$

故 22.32 是特大值，应剔除。

2.补项　反应值被剔除或因故缺项，应按下式补足。

$$y = (KC + mR - G)/[(K-1)(m-1)]$$

C：缺项所在剂量组内的反应值总和（不包括剔除值）。

R：缺项所在行的反应值总和（不包括剔除值）。

G：全部反应值总和（不包括剔除值）。

如上述【例2】中的补足项计算如下。

$R = 135.17 - 22.32 = 112.85$

$C = 104.77 - 22.32 = 82.45$

$G = 793.42 - 22.32 = 771.10$

$y = (KC + mR - G)/[(K-1)(m-1)]$

$\quad = (8 \times 82.45 + 6 \times 112.85 - 771.10)/(8-1)(6-1)$

$\quad = 16.16$

1. 结果计算与判断 将处理后的数据依次输入（2.2）法抗生素效价计算公式中，进行可靠性测定，对效价、单位、可信限、可信限率等进行计算。如果可信限率 < 5%，检定结果有效，数据可用；如果可信限率 ≥ 5%，说明检定中误差太大，检定结果无效，数据不能用(表4-2)。

表4-2 抗生素效价微生物检定法结果记录

量反应平行线测定随机区组设计（2.2）法（抗生素效价计算）					
标示量 ATU/mg	1000000	缺项补足数 =		1	
组比值 r =	2	反应浓度 U/ml			
分组数 k =	4				
各组数 m =	5				
测定结果表					
	d_{S_1}	d_{S_2}	d_{T_1}	d_{T_2}	Σy_m
剂量	20	40	20	40	
Y	36.5	63	38.5	65.5	203.5
抑菌圈直径（mm）	37	64	38	66	205
	35	62.5	36.5	64	198
	34.5	61.5	35.5	63	194.5
	30	50	32	53	165
$\Sigma y_{(k)}$	173	301	180.5	311.5	966
	S_1	S_2	T_1	T_2	Σy
可靠性测定结果表					
变异来源	差方和	f	方差	F	P	结论
试品间	16.2	1	16.2	4.667976	0.053653	无显著差异
回归	3354.05	1	3354.05	966.4584	4.52E-12	极显著差异
偏离平行	0.45	1	0.45	0.129666	0.725597	无显著差异
剂间	3370.7	3	1123.567	323.752	5.24E-11	极显著差异

续表

可靠性测定结果表							
区组间	266. 325	4	66. 58125	19. 18517	6. 37E－05	极显著差异	
误差	38. 175	11	3. 470455				
总	3675. 2	19					
t (0. 05)	V	W	D	g	R	P_T	S_M
2. 200985159	9	129. 5	1	0. 005012	1. 049352	1049352	0. 009731
R 的 FL =	0. 99909880876891 ~ 1. 10266694041534						
P_T 的 FL =	999098. 80876891 ~ 1102666. 94041534						
P_T 的 FL% =	4. 93486347781313%						

经计算，结果可用，该抗生素的实际效价单位为1049352U/mg。

你知道吗

抑菌圈边缘清晰度的影响因素

1. 抗生素对试验菌抑菌作用或杀菌作用的强弱能影响抑菌圈边缘清晰度，因此，应通过预实验找到合适的浓度。

2. 培养基的质量、pH、盐浓度以及缓冲溶液 pH、盐浓度的调节均可控制抑菌圈的大小与清晰度。严格按要求选择缓冲液和培养基的种类、pH，另外，培养基配方中的任意一种成分更换批次或品牌，都需要进行预实验。

3. 试验菌的菌龄和菌层、培养基内试验菌的菌量可影响抑菌圈边缘清晰度。菌龄过老或菌种被污染后加入实验，培养后常使抑菌圈模糊，图 4－8 所示为菌种被污染后呈现的现象。一般用经过纯化的菌种，以转种后经过 18~20 小时的培养物为好，芽孢悬液以新鲜配制者为好。菌层培养基内试验菌的菌量过少时，抑菌圈边缘将模糊不清；过多时，抑菌圈太小且影响试验的灵敏度，因此，浓度应控制在规定范围内。

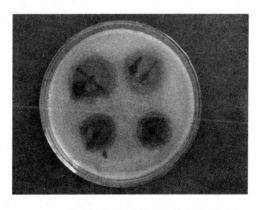

图 4－8　菌种被污染后所呈现的抑菌圈形态

4. 双碟的培养时间不足或过长会造成抑菌圈边缘模糊或不整齐，因此，培养时间应严格控制在规定时间内。

实训十　药物敏感性试验（微生物的体外抗菌试验）🅔微课

一、实训目的

1. 了解药物对微生物的抑制作用。
2. 学会用纸片法进行药敏测定。
3. 掌握用棉签法接种微生物的无菌操作接种技术。
4. 学会实训前的准备和实训后的清场。

二、实训原理

本方法是利用药物能够渗透到琼脂培养基中的性质，将试验菌混入琼脂培养基后倾注倒平板或将试验菌均匀地涂布于琼脂平板的表面，然后将含药纸片贴于试验菌的琼脂平板上（图4-9）。药物在琼脂内扩散，在一定浓度范围内抑制菌的生长，经培养后，形成抑菌圈（图4-10）。抑菌圈越大，说明药物的抗菌作用越强。

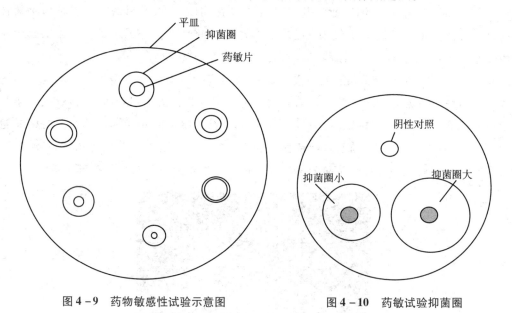

图4-9　药物敏感性试验示意图　　　　图4-10　药敏试验抑菌圈

三、实训器材

1. 培养物　培养18~24小时的枯草杆菌或金黄色葡萄球菌的菌悬液或液体培养物。

2. 试剂　青霉素（现配青霉素溶液）；配制琼脂含量为 2% 的普通琼脂平板所用的各试剂（牛肉膏、蛋白胨、氯化钠、琼脂粉、蒸馏水）；调节 pH 的 KOH 溶液。

3. 器材及耗材　高压蒸汽灭菌锅；恒温培养箱；烧杯、玻璃棒、培养皿、灭菌棉签、酒精灯、火柴、记号笔、镊子、无菌滤纸片、剪刀等。

四、实训步骤

序号	步骤	操作要点
1	青霉素液的准备	在超净工作台上，现取青霉素注射用粉针剂 1 瓶→加蒸馏水 10ml 充分摇匀→移至干净的培养皿中→备用
2	滤纸片（阴性对照和含药纸片）制作	将滤纸折叠成 3 ~ 6 层→剪成直径 3 ~ 5mm 的圆纸片→一张做阴性对照，另外两张浸泡在青霉素液中→待用
3	琼脂平板的制作	制备普通琼脂培养基→倒平板→冷却→待用 ①牛肉膏蛋白胨琼脂培养基的配制 牛肉膏 3g　　琼脂 15g　　蛋白胨 10g 水 1000ml　　氯化钠 5g　　pH7.0 ~ 7.2 ②制备过程：称量→混匀→补足水→调 pH→分装于三角瓶中（小于 1/3 瓶高）并包扎标记→高压灭菌→冷至 50℃后在无菌条件下倒平板→静置冷却→备用
4	液体培养物或固体培养物菌悬液的制作	①配制液体培养基→接种枯草杆菌或金黄色葡萄球菌→培养（37℃培养 6 小时）→待用 ②配制固体培养基斜面→挑取枯草杆菌或金黄色葡萄球菌纯菌种并斜面划线接种→培养（37℃培养 18 ~ 24 小时）→加无菌蒸馏水悬浮待用
5	抗菌结果测定	用棉签蘸取菌液均匀涂布于琼脂平板上→用镊子夹取 2 个含药纸片和一个空白纸片，等距离贴于平板表面→倒置平板于培养箱，37℃培养 16 ~ 18 小时→测量抑菌环的大小，确定抑菌的程度
6	清场	按要求做好实验实训室清场工作

五、考核方式

考核项目	考核内容	分值	得分
实训前的准备	实验报告中实训目的、实训原理、实训器材设备的书写	5	
	实训器材的准备和实训设备性能的检查	10	
	实训分组和对号入座	5	
实训操作过程	按药敏试验的正确操作顺序完成：青霉素液的准备→滤纸片制作→琼脂平板的制作→液体培养物或固体培养物菌悬液的制作→抗菌结果测定（缺一步扣 15 分）	60	
实训后的清场	整理并归还实验所用器材和设备	10	
	整理实验台面，按要求做好实验室卫生	10	

目标检测

一、单项选择题

1. 2020 年版《中国药典》中抗生素的微生物检定法常用的是（　　）

　　A. 比浊法　　　　　B. 管碟一剂量法　C. 管碟二剂量法　D. 管碟三剂量法

2. 在抗生素效价测定的微生物管碟法中，在一定范围内，抗生素溶液浓度的（　　）与抑菌圈的面积或直径成正比

　　A. 对数　　　　　B. 平方　　　　　C. 立方　　　　　D. 倒数

3. 微生物检定法测定效价的可信限率不得大于等于（　　）

　　A. 0.5%　　　　B. 2%　　　　　C. 5%　　　　　D. 10%

4. 供试品的标示量或估计效价表示为（　　）

　　A. T 或 U　　　　B. P_T 或 P_U　　　C. R_T 或 R_U　　　D. A_T 或 A_U

5. T、U 的效价单位数，称测得效价单位，用（　　）表示

　　A. U/g、U/ml　　B. U/g、U/L　　C. U/mg、U/ml　　D. U/mg、U/L

6. 以下不属于抗生素的效价单位表示方法的是（　　）

　　A. 质量单位　　　B. 质量折算单位　C. 特定单位　　　D. 质量浓度单位

7. 以下可以用类似质量单位表示效价单位的抗生素是（　　）

　　A. 硫酸庆大霉素　B. 红霉素　　　　C. 四环素　　　　D. 盐酸土霉素

8. 用生物统计法对数据进行可靠性测定时，表示供试品间无显著差异的是（　　）

　　A. $P > 0.05$　　　B. $P < 0.05$　　　C. $P > 0.01$　　　D. $P < 0.01$

9. 抗生素标准品与供试品应用（　　）配成浓度较高的溶液

　　A. 生理盐水　　　B. 纯化水　　　　C. 缓冲液　　　　D. 无菌缓冲液

10. 无菌缓冲液的配制流程为（　　）

　　A. 计算用量→称量→溶解→分装→灭菌

　　B. 计算用量→称量→分装→溶解→灭菌

　　C. 计算用量→称量→溶解→灭菌→分装

　　D. 计算用量→称量→灭菌→溶解→分装

11. 滴加抗生素溶液的顺序为（　　）

　　A. UH→SH→UL→SL　　　　　　B. SH→SL→UH→UL

　　C. SL→SH→UL→UH　　　　　　D. SH→UH→SL→UL

12. 抗生素溶液滴入牛津杯后，没有与琼脂培养基菌层接触，有空气被压在溶液与培养基之间会导致（　　）

　　A. 椭圆形抑菌圈　　　　　　　　B. 不产生抑菌圈

　　C. 抑菌圈变小　　　　　　　　　D. 抑菌圈破裂

13. 抑菌圈出现破裂或呈椭圆形等不正常形状时，下列改进措施中不正确的是
（ ）

    A. 挑选底平的双碟，调整工作台的水平

    B. 严格清洗并灭菌实验器材

    C. 双碟不宜摆放过于密集，保证受热均匀

    D. 在培养基温度过高时，加入试验菌

14. 在滴加抗生素溶液之前，滴管至少要用（ ）冲洗 3 次

    A. 蒸馏水   B. 生理盐水   C. 所加液体   D. 无菌缓冲液

二、思考题

1. 请简述供试品溶液的配制过程。

2. 请写出药物敏感性试验的操作流程。

书网融合……

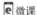微课   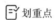划重点   自测题

▷▷ 项目五　检查药品内的微生物

学习目标

知识要求

1. **掌握**　药品生产质量管理规范（GMP）的概念；无菌产品的无菌检查方法及步骤；非无菌产品的微生物计数检查方法及步骤；非无菌产品的控制菌检查方法及步骤；细菌内毒素检查对象和方法；抑菌剂抑菌效力检查方法。

2. **熟悉**　GMP 的实施情况；GMP 的认证管理；《中国药典》的构成；无菌检查的适用范围；微生物限度检查的适用范围。

3. **了解**　GMP 的产生与发展；《中国药典》的沿革；微生物检查的意义；非无菌产品的控制菌检查对象；细菌内毒素检查的原理和干扰现象；不同制剂抑菌剂的抑菌效力判断标准。

能力要求

1. 能够进行药品微生物检查方法的验证及微生物检查用培养基的适用性检查；药品的无菌检查、微生物计数检查、控制菌检查、内毒素检查和抑菌效力检查。

2. 学会药品微生物检查的菌液制备及供试液的制备。

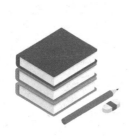

📋 岗位情景模拟

情景描述　A 先生：我想开办一家制药厂，不知道需要哪些条件？

B 先生：我是专业人员，可以给你一些建议。

问题　1. B 先生会给 A 先生什么建议？

2. A 先生需要申请《药品生产许可证》吗？在哪里申请？

3. A 先生新建的药厂应按照什么标准进行药品的生产？

4. A 先生药厂生产的药品可以直接出厂销售吗？

📖 任务一　认识法律法规

一、药品生产质量管理规范

PPT

（一）药品生产质量管理规范（GMP）的概念

GMP 是 Good Manufacturing Practice for Drugs 的简称，是在生产全过程中，用科学、

合理、规范化的条件和方法来保证生产优良药品的一整套科学管理方法。药品生产质量管理规范简称药品 GMP。药品中污染的某些微生物可能导致药物活性降低，甚至使药品丧失疗效，从而对患者健康造成潜在的危害。因此，在药品生产、贮藏和流通各个环节中，药品生产企业应严格遵循 GMP 的指导原则，以降低产品受微生物污染的程度。

（二）GMP 的产生与发展

1. 药品生产与质量管理的关系　《中华人民共和国药品管理法》第一条明确提出，保证药品质量是药品监督管理的目标。实施 GMP 的目的是最大限度地降低药品生产过程中污染、交叉污染以及混淆、差错等风险，确保持续稳定地生产出符合预定用途和注册要求的药品。因此，可以说质量源于设计、质量源于生产，仅仅依靠检验来保证药品质量的想法是错误的。

2. 全球药品 GMP 的产生与发展　20 世纪五六十年代发生在德国的"反应停事件"使得各国公众要求对药品制定最严格的法律。在此背景下，1962 年美国颁布《科夫沃－哈里斯修正案》，1963 年由 FDA 制定美国第一部 GMP 法规。随后，英国、日本等国家先后颁布实施了各自的 GMP 法规。1975 年 11 月，世界卫生组织（WHO）正式公布了其 GMP，并于 1977 年在第 28 届世界卫生大会上向成员国推荐并确定为 WHO 的法规。GMP 经过修订，收载于《世界卫生组织正式记录》第 226 号附件 12 中，成为全世界公认的药品生产必须遵照执行的法规。

3. 我国药品 GMP 的发展历史　具体如下。

1982 年，中国医药工业公司发布了《药品生产管理规范》（试行稿）。

1984 年，国家医药管理局制定《药品生产管理规范》（修订稿），这是我国第一部由政府部门颁布的 GMP。

1988 年，卫生部颁布了《药品生产质量管理规范》，被认为是我国第一部法定的 GMP。

1992 年，卫生部发布第 27 号令《药品生产质量管理规范》（1992 年修订）。

1999 年，国家食品药品监督管理总局发布第 9 号令《药品生产质量管理规范》（1998 年修订）。

2011 年 1 月 17 日，卫生部发布第 79 号令《药品生产质量管理规范》（2010 年修订）。

（三）GMP 的实施情况

1993 年，卫生部发出关于执行《药品生产质量管理规范》（1992 年修订）的通知，要求自 1993 年 3 月 1 日起，药品生产企业（车间），必须按照《药品生产质量管理规范》（1992 年修订）的要求申请认证。未取得认证证书的企业（车间），省级卫生行政部门不得发给《药品生产企业许可证》。

《药品生产质量管理规范》（1998 年修订）于 1999 年 6 月 18 日经国家药品监督管理局发布，自 1999 年 8 月 1 日起施行。

2001 年，中华人民共和国主席令第 45 号《药品管理法》实施，其中第九条明确规定：药品监管理部门按照规定对药品生产企业是否符合《药品生产质量管理规范》的要求进行认证；对认证合格的，发给认证证书。

原国家药品监督管理局先后规定，以下药品须在相应规定时间前通过药品 GMP 认证：血液制品必须在 1998 年底，粉针剂（含冻干粉针剂）、大容量注射剂和基因工程产品生产应在 2000 年底，小容量注射剂和疫苗生产应在 2002 年底前，中药及化学药（包括原料药和制剂）生产企业应在 2004 年 6 月 30 日前，按药品管理的体外生物诊断试剂在 2005 年底前，医用气体应在 2006 年底前，中药饮片应在 2007 年底前。

2002 年底，原国家药品监督管理局印发《药品生产质量管理规范认证管理办法》（国药监安〔2002〕442 号），规定自 2003 年 1 月 1 日起实施国家、省两级认证。

2011 年，原国家食品药品监督管理总局发出通知，规定自 2011 年 3 月 1 日起，凡新建药品生产企业、药品生产企业新建（改、扩建）车间均应符合《药品生产质量管理规范》（2010 年修订）的要求。现有药品生产企业血液制品、疫苗、注射剂等无菌药品的生产，应在 2013 年 12 月 31 日前达到《药品生产质量管理规范》（2010 年修订）要求。其他类别药品的生产均应在 2015 年 12 月 31 日前达到《药品生产质量管理规范》（2010 年修订）要求。

（四）GMP 的认证管理

2011 年 8 月 2 日，原国家食品药品监督管理总局印发了《药品生产质量管理规范认证管理办法》［国食药监安〔2011〕365 号］，对认证管理做出了详细规定。

国家食品药品监督管理总局负责注射剂、放射性药品、生物制品等药品 GMP 认证和跟踪检查工作；负责进口药品 GMP 境外检查和国家或地区间药品 GMP 检查的协调工作。省局负责本辖区内除注射剂、放射性药品、生物制品以外其他药品 GMP 认证和跟踪检查工作以及国家食品药品监督管理总局委托开展的药品 GMP 检查工作。

省药品认证管理中心承担药品 GMP 认证申请的技术审查、现场检查、结果评定等工作。

1. 药品 GMP 认证程序　总体工作时限为 145 个工作日，认证程序包括：申请→受理→技术审查→现场检查→综合评定→公示→审批→公告。具体要求如下。

（1）申请　申请药品 GMP 认证的生产企业，应按规定填写《药品 GMP 认证申请书》，并报送相关资料。属于总局认证的，企业经省局出具日常监督管理情况的审核意见后，将申请资料报国家总局；属于省局认证的，企业将申请资料报省局。

（2）受理　省局对资料进行形式审查，申请材料齐全、符合法定形式的予以受理；未按规定提交申请资料的，以及申请资料不齐全或者不符合法定形式的，当场或者在 5 日内一次性书面告知申请人需要补正的内容。

（3）技术审查　由药品认证检查中心承担，工作时限为 20 个工作日。

（4）现场检查　药品认证检查机构完成申报资料技术审查后，应当制定现场检查工作方案，并组织实施现场检查。工作时限为 40 个工作日。检查组在检查工作结束后

10 个工作日内，将现场检查报告、检查员记录及相关资料报送药品认证检查机构。

（5）综合评定　药品认证检查机构结合企业整改情况对现场检查报告进行综合评定。综合评定应在收到整改报告后 40 个工作日内完成。

（6）公示　药品认证检查机构完成综合评定后，应将评定结果予以公示，公示期为 10 个工作日，对公示内容无异议或对异议已有调查结果的，药品认证检查机构将检查结果报省局。

（7）审批　经省局审批，符合药品 GMP 要求的，向申请企业发放《药品 GMP 证书》；不符合药品 GMP 要求的，认证检查不予通过，省局以《药品 GMP 认证审批意见》方式通知申请企业。工作时限为 20 个工作日。

（8）公告　省局将公告上传国家药品监督管理总局网站进行公告。

2. 现场检查　现场检查实行组长负责制，检查组一般由不少于 3 名的药品 GMP 检查员组成，从药品 GMP 检查员库中随机选取，并应遵循回避原则，必要时可聘请有关专家参加现场检查。现场检查时间一般为 3~5 天，可根据具体情况适当调整。企业所在地省级或市级药品监督管理部门应选派一名药品监督管理工作人员作为观察员参与现场检查，并负责协调和联络与药品 GMP 现场检查有关的工作。检查组应严格按照现场检查方案实施检查，检查员应如实做好检查记录。检查方案如需变更的，应报经派出检查组的药品认证检查机构批准。现场检查结束后，检查组应对现场检查情况进行分析汇总，并客观、公平、公正地对检查中发现的缺陷进行风险评定。

检查缺陷的风险评定应综合考虑产品类别、缺陷的性质和出现的次数。缺陷分为严重缺陷、主要缺陷和一般缺陷，其风险等级依次降低。具体为：严重缺陷指与药品 GMP 要求有严重偏离，产品可能对使用者造成危害的；主要缺陷指与药品 GMP 要求有较大偏离的；一般缺陷指偏离药品 GMP 要求，但尚未达到严重缺陷和主要缺陷程度的。

现场检查一般要求为站在企业的角度观察，要避免仅通过简单的信息进行判断，应充分了解企业的工作；站在监管的角度判断，注重科学性、系统性和基于风险。

> **请你想一想**
> 生产厂家按照 GMP 生产的药品可以直接出厂销售吗？

二、《中国药典》

《中国药典》为《中华人民共和国药典》的简称，英文简称为 Chinese Pharmacopoeia，英文缩写为 ChP，其英文全称为 Pharmacopoeia of the People's Republic of China。除特别注明版次外，《中国药典》均指现行版，现行版药典是第十一版，即《中国药典》（2020 年版）。现行版药典由一部、二部、三部、四部及其增补本组成。一部收载中药，二部收载化学药品，三部收载生物制品及相关通用技术要求，四部收载通用技术要求和药用辅料。药品内的微生物检查主要收载于四部通用技术要求通则中。

《中国药典》是我国用于药品生产和管理的法定药品质量标准。同时，它是我国用于药品生产和管理的法典，由国家药品监督管理局国家药典委员会依据《中华人民共和国药品管理法》组织编写，经国家药品监督管理局会同国家卫生健康委员会审核批准后颁布实施。《中国药典》一经颁布实施，其所载同品种或相关内容的上版药典标准或原国家药品标准即停止使用。《中国药典》收载的品种为疗效确切、应用广泛、能批量生产、质量水平较高并有合理的质量控制手段的药品。

（一）《中国药典》的沿革

新中国成立以来，我国共出版了 11 版药典，分别为 1953 年版、1963 年版、1977 年版、1985 年版、1990 年版、1995 年版、2000 年版、2005 年版、2010 年版、2015 年版和 2020 年版。1953 年版药典只有一部；1963 年版、1977 年版、1985 年版、1990 年版、1995 年版、2000 年版药典分为一部和二部；2005 年版药典将《中国生物制品规程》并入药典，设为药典三部；2010 年版药典分为一部、二部和三部；2015 年版药典首次将上版药典附录整合为通则，并与药用辅料单独成卷作为《中国药典》四部。现行药典是第 11 版，即 2020 年版《中国药典》。《中国药典》目前为每 5 年修订一次，其版次用出版的年份表示。

现行版药典收载品种 5911 种，其中新增 319 种，基本覆盖国家基本药物目录品种和国家医疗保险目录品种。编制秉承科学性、先进性、实用性和规范性的原则，不断强化《中国药典》在国家药品标准中的核心地位，标准体系更加完善、标准制定更加规范、标准内容更加严谨、与国际标准更加协调，药品标准整体水平得到进一步提升，全面反映出我国医药发展和检测技术应用的现状，在提高我国药品质量、保障公众用药安全、促进医药产业健康发展、提升《中国药典》国际影响力等方面必将发挥重要作用。

（二）《中国药典》的构成

《中国药典》主要由凡例、通用技术要求和品种正文构成。

1. 凡例 是为正确使用《中国药典》，对品种正文、通用技术要求以及药品质量检验和检定中有关共性问题的统一规定和基本要求。凡例中的有关规定具有法定的约束力，是药典的重要组成部分。凡例包括：①名称与编排；②项目与要求；③检验方法和限度；④标准品与对照品；⑤计量；⑥精确度；⑦试药、试液、指示剂；⑧动物实验；⑨说明书、包装、标签。现将与药品微生物检查中有关的部分简要介绍如下。

（1）检验方法 药典品种正文收载的所有品种，均应按规定的方法进行检验。采用药典规定的方法进行检验时，应对方法的适用性进行确认。如采用其他方法，应进行方法学验证，并与规定的方法比对，根据试验结果选择使用，但应以药典规定的方法为准。

（2）标准品与对照品 标准品与对照品系指用于鉴别、检查、含量测定的标准物质。标准品系指用于生物检定或效价测定的标准物质，其特性量值一般按效价单位

（或 μg）计物质；对照品系指采用理化方法进行鉴别、检查或含量测定时所用的标准物质，其特性量值一般按纯度（%）计。标准品与对照品的建立或变更批号，应与国际标准品或原批号标准品或对照品进行对比，并经过协作标定。然后按照国家药品标准物质相应的工作程序进行技术审定，确认其质量能够满足既定用途后方可使用。标准品与对照品均应附有使用说明书，一般应标明批号、特性量值、用途、使用方法、贮藏条件和装量等。使用过程中应按其标签或使用说明书所示的内容使用或贮藏。

（3）试药、试液、指示剂　试验用的试药，除另有规定外，均应根据通则试药项下的规定，选用不同等级并符合国家标准或国务院有关行政主管部门规定的试剂标准。试液、缓冲液、指示剂与指示液、滴定液等，均应符合通则的规定或按照通则的规定制备。酸碱度检查所用的水，均系指新沸并放冷至室温（10～30℃）的水。酸碱性试验时，如未指明用何种指示剂，均系指石蕊试纸。

2. 通用技术要求　包括《中国药典》收载的通则、指导原则以及生物制品通则和相关总论等。通则主要包括制剂通则、其他通则、通用检测方法。制剂通则系为按照药物剂型分类，针对剂型特点所规定的基本技术要求。通用检测方法系为各品种进行相同项目检验时所应采用的统一规定的设备、程序、方法及限度等。指导原则系为规范药典执行，指导药品标准制定和修订，提高药品质量控制水平所规定的非强制性、推荐性技术要求。生物制品通则是对生物制品生产和质量控制的基本要求，总论是对某一类生物制品生产和质量控制的相关技术要求。制剂生产使用的药用辅料，应符合相关法律、法规、部门规章和规范性文件，以及 2020 年版药典通则 0251 ＜药用辅料＞的有关要求。

3. 品种正文　《中国药典》各品种项下收载的内容为品种正文，系根据药用辅料的特性，按照生产工艺、用途、贮藏运输条件等所制定的技术规定。药用辅料品种正文内容一般包括：①品名（包括中文名、汉语拼音名与英文名）；②有机物的结构式；③分子式、分子量与 CAS 编号；④来源；⑤制法；⑥性状；⑦鉴别；⑧检查；⑨含量测定；⑩类别；⑪贮藏；⑫标示；⑬附图、附表、附、注等。

你知道吗

《中国药典》英文版

为了加强国际交流与合作，1988 年 10 月，我国第一部英文版《中国药典》（1985 年版）正式出版；1993 年 7 月出版发行《中国药典》（1990 年版）的英文版；1997 年出版发行《中国药典》（1995 年版）的英文版；2002 年出版发行《中国药典》（2000 年版）的英文版，同时，2002 年翻译出版了第一部英文版《中国生物制品规程》（2000 年版）。

任务二 无菌产品的无菌检查

PPT

岗位情景模拟

情景描述 某制药股份有限公司生产葡萄糖注射液，小王是该公司质量检验部的检验员，他将对葡萄糖注射液进行质量检验。

问题 1. 小王接受检验任务后应该准备些什么？

2. 小王应该按照什么方法对葡萄糖注射液进行检查？

3. 小王如何确定葡萄糖注射液的质量是否合格？

一、无菌产品的概念

无菌产品是指产品中不得含有任何活的微生物。如常见的各种注射剂、冻干血液制品、医疗器具等。《中国药典》（2020 年版）制剂通则、品种项下要求无菌的和标示无菌的制剂和原辅料以及用于手术、严重烧伤、严重创伤的局部给药制剂应符合无菌检查法规定。

二、无菌检查法的要求

无菌检查法系用于检查药典要求无菌的药品、生物制品、医疗器械、原料、辅料及其他品种是否无菌的一种方法。若供试品符合无菌检查法的规定，仅表明了供试品在该检验条件下未发现微生物污染。

由于用药方法及用药部位的特殊性，要求注射剂、植入剂、可吸收的止血剂、外科用器材、眼用药等药品、药具（图 5－1、图 5－2、图 5－3）不存在任何活体微生物。将这些药品、药具接种至各类适宜微生物生长的培养基上，并在适宜条件下加以培养，如果有活体微生物存在则能见到微生物在培养基上生长；反之，如果各类培养基都无微生物生长，则说明药品、药具不含任何活体微生物。为了保证测检结果有效、可靠，需要同时进行阳性和阴性对照试验，以保证所提供的培养条件适宜各类微生物的正常生长。

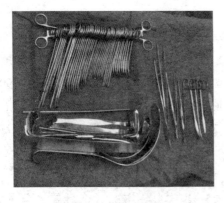

图 5－1　手术器械

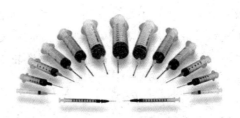

图 5－2　注射器

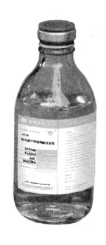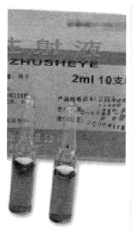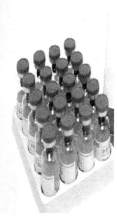

图 5 - 3　注射液

（一）无菌检查的环境要求

无菌检查应在无菌条件下进行，试验环境必须达到无菌检查的要求。检验全过程应严格遵守无菌操作，防止微生物污染，防止污染的措施不得影响供试品中微生物的检出。单向流空气区域、工作台面及受控环境应定期按医药工业洁净室（区）悬浮粒子、浮游菌和沉降菌的测试方法的现行国家标准进行洁净度确认。隔离系统应定期按相关的要求进行验证，其内部环境的洁净度须符合无菌检查的要求。日常检验还需对试验环境进行监测。

（二）无菌检查的培养基及方法要求

硫乙醇酸盐流体培养基主要用于厌氧菌的培养，也可用于需氧菌的培养；胰酪大豆胨液体培养基用于真菌和需氧菌的培养；培养基可按处方配制（处方见本项目任务三中"三、微生物计数的操作流程（二）制备培养基"），也可使用按处方生产的符合规定的脱水培养基或商品化的预制培养基；培养基应符合无菌检查及灵敏度检查的要求。进行产品无菌检查时，应进行方法适用性试验，以确认所采用的方法适合于该产品的无菌检查，若检验程序或产品发生变化可能影响检验结果时，应重新进行方法适用性试验。

（三）无菌检查供试品的检验量、检验数量要求

检验量是指供试品每个最小包装接种至每份培养基的最小量（g 或 ml）。若每支（瓶）供试品的装量按规定足够接种两种培养基，则应分别接种硫乙醇酸盐流体培养基和胰酪大豆胨液体培养基。采用薄膜过滤法时，只要供试品特性允许，应将所有容器内的全部内容物过滤。进行阳性对照试验时，供试品用量同供试品无菌检查时每份培养基接种的样品量。检验数量是指一次试验所用供试品最小包装容器的数量。除另有规定外，出厂产品及上市样品按药典最少检验数量规定进行抽样。具体要求见表 5 - 1、表 5 - 2、表 5 - 3。

表 5 – 1　批出厂产品及生物制品的原液和半成品最少检验数量

供试品	批产量 N（个）	接种每种培养基的最少检验数量
注射剂	≤100	10% 或 4 个（取较多者）
	100 < N ≤ 500	10 个
	> 500	2% 或 20 个（取较少者） 20 个（生物制品）
大体积注射剂（>100ml）		2% 或 10 个（取较少者） 20 个（生物制品）
冻干血液制品		
> 5ml	每柜冻干 ≤ 200 每柜冻干 > 200	5 个 10 个
≤ 5ml	≤ 100 100 < N ≤ 500 > 500	5 个 10 个 20 个
眼用及其他非注射产品	≤ 200 > 200	5% 或 2 个（取较多者） 10 个
桶装无菌固体原料	≤ 4 4 < N ≤ 50 > 50	每个容器 20% 或 4 容器（取较多者） 2% 或 10 个容器（取较多者）
抗生素固体原料药（≥5g）		6 个容器
生物制品原液或半成品		每个容器（每个容器制品的取样量为总量的 0.1% 或不少于 10ml，每开瓶一次，应如上法抽验）
体外用诊断制品半成品		每批（抽验量应不少于 3ml）
医疗器械	≤ 100 100 < N ≤ 500 > 500	10% 或 4 件（取较多者） 10 件 2% 或 20 件（取较少者）

注：若供试品每个容器内的装量不够接种两种培养基，那么表中的最少检验数量应增加相应倍数。

表 5 – 2　上市抽验样品的最少检验数量

供试品		供试品最少检验数量（瓶或支）
液体制剂		10
固体制剂		10
血液制品	V < 50ml V ≥ 50ml	6 2
医疗器械		10

注：1. 若供试品每个容器内的装量不够接种两种培养基，那么表中的最少检验数量应增加相应倍数。
2. 抗生素粉针剂（≥5g）及抗生素原料药（≥5g）的最少检验数量为 6 瓶（或支）。桶装固体原料的最少检验数量为 4 个包装。

表 5 – 3　供试品的最少检验量

供试品	供试品装量	每支供试品接入每种培养基的最少量
液体制剂	$V < 1\,ml$ $1\,ml \leqslant V \leqslant 40\,ml$ $40\,ml < V \leqslant 100\,ml$ $V > 100\,ml$	全量 半量，但不得少于 1 ml 20 ml 10%，但不少于 20 ml
固体制剂	$M < 50\,mg$ $50\,mg \leqslant M < 300\,mg$ $300\,mg \leqslant M \leqslant 5\,g$ $M > 5\,g$	全量 半量，但不得少于 50 mg 150 mg 500 mg 半量（生物制品）
生物制品的原液及半成品		半量
医疗器械	外科用敷料棉花及纱布 缝合线、一次性医用材料 带导管的一次性医疗器械（如输液袋） 其他医疗器械	取 100 mg 或 1 cm × 3 cm 整个材料① 二分之一内表面积 整个器具①（切碎或拆散开）

注：①如果医疗器械体积过大，培养基用量可在 2000 ml 以上，将其完全浸没。

（四）滤膜要求

药典中规定无菌检查用的滤膜孔径应不大于 0.45μm，直径约为 50 mm。自然界中的大部分细菌尤其是致病菌，其尺寸都大于 0.45μm，所以绝大部分细菌都能被 0.45μm 的膜截留，而且微孔滤膜并非筛孔，而是一个复杂的通道，标称的孔径是指最大的孔的等效孔径，所以即使是小于 0.45μm 的细菌也是绝大部分都能被截留。

> **请你想一想**
>
> 某公司生产一种小容器注射液（20 ml／支），无菌检查方法是薄膜过滤法。批生产 4 万支，分两锅次灭菌，请问每锅次最少取样量是多少？

（五）阳性对照试验要求

阳性对照试验是指检查阳性菌在加入供试品的培养基中能否生长，以验证供试品有无抑菌活性物质和试验条件是否符合要求的试验。供试品的品种不同，按规定应分别做阳性对照；同一品种不同厂家、不同批号都应做阳性对照。

三、无菌检查的操作流程

（一）薄膜过滤法的操作流程

图 5 – 4、图 5 – 5 为该方法中仪器设备的连接示意图，具体操作流程如下。

1. 供试品的制备　按照《中国药典》（2020 年版）规定的检验数量进行抽样，在封闭式隔离器内，用适宜的消毒液对供试品容器表面进行彻底消毒，将所有容器内的全部内容物混合至含不少于 100 ml 适宜稀释液（0.1% 无菌蛋白胨水溶液）的无菌容器中，混匀。

2. 过滤 先用少量的冲洗液（pH7.0无菌氯化钠－蛋白胨缓冲液）过滤，润湿滤膜。将上述混匀后的供试品溶液进行过滤。

3. 冲洗 用100ml冲洗液冲洗滤膜不少于三次，总冲洗量不得超过1000ml，以避免滤膜上的微生物受损伤。

4. 接种培养 2份滤器（生物制品，非生物制品只需1份）中加入100ml硫乙醇酸盐流体培养基；1份滤器中加入100ml胰酪大豆胨液体培养基。将接种有硫乙醇酸盐流体培养基的1份滤器放置于30～35℃培养14天，另1份置于20～25℃培养14天（生物制品样品）；将接种有胰酪大豆胨液体培养基的滤器放置于20～25℃培养14天。

5. 阳性对照菌液制备 将金黄色葡萄球菌的新鲜培养物（30～35℃培养18～24小时）用pH7.0无菌氯化钠－蛋白胨缓冲液制成每1ml含菌数小于100cfu（菌落形成单位）的菌悬液。

6. 阳性对照 在上述供试品溶液中接种1ml金黄色葡萄球菌悬液（具体应根据供试品特性选择阳性对照菌：无抑菌作用及抗革兰阳性菌为主的供试品，以金黄色葡萄球菌为对照菌；抗革兰阴性菌为主的供试品，以大肠埃希菌为对照菌；抗厌氧菌的供试品，以生孢梭菌为对照菌；抗真菌的供试品，以白色念珠菌为对照菌）。供试品用量同供试品无菌检查时每份培养基接种的样品量。将含有菌液的供试品溶液过滤后接种培养基进行培养。阳性对照管培养72小时内应生长良好。

7. 阴性对照 取相应溶剂和稀释液、冲洗液过滤，接种培养基后培养，作为阴性对照。阴性对照不得有菌生长。

8. 逐日观察、记录 培养期间应逐日观察并记录是否有菌生长。如在加入供试品后或在培养过程中，培养基出现浑浊，培养14天后，不能从外观上判断有无微生物生长，可取该培养液适量转种至同种新鲜培养基中，培养不少于4天，观察接种的同种新鲜培养基是否再出现浑浊；或取培养液涂片，染色，镜检，判断是否有菌。

9. 结果判断 阳性对照管应生长良好，阴性对照管不得有菌生长。否则，试验无效。若供试品管均澄清，或虽显浑浊但经确证无菌生长，判供试品符合规定；若供试品管中任何一管显浑浊并确证有菌生长，判供试品不符合规定，除非能充分证明试验结果无效，即生长的微生物非供试品所含。

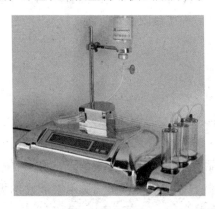

图5－4 智能集菌仪

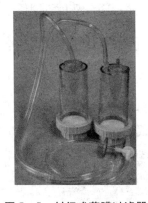

图5－5 封闭式薄膜过滤器

（二）直接接种法的操作流程

图 5-6 为该方法的操作图，具体操作流程如下。

1. 供试品的制备 按照《中国药典》（2020 年版）规定的检验数量进行抽样，在封闭式隔离器内用适宜的消毒液对供试品容器表面进行彻底消毒，将所有容器内的全部内容物进行混合。

2. 接种培养 取 6 支试管（生物制品取 12 支），每管加入硫乙醇酸盐流体培养基不少于 15ml，同时接种 1ml 的供试品溶液，将上述试管放置于 30~35℃培养 14 天（生物制品另 6 支置于 20~25℃培养 14 天）。取 6 支试管，每管加入胰酪大豆胨液体培养基不少于 10ml，同时接种 1ml 的供试品溶液，将上述试管放置于 20~25℃培养 14 天。

3. 阳性对照 取 1 支试管，加入硫乙醇酸盐流体培养基，同时接种 1ml 的供试品溶液和 1ml 金黄色葡萄球菌悬液（具体应根据供试品特性选择阳性对照菌：无抑菌作用及抗革兰阳性菌为主的供试品，以金黄色葡萄球菌为对照菌；抗革兰阴性菌为主的供试品以大肠埃希菌为对照菌；抗厌氧菌的供试品，以生孢梭菌为对照菌；抗真菌的供试品，以白色念珠菌为对照菌），将上述试管放置于 30~35℃培养，阳性对照管培养 72 小时内应生长良好。

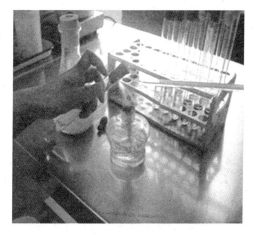

图 5-6 直接接种法

4. 阴性对照 同薄膜过滤法。

5. 逐日观察、记录 同薄膜过滤法。

6. 结果判断 同薄膜过滤法。

（三）注意事项

（1）样品在进入无菌区前应进行消毒处理，在进行样品外表面消毒时，应确保样品的完整性。

（2）无菌检查应在无菌条件下进行，试验环境必须达到无菌检查的要求，检验全过程应严格遵守无菌操作。

（3）只要供试品性状允许，应采用薄膜过滤法，薄膜过滤法一般应采用封闭式薄膜过滤器。

你知道吗

药物中微生物的来源

药物中的微生物主要来自生产中所用的设备、原料、所处的环境、操作人员及包装所用的材料与容器等。

1. 来自空气中的微生物 空气中最常见的有金黄色葡萄球菌、链球菌、毛霉菌、曲霉菌等。它们主要来自灰尘颗粒、人的皮肤、衣服和谈话、咳嗽、打喷嚏造成的飞沫等。

2. 来自水中的微生物 水中常见的有细菌、放线菌、病毒、真菌、螺旋体等。水被粪便污染后则含有大肠埃希菌、变形杆菌和其他肠道菌等。

3. 来自药物原材料的微生物 植物来源的原材料中含真菌、细菌等。动物来源的原材料中含肠道细菌、真菌及其他病原性细菌等。

4. 来自操作人员的微生物 操作人员通过手、伤口、咳嗽、喷嚏以及衣服、头发等将人体体表及与外界相通的各种腔道中的微生物带入药物中。

5. 来自制药设备及包装容器的微生物 药物在生产过程中用的容器、工具、设备等可能含有微生物，在生产过程中，药物接触了这些容器、工具、设备就有可能被污染。

实训十一　葡萄糖注射液无菌检查

一、实训目的

1. 通过葡萄糖注射液的无菌检查工作任务的训练，熟悉药品无菌检查的工作程序与方法。

2. 掌握无菌检查实训室的维护与管理、进出实训室的规范和要求，以及无菌检查中培养基的配制与灭菌、菌液制备、供试液制备和直接接种法等的无菌操作技能。

3. 能够根据检查结果进行结果判断，能规范书写记录与报告。

4. 培养自行准备试验、统筹安排工作的能力及相互配合的团队协作精神。

二、实训原理

将无菌产品及其包装在各类适宜微生物生长的培养基上进行接种，并在适宜条件下加以培养，如果有活的微生物存在，则能见到微生物在培养基上生长；反之，如果各类培养基中均无微生物生长，则说明药品、药具不含任何活的微生物。

三、实训器材

1. 供试品 葡萄糖注射液。

2. 培养基及试剂 硫乙醇酸盐流体培养基、胰酪大豆胨液体培养基、0.1%无菌蛋白胨水溶液、pH7.0无菌氯化钠 – 蛋白胨缓冲液等。

3. 器材及耗材 封闭式隔离器、恒温培养箱、高压蒸汽灭菌器、恒温干燥箱、75%乙醇溶液、智能集菌仪、一次性全封闭集菌培养器等。

四、实训步骤

1. 葡萄糖注射液薄膜过滤法检查

序号	步骤	操作要点
1	供试品的制备	①按照 2020 年版《中国药典》规定的检验数量进行抽样，在封闭式隔离器内用适宜的消毒液对供试品容器表面进行彻底消毒 ②将所有容器内的全部内容物混合至含不少于 100ml 适宜稀释液（0.1% 无菌蛋白胨水溶液）的无菌容器中，混匀
2	过滤	①先用少量的冲洗液（pH 7.0 无菌氯化钠 – 蛋白胨缓冲液）过滤，润湿滤膜 ②将上述混匀后的供试品溶液进行过滤
3	冲洗	用 100ml 冲洗液冲洗滤膜不少于三次，总冲洗量不得超过 1000ml，以避免滤膜上的微生物受损伤
4	接种培养	①2 份滤器中加入 100ml 硫乙醇酸盐流体培养基，1 份滤器中加入 100ml 胰酪大豆胨液体培养基 ②将接种有硫乙醇酸盐流体培养基的 1 份滤器放置于 30～35℃培养 14 天，另 1 份放置于 20～25℃培养 14 天 ③将接种有胰酪大豆胨液体培养基的滤器放置于 20～25℃培养 14 天
5	阳性对照菌液制备	将金黄色葡萄球菌的新鲜培养物（30～35℃培养 18～24 小时）用 pH 7.0 无菌氯化钠 – 蛋白胨缓冲液制成每 1ml 含菌数小于 100cfu（菌落形成单位）的菌悬液
6	阳性对照	①在上述供试品溶液中接种 1ml 金黄色葡萄球菌悬液，供试品用量同供试品无菌检查时每份培养基接种的样品量 ②将含有菌液的供试品溶液过滤后，接种到培养基进行培养 预期结果：阳性对照管培养 72 小时内应生长良好
7	阴性对照	取相应溶剂和稀释液、冲洗液过滤，接种培养基后培养，作为阴性对照 预期结果：阴性对照管不应有菌生长
8	逐日观察、记录	培养期间应逐日观察并记录是否有菌生长。如在加入供试品后或在培养过程中，培养基出现浑浊，培养 14 天后，不能从外观上判断有无微生物生长，可取该培养液适量转种至同种新鲜培养基中，培养不少于 4 天，观察接种的同种新鲜培养基是否再出现浑浊；或取培养液涂片，染色，镜检，判断是否有菌
9	结果判断	①阳性对照管应生长良好，阴性对照管不得有菌生长，否则试验无效 ②若供试品管均澄清，或虽显浑浊但经确证无菌生长，判供试品符合规定；若供试品管中任何一管显浑浊并确证有菌生长，判供试品不符合规定，除非能充分证明试验结果无效，即生长的微生物非供试品所含

2. 葡萄糖注射液直接接种法检查

序号	步骤	操作要点
1	供试品的制备	按照 2020 年版《中国药典》规定的检验数量进行抽样，在封闭式隔离器内用适宜的消毒液对供试品容器表面进行彻底消毒，将容器内的全部内容物进行混合
2	接种培养	①取 6 支试管（生物制品取 12 支），每管加入硫乙醇酸盐流体培养基不少于 15ml，同时接种 1ml 的供试品溶液。将上述试管放置于 30～35℃培养 14 天（生物制品另 6 支置于 20～25℃培养 14 天） ②取 6 支试管，每管加入胰酪大豆胨液体培养基不少于 10ml，同时接种 1ml 的供试品溶液。将上述试管放置于 20～25℃培养 14 天

续表

序号	步骤	操作要点
3	阳性对照	取 1 支试管，加入硫乙醇酸盐流体培养基，同时接种 1ml 的供试品溶液和 1ml 金黄色葡萄球菌悬液，将上述试管放置于 30～35℃ 培养 预期结果：阳性对照管培养 72 小时内应生长良好
4	阴性对照	同薄膜过滤法
5	逐日观察、记录	同薄膜过滤法
6	结果判断	同薄膜过滤法

五、考核方式

评价指标		考核内容	考核标准	分值	得分
实训前的准备（20 分）	无菌室的检查工作（7 分）	查看生化培养箱等设备的运行情况和卫生清洁情况，并填写设备运行记录	是否检查生化培养箱的运行及卫生情况	1	
			是否记录	1	
		检查岗位温度是否在 20～24℃、相对湿度是否在 45%～60%，并填写"无菌室温湿度记录"。若温湿度不符合要求，应及时通知动力房调整	是否检查温湿度	1	
			是否记录	1	
			有异常是否上报	1	
		打开超净工作台开关，检查超净工作台的运行是否正常，并填写"超净工作台使用记录"	是否检查	1	
			是否记录	1	
	无菌室的清洁工作（4 分）	按照先里后外、先上后下的原则，先用水、后用 0.1% 苯扎溴铵擦拭超净工作台顶部、台面以及地面、桌面	清洗的顺序是否正确	1	
			清洗是否全面、到位、规范	3	
	实验物品的准备（9 分）	除去供试品外包装，消毒其外表面并编号，移入传递窗	是否除去外包装；是否编号	3	
		按照检验任务将所有已灭菌的培养基管（瓶）、稀释剂、一次性培养器等用 0.1% 苯扎溴铵或酒精棉擦瓶（管）外壁，经传递窗移至无菌室内	准备物品的种类、规格、数量是否齐全；是否擦拭外壁	3	
		将已灭菌的无菌衣、帽、口罩移入缓冲间更衣柜内，开启紫外灯灭菌	是否准备完全；是否开启紫外灯消毒	1	
		开启空气过滤装置，并使其工作不低于 30 分钟	是否开启并达到规定时间	1	
		开启无菌室紫外杀菌灯，并使其工作不低于 30 分钟	是否开启并达到规定时间	1	
操作人员进入无菌室（10 分）	操作人员入无菌室更衣消毒程序	关闭紫外杀菌灯	是否关闭紫外杀菌灯	1	
		用肥皂洗手，进入缓冲间，换工作鞋	洗手、更衣程序是否规范	2	
		进入第二缓冲间，再用 0.1% 苯扎溴铵溶液或其他消毒液洗手或用酒精棉球擦手，穿戴无菌衣、帽、口罩、手套	洗手、消毒、更衣程序是否规范	4	
		操作前先用酒精棉球擦手	是否按要求进行手部消毒	3	

续表

评价指标		考核内容	考核标准	分值	得分
实训操作过程（55分）	供试液的制备（10分）	供试品的打开方法：先用酒精棉球将安瓿外部擦拭消毒待干，用砂轮轻轻割安瓿颈部，过火焰数次，拆开安瓿颈部	操作是否规范	5	
		供试液的制备方式：按照各品种项下要求制备	制备方式是否正确；无菌操作是否得当	5	
	接种（35分）	在火焰附近，用灭菌注射器（注射器针头过火焰数次）直接吸取规定量的供试品，右手握拳，以小指夹住培养基管的塞子，拨开塞子，注射器的针头穿过火焰，沿着培养基管壁分别接种规定量的供试液于硫乙醇酸盐流体培养基6管（其中1管于操作结束后移至阳性接种间，接种1ml金黄色葡萄球菌菌液作为阳性对照）以及胰酪大豆胨液体培养基6管，各管接种后轻轻摇动	操作是否规范；接种数量是否正确	15	
		接种量：参照表5-1、表5-2、表5-3	接种量是否正确	5	
		阴性对照：取硫乙醇酸盐流体培养基和胰酪大豆胨液体培养基各1支，加入1ml稀释剂做阴性对照	操作是否正确、规范	5	
		阳性对照：在阳性接种间接种1ml金黄色葡萄球菌液	是否在阳性接种间操作；是否规范	5	
		标记：各培养基管上要标记清楚，与产品、阴性、阳性一一对应	标记是否清楚	5	
	培养（10分）	硫乙醇酸盐流体培养基管置30~35℃培养14天；胰酪大豆胨液体培养基管置20~25℃培养14天	培养温度、时间是否正确	5	
		检验日期、结束日期要标记清楚	是否标记日期	5	
职业素质（10分）	操作完成后无菌室的清洁消毒	将本次试验过程中的所有废弃物运出实验室	是否清理干净	2	
		将工作台面、地面擦拭、消毒，开启紫外灯30分钟	是否按规范要求认真消毒	2	
		清洗实验器皿	是否清洗干净	2	
		实验用具装盒或包装灭菌	是否灭菌，灭菌条件是否正确	2	
		整个操作过程系统、流畅、有条不紊，无菌意识强，无菌操作熟练、规范	是否符合要求	2	
检验记录（5分）		规范填写无菌检查原始检验记录	书写规范、正确	5	

任务三　非无菌产品微生物限度检查：微生物计数法

PPT

岗位情景模拟

情景描述　某制药股份有限公司生产口服制剂，小张是该公司质量检验部的检验员，他将对口服制剂进行质量检验。

问题　1. 小张接受检验任务后应该准备些什么？

　　　　2. 小张应该按照什么方法对口服制剂进行检查？

　　　　3. 小张如何确定口服制剂的质量是否合格？

微生物计数法是非无菌产品微生物限度检查的内容之一，用于能在有氧条件下生长的嗜温细菌和真菌的计数，主要用来检查非无菌制剂及其原料、辅料等是否符合相应的微生物限度标准，也是用于评价生产企业的生产环境、生产工艺、生产人员、生产设备等卫生条件的重要手段和依据。除另有规定外，该方法不适用于活菌制剂的检查。《中国药典》（2020 年版）规定，非无菌产品微生物计数法检查包括需氧菌总数、霉菌总数和酵母菌总数的检查，是对单位质量、单位体积或单位面积的产品所含活的微生物的数量进行检查。具体方法包括平皿法、薄膜过滤法和最可能数法（Most - Probable - Number Method，MPN 法）。其中，MPN 法用于微生物计数时精确度较差，对于某些微生物污染量很小的供试品更为适合。检查的产品为《中国药典》（2020 年版）制剂通则项下有微生物限度要求的制剂（如口服给药制剂、口腔黏膜给药制剂、耳用制剂、皮肤给药制剂、呼吸道给药制剂、阴道给药制剂、尿道给药制剂、直肠给药制剂等）。对于只有原则性要求的制剂（如部分化学药品的丸剂、口服片剂、胶囊剂、颗粒剂），应对其被微生物污染的风险进行评估，可不进行批批检验，但必须保证每批最终产品均符合微生物限度标准规定。

通过本任务中基本理论知识的学习和相应的实训操作，学生能够在以后的工作中正确进行产品中微生物计数的检查，并对检查的结果做出合理的判断和处理。

一、非无菌产品的概念

即产品中允许有一定限度（数量）的微生物存在，但不得检出规定的控制菌。

非无菌药品的微生物限度标准是基于药品的给药途径和对患者健康潜在的危害以及药品的特殊性而制定的。药品生产、贮存、销售过程中的检验，药用原料、辅料及中药提取物的检验，新药标准制定，进口药品标准复核，药品质量考察及仲裁等，除另有规定外，其微生物限度均以下列标准为依据。

1. **非无菌化学药品制剂、生物制品制剂、不含药材原粉的中药制剂的微生物限度标准**　见表5-4。

表5-4　非无菌化学药品制剂、生物制品制剂、不含药材原粉的中药制剂的微生物限度标准

给药途径	需氧菌总数 (cfu/g、cfu/ml 或 cfu/10cm²)	霉菌和酵母菌总数 (cfu/g、cfu/ml 或 cfu/10cm²)	控制菌
口服给药① 　固体制剂 　液体制剂	10^3 10^2	10^2 10^1	不得检出大肠埃希菌（1g 或 1ml）；含脏器提取物的制剂还不得检出沙门菌（10g 或 10ml）
口腔黏膜给药制剂 齿龈给药制剂 鼻用制剂	10^2	10^1	不得检出大肠埃希菌、金黄色葡萄球菌、铜绿假单胞菌（1g、1ml 或 10cm²）
耳用制剂 皮肤给药制剂	10^2	10^1	不得检出金黄色葡萄球菌、铜绿假单胞菌（1g、1ml 或 10cm²）
呼吸道吸入给药制剂	10^2	10^1	不得检出大肠埃希菌、金黄色葡萄球菌、铜绿假单胞菌、耐胆盐革兰阴性菌（1g 或 1ml）
阴道、尿道给药制剂	10^2	10^1	不得检出金黄色葡萄球菌、铜绿假单胞菌、白色念珠菌（1g、1ml 或 10cm²）；中药制剂还不得检出梭菌（1g、1ml 或 10cm²）
直肠给药 　固体制剂 　液体制剂	10^3 10^2	10^2 10^2	不得检出金黄色葡萄球菌、铜绿假单胞菌（1g 或 1ml）
其他局部给药制剂	10^2	10^2	不得检出金黄色葡萄球菌、铜绿假单胞菌（1g、1ml 或 10cm²）

注：①表示化学药品制剂和生物制品制剂若含有未经提取的动植物来源的成分及矿物质，还不得检出沙门菌（10g 或 10ml）。

2. **非无菌含药材原粉的中药制剂的微生物限度标准**　见表5-5。

表5-5　非无菌含药材原粉的中药制剂的微生物限度标准

给药途径	需氧菌总数 (cfu/g、cfu/ml 或 cfu/10cm²)	霉菌和酵母菌总数 (cfu/g、cfu/ml 或 cfu/10cm²)	控制菌
固体口服给药制剂 　不含豆豉、神曲等发酵原粉 　含豆豉、神曲等发酵原粉	10^4（丸剂 3×10^4） 10^5	10^2 5×10^2	不得检出大肠埃希菌（1g）；不得检出沙门菌（10g）；耐胆盐革兰阴性菌应小于 10^2 cfu（1g）
液体口服给药制剂 　不含豆豉、神曲等发酵原粉 　含豆豉、神曲等发酵原粉	5×10^2 10^3	10^2 10^2	不得检出大肠埃希菌（1ml）；不得检出沙门菌（10ml）；耐胆盐革兰阴性菌应小于 10^1 cfu（1ml）

续表

给药途径	需氧菌总数 (cfu/g、cfu/ml 或 cfu/10cm^2)	霉菌和酵母菌总数 (cfu/g、cfu/ml 或 cfu/10cm^2)	控制菌
固体局部给药制剂 　用于表皮或黏膜不完整 　用于表皮或黏膜完整	10^3 10^4	10^2 10^2	不得检出金黄色葡萄球菌、铜绿假单胞菌（1g 或 10cm^2）；阴道、尿道给药制剂还不得检出白色念珠菌、梭菌（1g 或 10cm^2）
液体局部给药制剂 　用于表皮或黏膜不完整 　用于表皮或黏膜完整	10^2 10^2	10^2 10^2	不得检出金黄色葡萄球菌、铜绿假单胞菌（1ml）；阴道、尿道给药制剂还不得检出白色念珠菌、梭菌（1ml）

3. 非无菌药用原料及辅料的微生物限度标准　见表 5 – 6。

表 5 – 6　非无菌药用原料及辅料的微生物限度标准

给药途径	需氧菌总数 (cfu/g、cfu/ml 或 cfu/10cm^2)	霉菌和酵母菌总数 (cfu/g、cfu/ml 或 cfu/10cm^2)	控制菌
药用原料及辅料	10^3	10^2	＊

注：＊表示未做统一规定。

4. 中药提取物及中药饮片的微生物限度标准　见表 5 – 7。

表 5 – 7　中药提取物及中药饮片的微生物限度标准

给药途径	需氧菌总数 (cfu/g 或 cfu/ml)	霉菌和酵母菌总数 (cfu/g 或 cfu/ml)	控制菌
中药提取物	10^3	10^2	＊
研粉口服用贵细饮片、直接口服及泡服饮片	＊	＊	不得检出沙门菌（10g）；耐胆盐革兰阴性菌应小于 10^4 cfu（1g）

注：＊表示未做统一规定。

二、微生物计数法检查的要求

（一）实验室及操作人员的要求

试验环境应符合微生物计数检查的要求，检验全过程必须严格遵守无菌操作，防止再污染，防止污染的措施不得影响供试品中微生物的检出。单向流空气区域、工作台面及环境应定期进行监测。更衣室、无菌操作间、缓冲室、缓冲通道及超净工作台应按规定进行清洁。将已灭菌的物品、衣物放置在相应地方，检验尘埃数和菌落数。合格后，开启调温、调湿控制装置以及高效空气过滤器和超净工作台，使超净工作台的气流达到稳定状态。

从事药品微生物试验工作的人员应具备微生物学或相近专业知识的教育背景，依据所在的岗位和职责接受相应的培训并经确认具备承担相应微生物试验的能力。操作人员在进入无菌环境前，应做好个人卫生工作。先用肥皂或适宜消毒液洗手，进入缓冲间，换工作鞋；再用0.1%苯扎溴铵溶液或其他消毒液洗手或用酒精棉擦手，穿戴无菌服、帽、口罩、手套。检验人员在整个操作过程中必须进行无菌操作。

（二）使用仪器及用具的要求

常用仪器有恒温培养箱、生化培养箱、电冰箱、高压灭菌器、隔离器、生物安全柜、水浴锅、菌落计数器等；常用用具有培养皿、量筒、试管、试管塞、吸管、载玻片、盖玻片、酒精灯、火柴、记录笔、记录纸等。所有仪器应定期维护，试验前应进行检查，确保设备功能正常，所有用具应在试验前做好清洁及准备工作。

（三）供试品的抽样要求

1. 样品采集　试验样品的采集，应遵循随机抽样的原则，并在受控条件下进行抽样。如果发现异样或者可疑样品，应抽取有疑问的样品。抽样量应为检查用量的3~5倍，以备留样观察。如果从外观已经发现生霉、长螨、虫蛀或变质的药品，直接判为不合格，不必抽样检查。如有可能，抽样应在具有无菌条件的特定抽样区域中进行。抽样时，须采用无菌操作技术进行取样，防止样品受到微生物污染而导致假阳性的结果。抽样的任何消毒过程（如抽样点的消毒）不能影响样品中微生物的检出。抽样容器应贴有唯一性的标识，注明样品名称、批号、抽样日期、采样容器、抽样人等。抽样应由经过培训的人员使用无菌设备在无菌条件下进行无菌操作。抽样环境应监测并记录，同时还需记录采样时间。

2. 检验量　一次试验所用的供试品量（g、ml或cm^2）。

一般应随机抽取不少于2个最小包装的供试品，混合，取规定量供试品进行检验。

除另有规定外，一般供试品的检验量为10g或10ml；膜剂为$100cm^2$；贵重药品、微量包装药品的检验量可以酌减。检验时，应从2个以上最小包装单位中抽取供试品，大蜜丸还不得少于4丸，膜剂还不得少于4片。

3. 样品的储存和运输　待检样品应在合适的条件下贮藏并保证其完整性，尽量减少污染的微生物发生变化。样品在运输过程中，应保持原有（规定）的储存条件或采取必要的措施（如冷藏或冷冻）。应明确规定和记录样品的贮藏和运输条件。供试品在检验之前，应保存在阴凉干燥处，勿冷藏或冷冻，以防止因保存条件不正确导致供试品内污染菌死亡、损伤或者繁殖。供试品在检查之前，应保持原有包装的状态，严禁开启。包装已经开启的样品不能作为供试品进行检查。

4. 样品的确认和处理　实验室应有被检样品的传递、接收、储存和识别管理程序。实验室在收到样品后应根据有关规定尽快对样品进行检查，并记录被检样品所有相关信息，如：接收日期及时间、接收时样品的状况、采样操作的特征（包括采样日期和采样条件等）、贮藏条件。如果样品存在数量不足、包装破损、标签缺失、温度不适等，实验室应在决定是否检测或拒绝接受样品之前与相关人员沟通。样品的包装和标签有可能被严重污染，因此，搬运和储存样品时应小心以避免污染的扩散，容器外部的消毒应不影响样品的完整性。样品的任何状况在检验报告中应有说明。选择具有代表性的样品，根据有关的国家或国际标准，或者使用经验证的实验方法，尽快进行检验。实验室应按照书面管理程序对样品进行保留和处置。如果实验用的是已知被污染的样品，应该在丢弃前进行灭菌。

（四）微生物计数检查用培养基和计数方法的要求及试验菌株

微生物计数检查中所使用的培养基应进行适用性检查，培养基的适用性检查试验可用来确定实验室所使用的培养基（包括购买的不同批号的成品培养基、脱水培养基、按处方配制的培养基等）、保存条件（温度、湿度、时间及装培养基的容器）等是否能够满足微生物计数检查的要求；微生物计数方法应进行方法适用性试验，计数方法的验证可以确认所采用的方法是否适合于该产品的微生物计数检查，检验程序或产品发生变化可能影响检验结果时，计数方法应重新进行适用性试验。具体要求及试验菌株按照《中国药典》（2020年版）规定的条件进行，见表5-8。

表5-8　试验菌液的制备和使用

试验菌株	试验菌液的制备	计数培养基适用性检查		计数方法适用性试验	
		需氧菌总数计数	霉菌和酵母菌总数计数	需氧菌总数计数	霉菌和酵母菌总数计数
金黄色葡萄球菌（*Staphylococcus aureus*）[CMCC（B）26003]　铜绿假单胞菌（*Pseudomonas aeruginosa*）[CMCC（B）10104]　枯草芽孢杆菌（*Bacillus subtilis*）[CMCC（B）63501]	胰酪大豆胨琼脂培养基或胰酪大豆胨液体培养基，培养温度30~35℃，培养时间18~24小时	胰酪大豆胨琼脂培养基和胰酪大豆胨液体培养基，培养温度30~35℃，培养时间不超过3天，接种量不大于100cfu		胰酪大豆胨琼脂培养基或胰酪大豆胨液体培养基（MPN法），培养温度30~35℃，培养时间不超过3天，接种量不大于100cfu	
白色念珠菌（*Candida albicans*）[CMCC（F）98001]	沙氏葡萄糖琼脂培养基或沙氏葡萄糖液体培养基，培养温度20~25℃，培养时间2~3天	胰酪大豆胨琼脂培养基，培养温度30~35℃，培养时间不超过5天，接种量不大于100cfu	沙氏葡萄糖琼脂培养基，培养温度20~25℃，培养时间不超过5天，接种量不大于100cfu	胰酪大豆胨琼脂培养基（MPN法不适用），培养温度30~35℃，培养时间不超过5天，接种量不大于100cfu	沙氏葡萄糖琼脂培养基，培养温度20~25℃，培养时间不超过5天，接种量不大于100cfu
黑曲霉（*Aspergillus niger*）[CMCC（F）98003]	沙氏葡萄糖琼脂培养基或马铃薯葡萄糖琼脂培养基，培养温度20~25℃，培养时间5~7天，或直到获得丰富的孢子				

注：当需用玫瑰红钠琼脂培养基测定霉菌和酵母菌总数时，应进行培养基适用性检查，检查方法同沙氏葡萄糖琼脂培养基。

（五）对照培养基

对照培养基是指按培养基处方特别制备、质量优良的培养基，用于培养基适用性检查，以保证产品微生物检验用培养基的质量。对照培养基由中国食品药品检定研究院研制与分发。对照培养基作为一种标准试剂，应当具备可靠的来源和质量保障。

（六）微生物最可能数检索表

见表5-9。

表5-9　微生物最可能数检索表

生长管数 每管含样品的 g 或 ml 数			需氧菌总数最可能数 MPN/g 或 ml	95%置信限	
0.1	0.01	0.001		下限	上限
0	0	0	<3	0	9.4
0	0	1	3	0.1	9.5
0	1	0	3	0.1	10
0	1	1	6.1	1.2	17
0	2	0	6.2	1.2	17
0	3	0	9.4	3.5	35
1	0	0	3.6	0.2	17
1	0	1	7.2	1.2	17
1	0	2	11	4	35
1	1	0	7.4	1.3	20
1	1	1	11	4	35
1	2	0	11	4	35
1	2	1	15	5	38
1	3	0	16	5	38
2	0	0	9.2	1.5	35
2	0	1	14	4	35
2	0	2	20	5	38
2	1	0	15	4	38
2	1	1	20	5	38
2	1	2	27	9	94
2	2	0	21	5	40
2	2	1	28	9	94
2	2	2	35	9	94
2	3	0	29	9	94
2	3	1	36	9	94
3	0	0	23	5	94
3	0	1	38	9	104
3	0	2	64	16	181

续表

生长管数 每管含样品的 g 或 ml 数			需氧菌总数最可能数 MPN/g 或 ml	95% 置信限	
0.1	0.01	0.001		下限	上限
3	1	0	43	9	181
3	1	1	75	17	199
3	1	2	120	30	360
3	1	3	160	30	380
3	2	0	93	18	360
3	2	1	150	30	380
3	2	2	210	30	400
3	2	3	290	90	990
3	3	0	240	40	990
3	3	1	460	90	1980
3	3	2	1100	200	4000
3	3	3	>1100		

注：表内所列检验量如改用 1g（或 ml）、0.1g（或 ml）和 0.01g（或 ml）时，表内数字应相应降低 10 倍；如改用 0.01g（或 ml）、0.001g（或 ml）和 0.0001g（或 ml）时，表内数字应相应增加 10 倍，其余类推。

三、微生物计数法的操作流程 🔲微课

（一）配制缓冲液

1. pH7.0 无菌氯化钠-蛋白胨缓冲液 取磷酸二氢钾 3.56g，无水磷酸氢二钠 5.77g，氯化钠 4.30g，蛋白胨 1.00g，加水 1000ml，微温溶解，滤清，分装，灭菌。

2. 0.9% 无菌氯化钠溶液 取氯化钠 9.0g，加水溶解使成 1000ml，过滤，分装，灭菌。

3. pH6.8 无菌磷酸盐缓冲液 取 0.2mol/L 磷酸二氢钾溶液 250ml，加 0.2mol/L 氢氧化钠溶液 118ml，用水稀释至 1000ml，摇匀，即得。配制后，过滤，分装，灭菌。

> **请你想一想**
>
> 在进行某药品的微生物计数检查时，高稀释级的菌落数大于低稀释级的菌落数，试分析这是什么原因造成的？

4. pH7.2 无菌磷酸盐缓冲液 取 0.2mol/L 磷酸二氢钾溶液 50ml 与 0.2mol/L 氢氧化钠溶液 35ml，加新沸过的冷水稀释至 200ml，摇匀，即得。配制后，过滤，分装，灭菌。

5. pH7.6 无菌磷酸盐缓冲液 取磷酸二氢钾 27.22g，加水使溶解成 1000ml，取 50ml，加 0.2mol/L 氢氧化钠溶液 42.4ml，再加水稀释至 200ml，即得。配制后，过滤，分装，灭菌。

（二）制备培养基

按规定程序新鲜配制所需要的培养基（均包括被检培养基和对照培养基），灭菌后备用。

1. 胰酪大豆胨液体培养基（TSB）

胰酪胨	17.0g	氯化钠	5.0g
大豆木瓜蛋白酶水解物	3.0g	磷酸氢二钾	2.5g
葡萄糖/无水葡萄糖	2.5g/2.3g	水	1000ml

除葡萄糖外，取上述成分，混合，微温溶解，滤过，调节 pH 使灭菌后在 25℃的 pH 为 7.3±0.2，加入葡萄糖，分装，灭菌。

胰酪大豆胨液体培养基置 20~25℃培养。

2. 胰酪大豆胨琼脂培养基（TSA）

胰酪胨	15.0g	琼脂	15.0g
大豆木瓜蛋白酶水解物	5.0g	水	1000ml
氯化钠	5.0g		

除琼脂外，取上述成分，混合，微温溶解，调节 pH 使灭菌后在 25℃的 pH 为 7.3±0.2，加入琼脂，加热熔化后，摇匀，分装，灭菌。

3. 沙氏葡萄糖液体培养基（SDB）

动物组织胃蛋白酶水解物和胰酪胨等量混合物　10.0g

葡萄糖　20.0g　　　　　　　　　　　水　1000ml

除葡萄糖外，取上述成分，混合，微温溶解，调节 pH 使灭菌后在 25℃的 pH 为 5.6±0.2，加入葡萄糖，摇匀，分装，灭菌。

4. 沙氏葡萄糖琼脂培养基（SDA）

动物组织胃蛋白酶水解物和胰酪胨等量混合物　10.0g

葡萄糖　40.0g　　琼脂　15.0g　　水　1000ml

除葡萄糖、琼脂外，取上述成分，混合，微温溶解，调节 pH 使灭菌后在 25℃的 pH 为 5.6±0.2，加入琼脂，加热熔化后，再加入葡萄糖，摇匀，分装，灭菌。

如使用含抗生素的沙氏葡萄糖琼脂培养基，应确认培养基中所加的抗生素量不影响供试品中霉菌和酵母菌的生长。

5. 马铃薯葡萄糖琼脂培养基（PDA）

马铃薯（去皮）	200g	琼脂	14.0g
葡萄糖	20.0g	水	1000ml

取马铃薯，切成小块，加水 1000ml，煮沸 20~30 分钟，用 6~8 层纱布过滤，取滤液补水至 1000ml，调节 pH 使灭菌后在 25℃的 pH 为 5.6±0.2，加入琼脂，加热熔化后，再加入葡萄糖，摇匀，分装，灭菌。

6. 玫瑰红钠琼脂培养基

胨	5.0g	玫瑰红钠	0.0133g

葡萄糖	10.0g	琼脂	14.0g
磷酸二氢钾	1.0g	水	1000ml
硫酸镁	0.5g		

除葡萄糖、玫瑰红钠外，取上述成分，混合，微温溶解，加入葡萄糖、玫瑰红钠，摇匀，分装，灭菌。

7. 硫乙醇酸盐流体培养基

胰酪胨	15.0g	氯化钠	2.5g
酵母浸出粉	5.0g	新配制的0.1%刃天青溶液	1.0ml
无水葡萄糖	5.0g	水	1000ml
L-胱氨酸	0.5g	琼脂	0.75g
硫乙醇酸钠	0.5g		

除葡萄糖和刃天青溶液外，取上述成分，混合，微温溶解，调节 pH 为弱碱性，煮沸，滤清，加入葡萄糖和刃天青溶液，摇匀，调节 pH，灭菌。

（三）制备菌液

（1）取金黄色葡萄球菌、铜绿假单胞菌、枯草芽孢杆菌、白色念珠菌的新鲜培养物，用 pH 7.0 无菌氯化钠-蛋白胨缓冲液或 0.9% 无菌氯化钠溶液制成适宜浓度的菌悬液。

（2）取黑曲霉的新鲜培养物加入 3～5ml 含 0.05%（ml/ml）聚山梨酯 80 的 pH 7.0 无菌氯化钠-蛋白胨缓冲液或 0.9% 无菌氯化钠溶液，将孢子洗脱。然后，采用适宜的方法吸出孢子悬液至无菌试管内，用含 0.05%（ml/ml）聚山梨酯 80 的 pH7.0 无菌氯化钠-蛋白胨缓冲液或 0.9% 无菌氯化钠溶液制成适宜浓度的黑曲霉孢子悬液。

（3）菌液制备后若在室温下放置，应在 2 小时内使用；若保存在 2～8℃，可在 24 小时内使用。黑曲霉孢子悬液可保存在 2～8℃，在验证过的贮存期内使用。

（四）制备供试液

根据供试品的理化特性和生物学特性，采取适宜的方法制备供试液。如果使用了表面活性剂、中和剂或灭活剂，其用量应证明是有效的，而且要确认对微生物的生长和存活没有影响，对微生物没有毒性。供试液制备若需加温时，应均匀加热，且温度不应超过 45℃。供试液从制备至加入检验用培养基，不得超过 1 小时。常用的供试液制备方法如下。

1. 水溶性供试品　取供试品，用 pH7.0 无菌氯化钠-蛋白胨缓冲液，或 pH 7.2 磷酸盐缓冲液，或胰酪大豆胨液体培养基溶解或稀释制成 1∶10 供试液。若需要，调节供试液 pH 至 6～8。必要时，用同一稀释液将供试液进一步 10 倍系列稀释。水溶性液体制剂也可用混合的供试品原液作为供试液。

2. 水不溶性非油脂类供试品　取供试品，用 pH7.0 无菌氯化钠-蛋白胨缓冲液，或 pH 7.2 磷酸盐缓冲液，或胰酪大豆胨液体培养基制备成 1：10 供试液。分散力较差的供试品，可在稀释液中加入表面活性剂如 0.1% 聚山梨酯 80，使供试品分散均匀。若需要，调节供试液 pH 至 6 ~ 8。必要时，用同一稀释液将供试液进一步 10 倍系列稀释。

3. 油脂类供试品　取供试品，加入无菌十四烷酸异丙酯使溶解，或与最少量并能使供试品乳化的无菌聚山梨酯 80 或其他无抑菌性的无菌表面活性剂充分混匀。表面活性剂的温度一般不超过 40℃（特殊情况下，最多不超过 45℃），小心混合，若需要可在水浴中进行，然后加入预热的稀释液使成 1：10 供试液，保温，混合，并在最短时间内形成乳状液。必要时，用稀释液或含上述表面活性剂的稀释液进一步 10 倍系列稀释。

4. 需用特殊方法制备供试液的供试品

（1）膜剂供试品　取供试品，剪碎，加 pH7.0 无菌氯化钠 - 蛋白胨缓冲液，或 pH7.2 磷酸盐缓冲液，或胰酪大豆胨液体培养基，浸泡，振摇，制成 1：10 供试液。若需要，调节供试液 pH 至 6 ~ 8。必要时，用同一稀释液将供试液进一步 10 倍系列稀释。

（2）肠溶及结肠溶制剂供试品　取供试品，加入 pH6.8 无菌磷酸盐缓冲液（用于肠溶制剂）或 pH7.6 无菌磷酸盐缓冲液（用于结肠溶制剂），置 45℃ 水浴中，振摇，使溶解，制成 1：10 供试液。必要时，用同一稀释液将供试液进一步 10 倍系列稀释。

（3）雾剂、喷雾剂供试品　取供试品，置 -20℃ 或其他适宜温度冷冻约 1 小时，取出，迅速消毒供试品开启部位，用无菌钢锥在该部位钻一小孔，放至室温，并轻轻转动容器，使抛射剂缓缓全部释出。供试品亦可采用其他适宜的方法取出。用无菌注射器从每一容器中吸出药液，于无菌容器中混合，然后取样检查。

（4）贴膏剂供试品　取供试品，去掉防粘层，将粘贴面朝上放置在无菌玻璃或塑料器皿上，在粘贴面上覆盖一层适宜的无菌多孔材料（如无菌纱布），避免贴膏剂粘贴在一起。将处理后的贴膏剂放入盛有适宜体积并含有表面活性剂（如聚山梨酯 80 或卵磷脂）稀释液的容器中，振荡至少 30 分钟。必要时，用同一稀释液将供试液进一步 10 倍系列稀释。

5. 具有抑菌活性的供试品　当供试品具有抑菌活性时，应消除供试液的抑菌活性后，再按相应的方法进行微生物的计数检查。常见消除供试液抑菌活性的方法如下。

（1）增加稀释液或培养基体积　通过增加稀释液或培养基的体积，使得单位体积内的供试品含量减少到不具有抑菌作用，此法主要适用于抑菌作用不强的制剂。

（2）加入适宜的中和剂或灭活剂　中和剂或灭活剂可用于消除干扰物的抑菌活性，最好在稀释液或培养基灭菌前加入。若使用中和剂或灭活剂，试验中应设中和剂或灭活剂对照组，即取相应量稀释液替代供试品同试验组操作，以确认其有效性和对微生物无毒性。中和剂或灭活剂对照组的菌落数与菌液对照组的菌落数的比值应在 0.5 ~ 2 范围内。常见干扰物的中和剂或灭活方法见表 5 - 10。

表 5 – 10　常见干扰物的中和剂或灭活方法

干扰物	可选用的中和剂或灭活方法
戊二醛、汞制剂	亚硫酸氢钠
酚类、乙醇、醛类、吸附物	稀释法
醛类	甘氨酸
季铵化合物、对羟基苯甲酸、双胍类化合物	卵磷脂
季铵化合物、碘、对羟基苯甲酸	聚山梨酯
水银	巯基醋酸盐
水银、汞化物、醛类	硫代硫酸盐
EDTA、喹诺酮类抗生素	镁或钙离子
磺胺类	对氨基苯甲酸
β – 内酰胺类抗生素	β – 内酰胺酶

（3）采用薄膜过滤法　取规定量的供试液于稀释剂中，摇匀，以无菌操作加入装有直径约 50mm、孔径不大于 0.45μm 微孔滤膜的薄膜过滤器内，用稀释剂冲洗滤膜，每张滤膜每次冲洗量一般为 100ml，总冲洗量不得超过 1000ml，以避免滤膜上的微生物受损伤。此方法适用于含有各种抑菌、抗菌或防腐等成分的供试品。

另外，还可以联合使用上述几种方法。

6. 供试液的稀释

（1）取灭菌试管，分别加入 9ml 相应的无菌缓冲液，加后立即塞上试管塞。

（2）吸取 1ml 的 1∶10 供试液，加入装有 9ml 相应无菌缓冲液的试管，混匀即得 1∶100 供试液，依此类推，可根据需要稀释至 1∶1000 和 1∶10000 等（每次吸取都应换吸管）。

（五）阴性对照

以稀释液代替供试液进行阴性对照试验，阴性对照试验应无菌生长，如果阴性对照有菌生长，应进行偏差调查。

（六）接种培养

1. 培养基适用性检查

（1）取 11 个无菌平皿，分别接种金黄色葡萄球菌、铜绿假单胞菌、枯草芽孢杆菌、白色念珠菌、黑曲霉各 2 皿，每皿接种不大于 100cfu 的菌液，另一皿作为阴性对照，倾倒胰酪大豆胨琼脂培养基（被检培养基）混匀凝固后按表 5 – 8 规定条件培养，观察计数（需氧菌总数）。对照培养基同法操作。

（2）取 5 个无菌平皿，分别接种白色念珠菌、黑曲霉各 2 皿，每皿接种不大于 100cfu 的菌液，另一皿作为阴性对照，倾倒沙氏葡萄糖琼脂培养基（被检培养基）混匀凝固后按表 5 – 8 规定条件培养，观察计数（霉菌和酵母菌总数）。对照培养基同法操作。

2. 计数方法适用性验证　验证试验分试验组（取制备好的供试液，加入试验菌液，混匀，使每 1ml 供试液或每张滤膜所滤过的供试液中含菌量不大于 100cfu）、供试品对照组（取制备好的供试液，以稀释液代替菌液同试验组操作）和菌液对照组（取不含中和剂及灭活剂的相应稀释液替代供试液，按试验组操作加入试验菌液并进行微生物回收试验），所加菌液的体积应不超过供试液体积的 1% 。为确认供试品中的微生物能被充分检出，首先应选择最低稀释级的供试液进行计数方法适用性试验。具体方法包括平皿法、薄膜过滤法和最可能数法。

（1）平皿法　包括倾注法和涂布法。表 5 - 8 中，每株试验菌每种培养基至少制备 2 个平皿，以算术均值作为计数结果。

①倾注法。取制备的供试液 1ml，置直径 90mm 的无菌平皿中，注入 15 ~ 20ml 温度不超过 45℃、熔化的胰酪大豆胨琼脂培养基或沙氏葡萄糖琼脂培养基，混匀，凝固，倒置培养。若使用直径较大的平皿，培养基的用量应相应增加。按表 5 - 8 规定条件培养、计数。同法测定供试品对照组及菌液对照组菌数。计算各试验组的平均菌落数。

②涂布法。取 15 ~ 20ml 温度不超过 45℃ 的胰酪大豆胨琼脂培养基或沙氏葡萄糖琼脂培养基，注入直径 90mm 的无菌平皿，凝固，制成平板，采用适宜的方法使培养基表面干燥。若使用直径较大的平皿，培养基用量也应相应增加。每一平板表面接种供试液不少于 0.1ml。按表 5 - 8 规定条件培养、计数。同法测定供试品对照组及菌液对照组菌数。计算各试验组的平均菌落数。

（2）薄膜过滤法　采用的滤膜孔径应不大于 0.45μm，直径一般为 50mm，若采用其他直径的滤膜，冲洗量应进行相应的调整。供试品及其溶剂应不影响滤膜材质对微生物的截留。具体操作如下。

①滤器及滤膜的使用。使用前应采用适宜的方法灭菌。使用时，应保证滤膜在过滤前后的完整性。水溶性供试液过滤前先将少量的冲洗液过滤以润湿滤膜。油类供试品，其滤膜和滤器在使用前应充分干燥。为发挥滤膜的最大过滤效率，应注意保持供试品溶液及冲洗液覆盖整个滤膜表面。供试液经薄膜过滤后，若需要用冲洗液冲洗滤膜，每张滤膜每次冲洗量一般为 100ml。总冲洗量不得超过 1000ml，以避免滤膜上的微生物受损伤。

取供试液适量（一般取相当于 1g、1ml 或 10cm² 的供试品，若供试品中所含的菌数较多时，供试液可酌情减量），加至适量的稀释液中，混匀，过滤。用适量的冲洗液冲洗滤膜。

②计数。若测定需氧菌总数，转移滤膜菌面朝上贴于胰酪大豆胨琼脂培养基平板上；若测定霉菌和酵母总数，转移滤膜使菌面朝上贴于沙氏葡萄糖琼脂培养基平板上。按表 5 - 8 规定的条件进行培养、计数。每株试验菌每种培养基至少制备一张滤膜。同法测定供试品对照组及菌液对照组菌数。

（3）MPN 法　精密度和准确度不及薄膜过滤法和平皿计数法，仅在供试品需氧菌总数没有适宜计数方法的情况下使用，本法不适用于霉菌计数。若使用 MPN 法，按下列步骤进行。

①取供试液至少 3 个连续稀释级，每一稀释级取 3 份 1ml 分别接种至 3 管 9 ～ 10ml 胰酪大豆胨液体培养基中。同法测定菌液对照组菌数。必要时可在培养基中加入表面活性剂、中和剂或灭活剂。

②接种管置 30 ～ 35℃ 培养 3 天，逐日观察各管微生物生长情况。如果由于供试品的原因使得结果难以判断，可将该管培养物转种至胰酪大豆胨液体培养基或胰酪大豆胨琼脂培养基，在相同条件下培养 1 ～ 2 天，观察是否有微生物生长。

③根据微生物生长的管数，从表 5 － 9 查被测供试品每 1g 或每 1ml 中需氧菌总数的最可能数。

（七）计数和报告

见表 5 － 11。

表 5 － 11　计数和报告

计数方法	报告规则
平皿法	需氧菌总数测定宜选取平均菌落数小于 300cfu 的稀释级、霉菌和酵母菌总数测定宜选取平均菌落数小于 100cfu 的稀释级，作为菌数报告的依据。取最高的平均菌落数，计算 1g、1ml 或 10cm² 供试品中所含的微生物数，取两位有效数字报告 如各稀释级的平板均无菌落生长，或仅最低稀释级的平板有菌落生长，但平均菌落数小于 1 时，以 <1 乘以最低稀释倍数的值报告菌数
薄膜过滤法	以相当于 1g、1ml 或 10cm² 供试品的菌落数报告菌数；若滤膜上无菌落生长，以 <1 报告菌数（每张滤膜过滤 1g、1ml 或 10cm² 供试品），或 <1 乘以最低稀释倍数的值报告菌数
MPN 法	记录每一稀释级微生物生长的管数，从表 5 － 9 查每 1g 或 1ml 供试品中需氧菌总数的最可能数

（八）结果判断

见表 5 － 12。

表 5 － 12　结果判断

项目	判断方法
培养基适用性检查	如果被检固体培养基上的菌落平均数与对照培养基上的菌落平均数的比值在 0.5 ～ 2 范围内，且菌落形态大小与对照培养基上的菌落一致，阴性对照无菌生长，则判断被检培养基的适用性检查符合规定
计数方法适用性验证	如果采用平皿法或薄膜过滤法时，试验组菌落数减去供试品对照组菌落数的值与菌液对照组菌落数的比值在 0.5 ～ 2 范围内，或者采用 MPN 法时，试验组菌数在菌液对照组菌数的 95% 置信限内，则各试验菌的回收试验符合要求，可以照所用的供试液制备方法及计数方法进行该供试品的需氧菌总数、霉菌和酵母菌总数计数 若采用上述方法还存在一株或多株试验菌的回收达不到要求，那么选择回收最接近要求的方法和试验条件进行供试品的检查
供试品微生物计数检查	各品种项下规定的微生物限度标准解释如下：10^1cfu 表示可接受的最大菌数为 20，10^2cfu 表示可接受的最大菌数为 200，10^3cfu 表示可接受的最大菌数为 2000，依此类推 若供试品的需氧菌总数、霉菌和酵母菌总数的检查结果均符合该品种项下的规定，判供试品符合规定；若其中任何一项不符合该品种项下的规定，判供试品不符合规定

四、微生物计数法的注意事项

（1）检验全过程要严格遵守无菌操作规程。

（2）吸取供试液时要先摇匀，供试液从制备到加入培养基不能超过 1 小时。

（3）倾注培养基时，温度不能太高，否则会杀死供试液中需氧菌、霉菌和酵母菌。

（4）菌落计数时要逐日观察、逐日记录。

你知道吗

防止微生物污染药物的措施

为了防止微生物污染药物、提高药物的稳定性和质量，应针对微生物污染药物的不同因素，采取积极、有效的措施，使药物生产能够符合微生物卫生学标准，主要的措施与方法包括以下几个方面。

1. 加强药物生产的管理

（1）药物生产的环境应符合卫生要求。

（2）控制原材料、辅料的质量。

（3）加强生产过程的管理。

（4）合理的包装设计和贮存。

2. 加强卫生管理措施

（1）提高对药品卫生质量重要性的认识。

（2）建立健全各项卫生制度。

（3）加强卫生监督和产品检验。

3. 使用合适的抑菌剂　一般药品如口服丸剂、片剂、冲剂等往往不是无菌制剂，但药典规定这些药品中不得含有致病菌且微生物的总数必须在一定的限量以内。为了限制药品中微生物的生长繁殖，同时减少或抑制微生物对药物的损害，可以在药物制剂中加入适量的抑菌剂，以抑制微生物的生长繁殖。但大多数抑菌剂都有一定的毒性，而且往往有异臭，其溶解度也较低，所以不能随便增加抑菌剂的浓度。

实训十二　测定连花清瘟胶囊的微生物总数

一、实训目的

学会用平皿法检查口服制剂微生物总数，学会菌落计数方法和报告规则，能规范进行操作并填写实验记录、书写实验报告。

二、实训原理

将药品接种至各类适宜微生物生长的培养基上，并在适宜条件下加以培养，如果有活体微生物存在，则能见到微生物在培养基上生长，通过菌落计数可以计算出供试品中的微生物总数，以此判断供试品中微生物含量是否符合药典的规定。

三、实训器材

1. 供试品 连花清瘟胶囊。

2. 培养基及试剂 胰酪大豆胨琼脂培养基、胰酪大豆胨液体培养基、沙氏葡萄糖琼脂培养基、沙氏葡萄糖液体培养基、马铃薯葡萄糖琼脂培养基、玫瑰红钠琼脂培养基、0.9%无菌氯化钠溶液、pH 7.0无菌氯化钠 - 蛋白胨缓冲液、pH 6.8无菌磷酸盐缓冲液、pH 7.2无菌磷酸盐缓冲液、pH 7.6无菌磷酸盐缓冲液等。

3. 器材及耗材 恒温培养箱、生化培养箱、电冰箱、灭菌器、菌落计数器、培养皿、量筒、试管、试管塞、吸管、载玻片、盖玻片、酒精灯、火柴、记录笔、记录纸等。

4. 试验用菌株 试验用菌株的传代次数不得超过5代（从菌种保藏中心获得的干燥菌种为第0代），并采用适宜的菌种保藏技术进行保存，以保证试验菌株的生物学特性。需要用的试验菌株有：金黄色葡萄球菌（*Staphylococcus aureus*）［CMCC（B）26003］、铜绿假单胞菌（*Pseudomonas aeruginosa*）［CMCC（B）10104］、枯草芽孢杆菌（*Bacillus subtilis*）［CMCC（B）63501］、白色念珠菌（*Candida albicans*）［CMCC（F）98001］、黑曲霉（*Aspergillus niger*）［CMCC（F）98003］。

四、实训步骤

1. 检查用培养基的适用性检查

序号	步骤	操作要点
1	配制缓冲液	①取磷酸二氢钾3.56g，无水磷酸氢二钠5.77g，氯化钠4.30g，蛋白胨1.00g，加水1000ml，微温溶解，滤清，分装，灭菌即得pH 7.0无菌氯化钠 - 蛋白胨缓冲液 ②取氯化钠9.0g，加水溶解使成1000ml，过滤，分装，灭菌即得0.9%无菌氯化钠溶液
2	配制培养基	按规定程序新鲜配制所需要的培养基（均包括被检培养基和对照培养基），灭菌后备用
3	制备菌液	①取金黄色葡萄球菌、铜绿假单胞菌、枯草芽孢杆菌和白色念珠菌的新鲜培养物，用pH7.0无菌氯化钠 - 蛋白胨缓冲液或0.9%无菌氯化钠溶液制成适宜浓度的菌悬液 ②取黑曲霉的新鲜培养物加入3~5ml含0.05%（ml/ml）聚山梨酯80的pH7.0无菌氯化钠 - 蛋白胨缓冲液或0.9%无菌氯化钠溶液，将孢子洗脱。然后，采用适宜的方法吸出孢子悬液至无菌试管内，用含0.05%（ml/ml）聚山梨酯80的pH7.0无菌氯化钠 - 蛋白胨缓冲液或0.9%无菌氯化钠溶液制成适宜浓度的黑曲霉孢子悬液

续表

序号	步骤	操作要点
4	接种培养	①取11个无菌平皿，分别接种金黄色葡萄球菌、铜绿假单胞菌、枯草芽孢杆菌、白色念珠菌、黑曲霉各2皿，每皿接种不大于100cfu的菌液，另一皿作为阴性对照，倾倒胰酪大豆胨琼脂培养基（被检培养基）混匀凝固后按表5-8规定条件培养，观察计数（需氧菌总数）。对照培养基同法操作 ②取5个无菌平皿，分别接种白色念珠菌、黑曲霉各2皿，每皿接种不大于100 cfu的菌液，另一皿作为阴性对照，倾倒沙氏葡萄糖琼脂培养基（被检培养基）混匀凝固后按表5-8规定条件培养，观察计数（霉菌和酵母菌总数）。对照培养基同法操作
5	阴性对照	取稀释液接种培养基后培养，作为阴性对照 预期结果：阴性对照应无菌生长
6	逐日观察、记录	①胰酪大豆胨琼脂培养基平板在30~35℃培养不超过5天，沙氏葡萄糖琼脂培养基平板在20~25℃培养不超过5天，观察菌落生长情况，点计平板上生长的所有菌落数。菌落蔓延生长成片的平板不宜计数 ②计算各稀释级供试液的平均菌落数
7	结果判断	如果被检固体培养基上的菌落平均数与对照培养基上的菌落平均数的比值在0.5~2范围内，且菌落形态大小与对照培养基上的菌落一致，阴性对照无菌生长，则判断被检培养基的适用性检查符合规定

2. 检查方法验证

序号	步骤	操作要点
1	配制缓冲液	①取磷酸二氢钾3.56g，无水磷酸氢二钠5.77g，氯化钠4.30g，蛋白胨1.00g，加水1000ml，微温溶解，滤清，分装，灭菌即得pH7.0无菌氯化钠-蛋白胨缓冲液 ②取氯化钠9.0g，加水溶解使成1000ml，过滤，分装，灭菌即得0.9%无菌氯化钠溶液
2	配制培养基	按规定程序新鲜配制所需要的培养基（均包括被检培养基和对照培养基），灭菌后备用
3	制备菌液	①取金黄色葡萄球菌、铜绿假单胞菌、枯草芽孢杆菌和白色念珠菌的新鲜培养物，用pH7.0无菌氯化钠-蛋白胨缓冲液或0.9%无菌氯化钠溶液制成适宜浓度的菌悬液 ②取黑曲霉的新鲜培养物加入3~5ml含0.05%（ml/ml）聚山梨酯80的pH7.0无菌氯化钠-蛋白胨缓冲液或0.9%无菌氯化钠溶液，将孢子洗脱。然后，采用适宜的方法吸出孢子悬液至无菌试管内，用含0.05%（ml/ml）聚山梨酯80的pH7.0无菌氯化钠-蛋白胨缓冲液或0.9%无菌氯化钠溶液制成适宜浓度的黑曲霉孢子悬液
4	制备供试液	根据供试品的理化特性和生物学特性，采取适宜的方法制备供试液
5	验证试验	验证试验分试验组、供试品对照组和菌液对照组，所加菌液的体积应不超过供试液体积的1%。为确认供试品中的微生物能被充分检出，首先应选择最低稀释级的供试液进行计数方法适用性试验。具体方法包括平皿法、薄膜过滤法和最可能数法
6	阴性对照	取稀释液接种培养基后培养，作为阴性对照 预期结果：阴性对照应无菌生长

续表

序号	步骤	操作要点
7	逐日观察、记录	①胰酪大豆胨琼脂培养基平板在 30～35℃培养不超过 5 天，沙氏葡萄糖琼脂培养基平板在 20～25℃培养不超过 5 天，观察菌落生长情况，点计平板上生长的所有菌落数。菌落蔓延生长成片的平板不宜计数 ②计算各稀释级供试液的平均菌落数
8	结果判断	①采用平皿法或薄膜过滤法时，试验组菌落数减去供试品对照组菌落数的值与菌液对照组菌落数的比值在 0.5～2 范围内，或者采用 MPN 法时，试验组菌数在菌液对照组菌数的 95% 置信限内，则各试验菌的回收试验符合要求，可以照所用的供试液制备方法及计数方法进行该供试品的需氧菌总数、霉菌和酵母菌总数计数 ②若采用上述方法还存在一株或多株试验菌的回收达不到要求，那么选择回收最接近要求的方法和试验条件进行供试品的检查

3. 微生物计数检查

序号	步骤	操作要点
1	配制缓冲液	①取磷酸二氢钾 3.56g，无水磷酸氢二钠 5.77g，氯化钠 4.30g，蛋白胨 1.00g，加水 1000ml，微温溶解，滤清，分装，灭菌即得 pH 7.0 无菌氯化钠 - 蛋白胨缓冲液 ②取氯化钠 9.0g，加水溶解使成 1000ml，过滤，分装，灭菌即得 0.9% 无菌氯化钠溶液
2	培养基使用	使用经培养基适用性检查合格的胰酪大豆胨琼脂培养基、胰酪大豆胨液体培养基、沙氏葡萄糖琼脂培养基。按计数方法适用性试验确认的计数方法进行供试品中需氧菌总数、霉菌和酵母菌总数的测定
3	制备供试液	按平皿法制备 1∶10 的供试液 100ml，吸取 1ml 1∶10 的供试液，加入装有 9ml 相应无菌缓冲液的试管，混匀即得 1∶100 的供试液，依此类推，可根据需要稀释至 1∶1000 等
4	吸样注皿	分别吸取 1∶10、1∶100、1∶1000 的供试液各 1ml，置于直径 90mm 的无菌平皿中，注入 15～20ml 温度不超过 45℃、熔化的胰酪大豆胨琼脂培养基或沙氏葡萄糖琼脂培养基，每稀释级每种培养基至少制备 2 个平板（每个稀释级用 1 根灭菌吸管）
5	阴性对照	用 1 根 1ml 吸管吸取 pH7.0 无菌氯化钠 - 蛋白胨缓冲液，置于 4 个直径 90mm 的无菌平皿中，注入 15～20ml 温度不超过 45℃、熔化的胰酪大豆胨琼脂培养基或沙氏葡萄糖琼脂培养基，2 个作为需氧菌菌数的阴性对照，另 2 个作为霉菌和酵母菌总数的阴性对照
6	逐日观察、记录	①胰酪大豆胨琼脂培养基平板在 30～35℃培养不超过 5 天，沙氏葡萄糖琼脂培养基平板在 20～25℃培养不超过 5 天，观察菌落生长情况，点计平板上生长的所有菌落数。菌落蔓延生长成片的平板不宜计数 ②计算各稀释级供试液的平均菌落数
7	结果判断	若供试品需氧菌总数、霉菌和酵母菌总数的检查结果均符合该品种项下的规定，判供试品微生物计数检查符合规定；若其中任何一项不符合该品种项下的规定，判供试品微生物计数检查不符合规定 各品种项下规定的微生物限度标准解释如下。10^1 cfu 表示可接受的最大菌数为 20，10^2 cfu 表示可接受的最大菌数为 200，10^3 cfu 表示可接受的最大菌数为 2000，依此类推

五、考核方式

评价指标	考核内容	考核标准	分值	得分
实训准备 （10分）	①无菌环境：无菌室、超净工作台 ②设备：恒温培养箱（30～35℃）、生化培养箱（20～25℃） ③仪器：菌落计数器、锥形瓶（250～300ml，500ml，1000ml）、培养皿（直径90mm）、带塞试管（18mm×180mm，28mm×198mm）、吸管（1ml，分度值为0.01；10ml，分度值为0.1）玻璃器皿均于高压蒸汽中121℃灭菌30分钟，烘干 ④用具：酒精灯、灭菌剪刀和镊子、试管架、火柴、记号笔、白瓷盆、实训记录纸 ⑤试剂及培养基：0.9%无菌氯化钠溶液、pH 7.0无菌氯化钠－蛋白胨缓冲液、胰酪大豆胨琼脂培养基、胰酪大豆胨液体培养基、沙氏葡萄糖琼脂培养基、沙氏葡萄糖液体培养基、马铃薯葡萄糖琼脂培养基、玫瑰红钠琼脂培养基	是否准备齐全	10	
实训操作过程 （50分）	供试液制备	操作是否规范	5	
	10倍递增稀释	操作是否规范	5	
	吸样注皿	操作是否规范	5	
	阴性对照	操作是否规范	5	
	倾注培养基	操作是否规范	5	
	培养	操作是否规范	5	
	菌落计数	操作是否规范	5	
	菌数报告	操作是否规范	5	
	结果报告	操作是否规范	5	
	复试	操作是否规范	5	
检验记录 （10分）	认真填写检验记录	是否符合要求	10	
实训结果 （10分）	根据检验记录，查阅药典，判断药品微生物总数检查是否符合规定	是否实事求是	10	
实训后的清场 （5分）	清洗实训用品	是否干净	2	
	打扫清理实训室	是否整洁	2	
	关好实训室水、电、门、窗	是否完成	1	
讨论 （10分）	实训过程中遇到的问题及解决方法	是否积极参与	10	
实训报告 （5分）	认真书写实训报告	是否符合要求	5	

任务四 检查非无菌产品中的控制菌

PPT

岗位情景模拟

情景描述 某制药企业生产了一种可用于预防和治疗新冠肺炎的药物"连花清瘟颗粒"，准备投放市场。投放市场之前，工作人员还要做一些工作。

问题 1. 请问制药企业还需要做哪些工作后药品才能出厂？

2. "连花清瘟颗粒"需要做哪几项微生物检查？

3. "连花清瘟颗粒"的控制菌的检查方法是什么？

控制菌检查是非无菌产品的微生物限度检查的内容之一，系用于在规定的试验条件下，检查供试品中是否存在特定的微生物。

非无菌产品的控制菌检查的条件包括：①供试品检出控制菌或其他致病菌时，按一次检查结果为准，不再复试；②供试品制备及实验环境要求与"非无菌产品微生物限度检查：微生物计数法"相同；③如果供试品具有抗菌活性，应尽可能去除或中和，供试品检查时若使用了中和剂或灭活剂，应确认其有效性及对微生物无毒性；④供试液制备时如果使用了表面活性剂，应确认其对微生物无毒性以及与使用中和剂或灭活剂的相容性。

控制菌检查的目的是检查非规定灭菌制剂及其原料、辅料等受微生物污染的程度，也是用于评价生产企业的生产环境、生产工艺、生产人员、生产设备等卫生条件的重要手段和依据。

《中国药典》（2020 年版）规定非无菌产品的控制菌检查对象包括：①耐胆盐革兰阴性菌（*Bile‐Tolerant Gram‐Negative Bacteria*）；②大肠埃希菌（*Escherichia coli*）；③沙门菌（*Salmonella*）；④铜绿假单胞菌（*Pseudomonas aeruginosa*）；⑤金黄色葡萄球菌（*Staphylococcus aureus*）；⑥梭菌（*Clostridia*）；⑦白色念珠菌（*Candida albicans*）。

根据药物剂型不同，药典规定的检品中不得含有的控制菌的种类也不同。如口服药物中不得检出大肠埃希菌；皮肤局部给药制剂中不得检出金黄色葡萄球菌和铜绿假单胞菌；阴道尿道给药制剂不得检出金黄色葡萄球菌、铜绿假单胞菌和白色念珠菌；中药制剂还不得检出梭菌（具体规定见"非无菌药品微生物限度标准"）。因此，控制菌检验时，常根据剂型的不同选择其中的控制菌进行检查。

通过学习本任务中的基本理论知识并进行相应的实训操作，学生能够在以后的工作中正确进行产品中控制菌的检查，并对检查的结果做出合理的判断和处理。

一、所有控制菌检查的基本流程

非无菌产品控制菌检查的一般步骤包括供试液的制备、增菌培养、分离培养、纯培养、革兰染色及生化试验或特定试验等。增菌培养的目的是抑制不需要的细菌生长而有利于需要检查的细菌生长，因此，不同的控制菌所用的增菌培养基不同。分离培养的目的是分离得到需要检查细菌的单菌落，便于继续做纯培养和生化试验。纯培养的目的是得到纯种的培养物，便于做生化试验。生化试验应根据不同菌种代谢情况，如微生物所产生的产物（如酶）的不同，来进行菌种鉴别。具体如下。

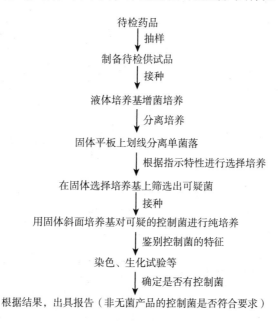

二、不同控制菌的一般检查步骤

1. **耐胆盐革兰阴性菌的检查**　预培养→增菌培养（定性试验）→分离培养（定量试验）。

2. **大肠埃希菌的检查**　增菌培养→分离培养→纯培养→染色镜检→IMViC 生化试验。

3. **沙门菌的检查**　增菌培养→分离培养→初步鉴别试验→生化试验→血清凝集试验。

4. **铜绿假单胞菌的检查**　增菌培养→分离培养→纯培养→染色镜检→生化试验。

5. **金黄色葡萄球菌的检查**　增菌培养→分离培养→纯培养→染色镜检→血浆凝固酶试验。

6. **梭菌的检查**　增菌培养→分离培养→染色镜检→过氧化氢酶试验。

7. **白色念珠菌的检查**　增菌培养→分离培养→鉴定试验→芽管试验。

三、控制菌检查所用培养基及检查方法的适用性检查

非无菌产品在进行控制菌检查时，需要对所用培养基进行促生长能力、抑制能力和指示特性等适用性检查。不同的控制菌所用的培养基种类不同，控制菌检查中所用培养基、培养基的适用性检查项目及所用菌株的要求也不同。

1. **控制菌检查所用培养基的适用性检查**　具体要求按照《中国药典》（2020 年版）

规定进行，见表 5 – 13。

表 5 – 13　控制菌检查用培养基的促生长能力、抑制能力和指示特性

控制菌检查	培养基	特性	试验菌株
耐胆盐革兰阴性菌	肠道菌增菌液体培养基	促生长能力 抑制能力	大肠埃希菌、铜绿假单胞菌 金黄色葡萄球菌
大肠埃希菌	紫红胆盐葡萄糖琼脂培养基 麦康凯液体培养基	促生长能力 + 指示特性 促生长能力 抑制能力	大肠埃希菌、铜绿假单胞菌 大肠埃希菌 金黄色葡萄球菌
沙门菌	麦康凯琼脂培养基 RV 沙门菌增菌液体培养基	促生长能力 + 指示特性 促生长能力 抑制能力	大肠埃希菌 乙型副伤寒沙门菌 金黄色葡萄球菌
铜绿假单胞菌	木糖赖氨酸脱氧胆酸盐琼脂培养基 三糖铁琼脂培养基 溴化十六烷基三甲铵琼脂培养基	促生长能力 + 指示特性 指示能力 促生长能力 抑制能力	乙型副伤寒沙门菌 乙型副伤寒沙门菌 铜绿假单胞菌 大肠埃希菌
金黄色葡萄球菌	甘露醇氯化钠琼脂培养基	促生长能力 + 指示特性 抑制能力	金黄色葡萄球菌 大肠埃希菌
梭菌	梭菌增菌培养基 哥伦比亚琼脂培养基	促生长能力 促生长能力	生孢梭菌 生孢梭菌
白色念珠菌	沙氏葡萄糖液体培养基 沙氏葡萄糖琼脂培养基 念珠菌显色培养基	促生长能力 促生长能力 + 指示特性 促生长能力 + 指示能力 抑制能力	白色念珠菌 白色念珠菌 白色念珠菌 大肠埃希菌

　　控制菌检查用的商品化预制培养基、由脱水培养基或按处方配制的培养基均应进行培养基的适用性检查。

　　（1）液体培养基促生长能力检查　分别接种不大于 100cfu 的试验菌（表 5 – 13）于被检培养基和对照培养基中，在相应控制菌检查规定的培养温度及不大于规定的最短培养时间下培养，与对照培养基管比较，被检培养基管试验菌应生长良好。

　　（2）固体培养基促生长能力检查　用涂布法分别接种不大于 100cfu 的试验菌（表 5 – 13）于被检培养基和对照培养基平板上，在相应控制菌检查规定的培养温度及不大于规定的最短培养时间下培养，被检培养基与对照培养基上生长的菌落大小、形态特征应一致。

　　（3）培养基抑制能力检查　接种不少于 100cfu 的试验菌（表 5 – 13）于被检培养基和对照培养基中，在相应控制菌检查规定的培养温度及不小于规定的最长培养时间下培养，试验菌应不得生长。

　　（4）培养基指示特性检查　用涂布法分别接种不大于 100cfu 的试验菌（表 5 – 13）

于被检培养基和对照培养基平板上，在相应控制菌检查规定的培养温度及不大于规定的最短培养时间下培养，被检培养基上试验菌生长的菌落大小、形态特征、指示剂反应情况等应与对照培养基一致。

2. 控制菌检查方法适用性试验要求　需要对检查方法进行适用性试验，以确定所用的检查方法适用于非无菌产品的控制菌检查。检验程序或产品发生变化可能影响检验结果时，控制菌检查方法应重新进行适用性试验。

（1）供试液制备　按下列"供试品检查"中的规定制备。

（2）试验菌　根据各品种项下微生物限度标准中规定检查的控制菌选择相应试验菌株，确认耐胆盐革兰阴性菌检查方法时，采用大肠埃希菌和铜绿假单胞菌作为试验菌。

（3）适用性试验　按控制菌检查法取规定量供试液及不大于100cfu的试验菌接入规定的培养基中；采用薄膜过滤法时，取规定量供试液，过滤，冲洗，在最后一次的冲洗液中加入试验菌，过滤后，注入规定的培养基或取出滤膜接入规定的培养基中。依相应的控制菌检查方法，在规定的温度和最短时间下培养，应能检出所加试验菌相应的反应特征。

（4）结果判断　上述试验若检出试验菌，按此供试液制备法和控制菌检查方法进行供试品检查；若未检出试验菌，应消除供试品的抑菌活性［见《中国药典》（2020年版）第四部通则1105"非无菌产品微生物限度检查：微生物计数法"中的"抗菌活性的去除或灭活"］，并重新进行方法适用性试验。如果经过试验确证供试品对试验菌的抗菌作用无法消除，可认为受抑制的微生物不易存在于该供试品中，选择抑菌成分消除相对彻底的方法进行供试品的检查。

3. 非无菌产品适用性检查所用菌种及菌液制备　试验用菌株的传代次数不得超过5代（从菌种保藏中心获得的干燥菌种为第0代），并采用适宜的菌种保藏技术进行保存，以保证试验菌株的生物学特性。所用菌种如下。

（1）金黄色葡萄球菌［CMCC（B）26003］。

（2）铜绿假单胞菌［CMCC（B）10104］。

（3）大肠埃希菌［CMCC（B）44102］。

（4）乙型副伤寒沙门菌［CMCC（B）50094］。

（5）白色念珠菌［CMCC（F）98001］。

（6）生孢梭菌［CMCC（B）64941］。

四、非无菌产品（供试品）控制菌的检查技术

供试品的控制菌检查应按经方法适用性试验确认的方法进行。

阳性对照试验方法同供试品的控制菌检查，对照菌的加量应不大于100cfu。阳性对照试验应检出相应的控制菌。

阴性对照试验以稀释剂代替供试液照相应控制菌检查法进行检查，阴性对照试验

应无菌生长。如果阴性对照有菌生长，应进行偏差调查。

（一）耐胆盐革兰阴性菌的检查技术

1. 供试液制备和预培养 取供试品，用胰酪大豆胨液体培养基作为稀释剂，照"非无菌产品微生物限度检查：微生物计数法（通则1105）"制成1∶10供试液，混匀，在20~25℃培养，培养时间应使供试品中的细菌充分恢复但不增殖（约2小时）。

2. 定性试验 除另有规定外，取相当于1g或1ml供试品的上述预培养物，接种至适宜体积（经方法适用性试验确定）肠道菌增菌液体培养基中，30~35℃培养24~48小时后，划线接种于紫红胆盐葡萄糖琼脂培养基平板上，30~35℃培养18~24小时。如果平板上无菌落生长，判供试品未检出耐胆盐革兰阴性菌。

3. 定量试验 选择和分离培养取相当于0.1g、0.01g和0.001g（或0.1ml、0.01ml和0.001ml）供试品的预培养物或其稀释液，分别接种至适宜体积（经方法适用性试验确定）肠道菌增菌液体培养基中，30~35℃培养24~48小时。上述每一培养物分别划线接种于紫红胆盐葡萄糖琼脂培养基平板上，30~35℃培养18~24小时。

4. 结果判断 若紫红胆盐葡萄糖琼脂培养基平板上有菌落生长，则对应培养管为阳性，否则为阴性。根据各培养管检查结果，从表5-14查1g或1ml供试品中含有耐胆盐革兰阴性菌的可能菌数。

表5-14 耐胆盐革兰阴性菌的可能菌数（N）

各供试品量的检查结果			每1g（或1ml）
0.01g或0.01ml	0.001g或0.001ml	菌数（cfu）	供试品中可能的菌数（cfu）
+	+	+	$N > 10^3$
+	+	+	$10^2 < N < 10^3$
+	-	-	$10 < N < 10^2$
-	-	-	$N < 10$

注：+代表紫红胆盐葡萄糖琼脂平板上有菌落生长；-代表紫红胆盐葡萄糖琼脂平板上无菌落生长。若供试品量减少10倍（如0.01g或0.01ml，0.001g或0.001ml，0.0001g或0.0001ml），则每1g（或1ml）供试品中可能的菌数（N）应相应增加10倍。

（二）大肠埃希菌的检查技术

1. 供试液制备 取供试品，照"非无菌产品微生物限度检查：微生物计数法[《中国药典》（2020年版）第四部通则1105]"制成1∶10供试液。

2. 增菌培养 按药品微生物总数检验中药品处理制备供试液的方法对样品进行处理，取制成的供试液10ml（相当于被检药品1g、1ml、10cm²）直接接种于适宜体积（经方法适用性试验确定）的胰酪大豆胨液体培养基中，混匀，30~35℃培养18~24小时。

3. 选择培养 取上述培养物1ml接种至100ml麦康凯液体培养基中，42~44℃培养24~48小时。

4. 分离培养 取麦康凯液体培养物划线接种于麦康凯琼脂培养基平板上，30~

35℃培养 18 ~ 72 小时。

5. 形态检验 按革兰染色法操作,对试管内的菌进行染色,并用油镜观察。如果试管培养物在油镜下为红色短小杆菌,则可能有大肠埃希菌,还应继续检验;如果试管培养物在油镜下不是红色短小杆菌,则可判断被检药品中无大肠埃希菌,即药品的大肠埃希菌检验合格。

6. 生化反应 大肠埃希菌和产气杆菌在增菌、分离、纯培养和形态观察中,二者的反应一样,只有通过生化反应,才能将二者区别开来。一般用靛基质试验(吲哚试验)(I)、甲基红试验(M)、V - P 试验(Vi)、枸橼酸盐利用试验(C)来区分,即 IMViC 试验(图 5 - 7)。

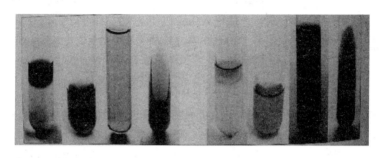

图 5 - 7 IMViC 试验

大肠埃希菌 + + - - (左),产气杆菌 - - + + (右)

(1)靛基质试验(I) 取可疑菌落或斜面培养物,接种于蛋白胨水培养基中,置 35℃培养 24 ~ 48 小时,必要时培养 4 ~ 5 天,沿管壁加入靛基质试液数滴,液面呈玫瑰红色为阳性,呈试剂本色为阴性。大肠埃希菌应为阳性。

(2)甲基红试验(M - R 反应) 取可疑菌落或斜面培养物,接种于磷酸盐葡萄糖胨水培养基中,置 35℃培养 2 ~ 5 天,于培养管内加入甲基红指示液(称取甲基红 0.1g,加 95% 乙醇 300ml,使溶解后,加水至 500ml)数滴,立即观察,呈鲜红色或橘红色为阳性,呈黄色为阴性。大肠埃希菌应为阳性。

(3)乙酰甲基甲醇生成试验(V - P 反应) 取可疑菌落或斜面培养物,接种于磷酸盐葡萄糖胨水培养基中,置 35℃培养 48 小时,量取 2ml 培养液,加入 α - 萘酚乙醇试液(称取 α - 萘酚 5g,加无水乙醇溶解使成 100ml)1ml,混匀,再加 40% 氢氧化钾溶液 0.4ml,充分振荡,立刻或数分钟内出现红色即为阳性反应;无红色反应为阴性。如为阴性反应,置 35℃水浴 4 小时后再观察。大肠埃希菌应为阴性。

(4)枸橼酸盐利用试验(C) 取可疑菌落或斜面培养物,接种于枸橼酸盐培养基斜面上,一般培养 48 ~ 72 小时,凡能在培养基斜面生长出菌落且培养基由绿色变成蓝色者为阳性反应;无菌落生长,培养基仍呈绿色者为阴性反应。阴性反应者应继续培养观察至 7 天。大肠埃希菌应为阴性。

7. 结果判断

(1)如果阳性对照试验的 IMViC 试验结果为 + + - - ,则试验结果有效。如果检

验反应的结果为 ＋＋－－或－＋－－，说明被检药品中含有大肠埃希菌，该药品大肠埃希菌检验不合格；如果反应结果为－－＋＋，说明被检药品中不含大肠埃希菌，该药品大肠埃希菌检验合格。

（2）反之，如果阳性对照试验的 IMViC 反应结果不符合上述要求，则此次检验的结果无效，应从头开始，重做所有试验。

（三）沙门菌的检查技术

1. 供试液制备　供试品照"非无菌产品微生物限度检查：微生物计数法（通则1105）"制成 1∶10 供试液。

2. 增菌培养　取 1∶10 的供试液 10ml（相当于 1g，1ml，10cm^2）或规定量的被检药品直接加入无菌的营养肉汤培养基（200ml 以上）中，混合均匀；另取与供试液等量的稀释液加入无菌的营养肉汤培养基中作为阴性对照。35～37℃培养 18～24 小时，阴性对照应无菌生长。取供试液培养物 1ml，加入含 10ml 四硫磺酸钠增菌液的试管内，再置 36℃±1℃培养 24 小时±2 小时。如有菌生长，增菌培养液变混浊。

3. 分离培养　轻微摇动增菌培养液，以接种环蘸取 1～2 环接种于胆盐乳糖琼脂（或沙门、志贺菌属琼脂）或麦康凯琼脂（或曙红亚甲蓝琼脂）平板上，于 35～37℃培养 24 小时（必要时延长至 48 小时），检查平板上有无可疑菌落。胆盐乳糖琼脂上的可疑菌落为无色至浅橙色、半透明、菌落中心带黑色或全部黑色或无黑色；沙门、志贺菌属琼脂上的可疑菌落为无色至淡红色、半透明或不透明、菌落中心有时带黑褐色；曙红亚甲蓝琼脂上的可疑菌落为无色至浅橙色、透明或半透明、光滑湿润、圆形；麦康凯琼脂上的可疑菌落为无色至浅橙色、透明或半透明、菌落中心有时为暗色。

当阴性对照的平板呈现阴性菌落，供试品的平板无菌落生长，或有菌落生长但为不是沙门菌的可疑菌落时，可判为未检出沙门菌，即被检药品的沙门菌检验合格。

4. 纯培养　如果有可疑菌落生长，则将菌落分别接种至三糖铁琼脂斜面或进行高层穿刺接种。35～37℃下培养 18～24 小时。如果斜面未见红色、底层未见黄色；或斜面黄色、底层无黑色，判断未检出沙门菌，即被检药品的沙门菌检验合格。反之，则应进行下列试验。

5. 形态观察　用上述两种培养液做革兰染色以观察细菌的形态。如果检验管中目的菌是革兰阴性短小杆菌，则药品中可能有沙门菌，要做进一步的检验；如果检验管中的菌不是革兰阴性短小杆菌，则药品中无沙门菌。

6. 生化反应

（1）吲哚试验　按大肠埃希菌检查方法项下操作、判断结果。沙门菌应为阴性反应。

（2）尿素酶试验　用接种环蘸取纯培养物，分别划线接种于 2 支尿素琼脂培养基上。置 35～37℃培养 24 小时，观察结果。如斜面变为红色，为阳性反应；阴性反应不变色。沙门菌应为阴性反应。

（3）氰化钾试验　取纯培养物，分别接种至 2 支氰化钾培养基试管内，用橡皮塞塞住管口，要求不透气。置于35～37℃培养24～48小时，观看结果。试管中有菌生长（混浊），则反应为阳性；试管中无菌生长，则为阴性反应。沙门菌应为阴性反应。

此试验应十分注意密封管口，夏天分装培养基宜在水浴中进行，以防氰化钾分解而产生氢氰酸逸出，致使氰化钾浓度下降、细菌生长，造成假阳性。

（4）赖氨酸脱羧试验　用接种环蘸取少量纯培养物，分别接种在赖氨酸脱羧酶培养基中。置35～37℃培养24～48小时，观察结果。如果试验管呈紫色，则为阳性反应；如果试验管为黄色，则为阴性反应。沙门菌应为阳性反应。

（5）动力检查　用接种针蘸取培养物，分别用穿刺法接种于2支半固体肉汤琼脂培养基中，35～37℃培养24小时后观察。有鞭毛的细菌除沿线生长外，还向四周呈混浊性扩散生长，动力试验为阳性；无鞭毛的细菌只能沿线生长，不能向四周扩散，动力试验为阴性。阴性反应的培养物，应在室温保留2～3天后，再观察，沙门菌除少数例外，均具有周身鞭毛，能向四周扩散生长。

（6）血清学试验　在洁净载玻片近中心区的一端，以接种环蘸取沙门菌属A～F多价O血清2～3环，再分别挑取纯培养菌株的培养物少许，与血清混合（要小心操作，以防外溅而污染四周），将玻片前后移动，用光学显微镜在低倍镜下观察结果。如为阳性反应，通常在3分钟内出现凝集现象。有时反应迟缓，需将玻片置培养皿内，并在皿内放湿棉球一个以防干燥，约过20分钟，再观察结果。凡与血清出现凝集者，应以0.9%氯化钠溶液与同一菌株培养物作为对照试验，对照应无凝集现象方可确定为阳性反应。如果反应为阴性，应用接种环取培养物，加入含少量0.9%氯化钠溶液的试管中，制成菌悬液，在100℃水浴中保温30分钟，待冷。用此液再重复上述血清学反应，如有凝集现象出现，血清学反应仍为阳性；如果还无凝集现象产生，才能判断其血清学反应为阴性。

7. 结果判断　见表5-15。

表5-15　沙门菌检验结果判断表

反应情况 待检菌体	A～F多价O血清		生理盐水对照	生化反应结果	结论
	菌体不加热	菌体于100℃加热30分钟			
1	+		-	符合	检出沙门菌
2	+		-	不符合	进一步检测
3	-	+	-	符合	检出沙门菌
4	-	+	-	不符合	进一步检测
5	-	-	-	符合	进一步检测
6	-	-	-	不符合	无沙门菌

（1）如果生化反应与沙门菌相同，血清学反应为阳性，则说明被检药品中含有沙门菌，即药品沙门菌检验不合格。

（2）如果生化反应与沙门菌不相同、血清学反应又为阴性，说明被检药品中无沙门菌，即药品的沙门菌检验合格。

（3）如果生化反应与沙门菌相同、血清学反应又为阴性反应，或生化反应与沙门菌不相同、血清学反应又为阳性，则不能下结论，还需做进一步的检验（一般需要专门机构完成）。

（四）铜绿假单胞菌的检查技术

1. 供试液制备　供试品照"非无菌产品微生物限度检查：微生物计数法（通则1105）"制成1：10供试液。

2. 增菌培养　取供试液10ml（相当于被检药品1g、1ml或10cm^2）加入无菌的胆盐乳糖培养基中（100ml以上），另取一份无菌胆盐乳糖培养基加入与供试液等量的稀释液作为阴性对照。35～37℃培养18～24小时。阴性对照应无菌生长。

3. 分离培养　从有供试液的培养管中分别取少许液体，划线接种于十六烷三甲基溴化铵琼脂培养基平板上，35～37℃培养18～24小时。铜绿假单胞菌的可疑菌落呈扁平、无定形、周边扩散、表面湿润、灰白色、周围时有蓝绿色素扩散。如果供试液的平板无菌落或无可疑菌落生长，可判未检出铜绿假单胞菌，即被检药品的铜绿假单胞菌检验合格。如果有可疑菌落生长，则应进行下列试验。

4. 纯培养　挑取2～3个铜绿假单胞菌的可疑菌落，接种于营养琼脂斜面上，35～37℃培养18～24小时。

5. 革兰染色观察　铜绿假单胞菌的革兰染色镜检应为革兰阴性杆菌。如果检验管中培养物不是革兰阴性菌，则可判断未检出铜绿假单胞菌，即被检药品的铜绿假单胞菌检验合格。如果是检验管中培养物是革兰阴性菌，则应进行下列生长试验。

6. 生化试验

（1）氧化酶试验　取洁净滤纸片置于平皿内，用无菌玻棒分别将纯培养的铜绿假单胞菌斜面培养物涂抹于滤纸上，再滴加新配制的1%二甲基对苯二胺溶液，在30秒内，呈现粉红色至紫红反应，为氧化酶试验阳性，否则为阴性。

如证实为非革兰阴性无芽孢杆菌或氧化酶试验阴性，均可判未检出铜绿假单胞菌，即被检药品的铜绿假单胞菌检验合格。否则应进行绿脓菌素试验。

（2）绿脓菌素试验　取上述琼脂培养物，分别接种到供绿脓菌素试验用的PDP琼脂培养基斜面上。35～37℃培养24小时后，在试管内加氯仿3～5ml时，充分摇匀，将待检管的色素提取到氯仿里。待氯仿提取液呈蓝绿色时，用吸管将其移到另一试管中，然后滴加1mol/L的稀盐酸液1ml左右，摇匀，静置片刻。如上层稀盐酸液内出现粉红色时，即为阳性反应。

试验时应有阴性对照试验。当阴性对照试验为阴性时，并革兰阴性无芽孢杆菌、氧化酶试验阴性及绿脓菌素试验阴性，可判未检出铜绿假单胞菌，即被检药品的铜绿假单胞菌检验合格。对于绿脓菌素试验阳性的培养物，应继续做以下试验。

（3）硝酸盐还原产气试验　挑取纯培养物，分别接种至含倒置小发酵管的硝酸盐蛋白胨水培养基内，35～37℃培养24小时，观察。凡倒置小管中有气体产生者即为阳性反应（图5-8）。

（4）42℃生长试验　挑取纯培养物，分别接种于肉汤琼脂斜面上，在40～42℃的恒温培养箱中培养24～48小时，观察有无菌落生长。有菌苔生长为阳性，反之为阴性。

（5）液化明胶试验　以接种针蘸取营养琼脂斜面培养物，分别穿刺接种至明胶培养基内，35～37℃培养24小时后，取出放置冰箱（4℃）内10～30分钟，呈溶液状即为阳性反应，呈凝固状为阴性反应。

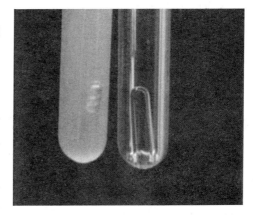

图5-8　产气试验

左为阳性，右为阴性

7. 结果判断　当阴性对照为阴性，阳性对照为阳性时，检验结果有效。如果生化反应前两项中的一项或两项均为阳性，革兰染色结果又为阴性杆菌，或革兰染色结果为阴性杆菌，所有生化反应均为阳性，则可判断药品中有铜绿假单胞菌，即被检药品的铜绿假单胞菌检验不合格；如果革兰染色结果和生化反应均与上述两种情况不相同，则可判断药品中无铜绿假单胞菌，即被检药品的铜绿假单胞菌检验合格。

（五）金黄色葡萄球菌的检查技术

1. 供试液制备　供试品照"非无菌产品微生物限度检查：微生物计数法（通则1105）"制成1∶10供试液。

2. 增菌培养　取规定量的1∶10供试液10ml（相当于1g、1ml或10cm²），分别加到无菌的亚碲酸钠肉汤（或营养肉汤）培养基中，另取与供试液等量的稀释液加入无菌的亚碲酸钠肉汤（或营养肉汤）培养基作为阴性对照。35～37℃培养18～24小时，必要时培养可延长至48小时。阴性对照应无菌生长，供试液管若有菌生长，增菌液变混浊。

3. 分离培养　取加供试液的培养管，轻微摇动增菌培养液。以接种环蘸取1～2环，划线接种于卵黄氯化钠琼脂平板或甘露醇氯化钠琼脂平板，35～37℃培养24～72小时。卵黄氯化钠琼脂上的典型菌落（或可疑菌落）的特征为金黄色、圆形凸起、边缘整齐、外周有卵磷脂分解后产生的乳浊圈，菌落直径1～2mm；甘露醇氯化钠琼脂上的典型或可疑菌落为金黄色、圆形突起、边缘整齐、外周有黄色环，菌落直径0.7～1mm。

金黄色葡萄球菌在上述培养基上产生的色素，典型者为金黄色，但有的菌株因来源不一或受药物影响，可呈橙黄、黄白或无色。培养基存放时间和培养时间的不同对色素产生会有影响，一般以新配培养基、培养时间较长者，金黄色色素较明显。

当阴性对照的平板显现阴性菌落时，供试液的平板中无菌落生长，或有菌落但不是典型或可疑菌落时，可判被检药品中无金黄色葡萄球菌，即药品的金黄色葡萄球菌检验合格。

4. 纯培养　若有可疑菌落生长，以接种环轻轻接触 2～3 个菌落中心蘸取培养物，接种于营养琼脂斜面，35～37℃培养 18～24 小时，供染色镜检、生化试验等用。

5. 革兰染色镜检　取营养琼脂斜面培养物涂片，进行革兰染色，镜检。金黄色葡萄球菌为革兰阳性球菌，无芽孢，无荚膜，排列呈不规则状，或似葡萄状。如果没有革兰阳性菌，可判断无金黄色葡萄球菌，即被检药品的金黄色葡萄球菌检验合格；如果有革兰阳性菌，则做生化试验即血浆凝固酶试验确认。

6. 血浆凝固酶试验　取灭菌小试管 3 支，每管加入 0.5ml 血浆与无菌水 1：1 的混合液。吸取待检菌的肉汤培养液（或取肉汤琼脂斜面上的纯菌苔少许，在 0.9% 氯化钠溶液管中混匀，使其呈浓菌液）0.5ml，加到 1 支血浆管中；其余 2 支血浆管作对照管，1 支加入阳性对照菌的肉汤培养液悬液 0.5ml 作为阳性对照，另 1 支加入肉汤或 0.9% 氯化钠溶液 0.5ml 作阴性对照。将 3 支管同时放在 35～37℃恒温水浴箱中。3h 后开始检查，之后每隔适当时间观察一次，直至 24 小时。检查时，轻轻将试管倾斜，仔细观察。

如果阴性对照管的血浆流动自如，阳性对照管的血浆产生凝固现象，则检验结果有效。试验管血浆凝固者为阳性反应；经保温 24h，试验管无凝固现象为阴性反应。如果血浆凝固酶试验为阳性，判定为检出金黄色葡萄球菌，即药品的金黄色葡萄球菌检验不合格；如果血浆凝固酶试验为阴性，判定为未检出金黄色葡萄球菌，即药品的金黄色葡萄球菌检验合格。

每次试验，阳性对照管应出现血浆凝固，阴性对照管应不凝固。否则，应另制备血浆，重新试验。

7. 结果判断　若甘露醇氯化钠琼脂培养基平板上有黄色菌落或外周有黄色环的白色菌落生长，应进行分离、纯化及适宜的鉴定试验，以确证是否为金黄色葡萄球菌；若平板上没有与上述形态特征相符或疑似的菌落生长，或虽有相符或疑似的菌落生长但鉴定结果为阴性，判供试品未检出金黄色葡萄球菌。

（六）梭菌的检查技术

1. 供试液制备和热处理　取供试品，照"非无菌产品微生物限度检查：微生物计数法（通则 1105）"制成 1：10 供试液。取相当于 1g 或 1ml 供试品的供试液 2 份，其中 1 份置 80℃保温 10 分钟后迅速冷却。

2. 增菌培养　取供试液两份，各 10ml（相当于 1g、1ml 或 10cm^2），其中一份置于 80℃加热 10 分钟后冷却，另两份供试液分别接种于 100ml 的梭菌增菌培养基中，在厌氧条件下，35～37℃培养 72～96 小时，观察结果。阴性反应为无菌生长，阳性反应为有混浊、产气及碎肉发黑、发臭等现象。若检验管的培养液不产气、不混浊、无消化碎肉及产生臭气等现象，且染色未见革兰阳性杆菌者，可做未检出梭菌的报告，即被检药品的梭菌检验合格；若检验管出现阳性反应，应做进一步检验。

3. 分离培养 取上述培养为阳性的检验管培养物 0.2ml，涂抹接种于含庆大霉素的哥伦比亚琼脂平板上，在厌氧条件下，35～37℃培养 48～72 小时，若平板上无菌生长，判断未检出梭菌，即被检药品的梭菌检验合格。如果平板上有菌生长，则应进行下列试验。

4. 革兰染色检查 取上述平板上的菌落涂片，进行革兰染色镜检。典型的梭菌应为革兰阳性鼓槌样芽孢杆菌，菌体细长，成熟芽孢为正圆形，位于菌体一端，形似鼓槌状（图 5－9）。但此菌培养过久（72 小时后）常呈革兰阴性。

5. 过氧化氢酶试验 取上述平板上生长的菌落，置于洁净的玻璃载玻片上，滴加 3% 过氧化氢试液，若菌落表面有气泡产生，为过氧化氢酶试验阳性，反之为试验阴性。

如果革兰染色检验为阳性，有或无卵圆形或球形芽孢，过氧化氢酶试验为阴性，判检出梭菌，即被检药品的梭菌检验不合格；反之说明未检出梭菌，即被检药品的梭菌检验合格。

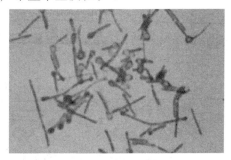

图 5－9 梭菌

6. 结果判断 若哥伦比亚琼脂培养基平板上有厌氧杆菌生长（有或无芽孢），且过氧化氢酶反应为阴性的，应进一步进行适宜的鉴定试验，以确证是否为梭菌；如果哥伦比亚琼脂培养基平板上没有厌氧杆菌生长，或虽有相符或疑似的菌落生长但鉴定结果为阴性，或过氧化氢酶反应为阳性，判供试品未检出梭菌。

（七）白色念珠菌的检查技术

1. 供试液制备 供试品照"非无菌产品微生物限度检查：微生物计数法（通则 1105）"制成 1：10 供试液。

2. 增菌培养 取供试液 10ml（相当于 1g、1ml 或 10cm^2），直接接种于适量（不少于 100ml）的沙氏葡萄糖液体培养基中，35～37℃培养 48～72 小时。

3. 分离培养 取上述培养物划线接种于沙氏葡萄糖琼脂培养基平板上，35～37℃培养 24～48 小时（必要时延长至 72 小时），菌落呈乳白色，偶见淡黄色，表面光滑，有浓酵母气味。培养时间稍长则菌落增大，颜色变深，质地变硬或表面有皱褶。若平板上无菌生长或生长菌落与上述特征不符，判断未检出白色念珠菌，即被检药品的白色念珠菌检验合格。

4. 显色培养试验 挑选上述可疑菌落 2～3 个，分别接种于念珠菌显色培养基平板上，35～37℃培养 24～48 小时（必要时延长至 72 小时）。若平板上无绿色或翠绿色的菌落生长，可判断供试品未检出白色念珠菌。

5. 纯培养 若平板上生长的菌落为绿色或翠绿色，挑取相符或可疑菌落接种于 1% 聚山梨酯 80－玉米琼脂培养基，35～37℃培养 24～48 小时。

6. 革兰染色检查 取上述培养物涂片，做革兰染色镜检，可见厚膜孢子（图 5－10）。

7. 芽管试验 取 1% 聚山梨酯 80 - 玉米琼脂培养基上的培养物，置于洁净的玻璃载玻片上，滴加一滴血清，盖上盖玻片，置于湿润的平皿内，35 ~ 37℃ 培养 1 ~ 3 小时，镜检。如果孢子上有短小芽管长出为试验阳性，反之为试验阴性。

如果革兰染色结果为阳性，有厚膜孢子、假菌丝，芽管试验阳性，检出白色念珠菌，则被检药品的白色念珠菌检验不合格；

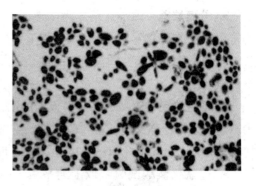

图 5 - 10　白色念珠菌革兰染色

反之说明未检出白色念珠菌，即被检药品的白色念珠菌检验合格（图 5 - 11）。

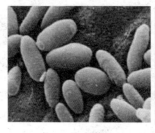 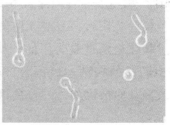

a　　　　　　　　　　b

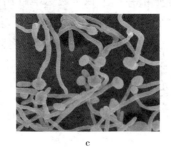

c

图 5 - 11　白色念珠菌
a. 形态；b. 厚膜孢子；c. 假丝

8. 结果判断 若沙氏葡萄糖琼脂培养基平板上有疑似菌落生长，且疑似菌在念珠菌显色培养基平板上生长的菌落呈阳性反应，应进一步进行适宜的鉴定试验，以确证是否为白色念珠菌；若沙氏葡萄糖琼脂培养基平板上没有菌落生长，或虽有菌落生长但鉴定结果为阴性，或疑似菌在念珠菌显色培养基平板上生长的菌落呈阴性反应，判供试品未检出白色念珠菌。

五、稀释液、培养基、菌液、供试液、阴性对照和阳性对照的制备、接种培养及结果判断方法

（一）稀释液的制备

稀释液配制后，应采用验证合格的灭菌程序灭菌。

1. pH 7.0 无菌氯化钠 – 蛋白胨缓冲液　取磷酸二氢钾 3.56g，无水磷酸氢二钠 5.77g，氯化钠 4.30g，蛋白胨 1.00g，加水 1000ml，微温溶解，滤清，分装，灭菌。

2. pH6.8、pH7.2 和 pH7.6 的无菌磷酸盐缓冲液

（1）pH6.8 磷酸盐缓冲液　取 0.2mol/L 磷酸二氢钾溶液 250ml，加 0.2mol/L 氢氧化钠溶液 118ml，用水稀释至 1000ml，摇匀，即得。

（2）pH 7.2 磷酸盐缓冲液　取 0.2mol/L 磷酸二氢钾溶液 50ml 与 0.2mol/L 氢氧化钠溶液 35ml，加新沸过的冷水稀释至 200ml，摇匀，即得。

（3）pH 7.6 磷酸盐缓冲液　取磷酸二氢钾 27.22g，加水使溶解成 1000ml，取 50ml，加 0.2mol/L 氢氧化钠溶液 42.4ml，再加水稀释至 200ml，即得。

以上三种缓冲液配制后，过滤，分装，灭菌后即为无菌缓冲液。如需要，可在上述稀释液灭菌前或灭菌后加入表面活性剂或中和剂等。

3. 0.9% 无菌氯化钠溶液　取氯化钠 9.0g，加水溶解使成 1000ml，过滤，分装，灭菌。

（二）培养基及其制备

培养基可按以下处方制备，也可使用按该处方生产的符合要求的脱水培养基。配制后，应按验证过的灭菌程序灭菌。

1. 胰酪大豆胨液体培养基、胰酪大豆胨琼脂培养基、沙氏葡萄糖液体培养基　按照《中国药典》（2020 年版）第四部通则"1101　无菌检查法"中的方法制备。

（1）胰酪大豆胨液体培养基（TSB）

胰酪胨	17.0g	氯化钠	5.0g
大豆木瓜蛋白酶水解物	3.0g	磷酸氢二钾	2~5g
葡萄糖/无水葡萄糖	2.5g/2.3g	水	1000ml

除葡萄糖外，取上述成分，混合，微温溶解，滤过，调节 pH 使灭菌后在 25℃ 的 pH 为 7.3 ±0.2，加入葡萄糖，分装，灭菌。

（2）胰酪大豆胨琼脂培养基（TSA）

胰酪胨	15.0g	琼脂	15.0g
大豆木瓜蛋白酶水解物	5.0g	氯化钠	5.0g
水	1000ml		

除琼脂外，取上述成分，混合，微温溶解，调节 pH 使灭菌后在 25℃ 的 pH 为 7.3 ±0.2，加入琼脂，加热熔化后，摇匀，分装，灭菌。

（3）沙氏葡萄糖液体培养基（SDB）

动物组织胃蛋白酶水解物和胰酪胨等量混合物	10.0g		
葡萄糖	20.0g	水	1000ml

除葡萄糖外，取上述成分，混合，微温溶解，调节 pH 使灭菌后在 25℃ 的 pH 为 5.6 ±0.2，加入葡萄糖，摇匀，分装，灭菌。

2. 沙氏葡萄糖琼脂培养基（SDA）

动物组织胃蛋白酶水解物和胰酪胨等量混合物	10.0g	葡萄糖	40.0g
琼脂	15.0g	水	1000ml

除葡萄糖、琼脂外，取上述成分，混合，微温溶解，调节 pH 使灭菌后在 25℃ 的 pH 为 5.6±0.2，加入琼脂，加热熔化后，再加入葡萄糖，摇匀，分装，灭菌。

如使用含抗生素的沙氏葡萄糖琼脂培养基，应确认培养基中所加的抗生素量不影响供试品中霉菌和酵母菌的生长。

3. 马铃薯葡萄糖琼脂培养基（PDA）

马铃薯（去皮）	200g	琼脂	14.0g
葡萄糖	20.0g	水	1000ml

取马铃薯切成小块，加水 1000ml，煮沸 20～30 分钟，用 6～8 层纱布过滤，取滤液补水至 1000ml，调节 pH 使灭菌后在 25℃ 的 pH 为 5.6±0.2，加入琼脂，加热熔化后，再加入葡萄糖，摇匀，分装，灭菌。

4. 玫瑰红钠琼脂培养基

胨	5.0g	玫瑰红钠	0.0133g
葡萄糖	10.0g	琼脂	14.0g
磷酸二氢钾	1.0g	硫酸镁	0.5g
水	1000ml		

除葡萄糖、玫瑰红钠外，取上述成分，混合，微温溶解，加入葡萄糖、玫瑰红钠，摇匀，分装，灭菌。

5. 硫乙醇酸盐流体培养基

胰酪胨	15.0g	新配制的 0.1% 刃天青溶液	1.0ml
无水葡萄糖	5.0g	L-胱氨酸	0.5g
硫乙醇酸钠（或硫乙醇酸）	0.5g（或 0.3ml）		
琼脂	0.75g	水	1000ml

除无水葡萄糖和刃天青溶液外，取上述成分，混合，微温溶解，调节 pH 为弱碱性，煮沸，滤清，加入无水葡萄糖和刃天青溶液，摇匀，调节 pH 使灭菌后在 25℃ 的 pH 为 7.1±0.2。分装至适宜的容器中，其装量与容器高度的比例应符合培养结束后培养基氧化层（粉红色）不超过培养基深度的 1/2，灭菌。在供试品接种前，培养基氧化层的高度不得超过培养基深度的 1/5，否则，须经 100℃ 水浴加热至粉红色消失（不超过 20 分钟），迅速冷却，只限加热一次，并防止被污染。

除另有规定外，硫乙醇酸盐流体培养基置 30～35℃ 培养。

6. 肠道菌增菌液体培养基

明胶胰酶水解物	10.0g	二水合磷酸氢二钠	8.0g
牛胆盐	20.0g	亮绿	15mg

葡萄糖	5.0g	磷酸二氢钾	2.0g
水	1000ml		

除葡萄糖、亮绿外，取上述成分，混合，微温溶解，调节 pH 使加热后在 25℃的 pH 为 7.2 ± 0.2，加入葡萄糖、亮绿，加热至 100℃，30 分钟后立即冷却。

7. 紫红胆盐葡萄糖琼脂培养基

酵母浸出粉	3.0g	中性红	30mg
明胶胰酶水解物	7.0g	结晶紫	2mg
脱氧胆酸钠	1.5g	琼脂	15.0g
葡萄糖	10.0g	氯化钠	5.0g
水	1000ml		

除葡萄糖、中性红、结晶紫、琼脂外，取上述成分，混合，微温溶解，调节 pH 使加热后在 25℃的 pH 为 7.4 ± 0.2。加入葡萄糖、中性红、结晶紫、琼脂，加热煮沸（不能在高压灭菌器中加热）。

8. 麦康凯液体培养基

明胶胰酶水解物	20.0g	溴甲酚紫	10mg
乳糖	10.0g	牛胆盐	5.0g
水	1000ml		

除乳糖、溴甲酚紫外，取上述成分，混合，微温溶解，调节 pH 使灭菌后在 25℃的 pH 为 7.3 ± 0.2，加入乳糖、溴甲酚紫，分装，灭菌。

9. 麦康凯琼脂培养基

明胶胰酶水解物	17.0g	中性红	30.0mg
胨	3.0g	结晶紫	1mg
乳糖	10.0g	琼脂	13.5g
脱氧胆酸钠	1.5g	氯化钠	5.0g
水	1000ml		

除乳糖、中性红、结晶紫、琼脂外，取上述成分，混合，微温溶解，调节 pH 使灭菌后在 25℃的 pH 为 7.1 ± 0.2，加入乳糖、中性红、结晶紫、琼脂，加热煮沸 1 分钟，并不断振摇，分装，灭菌。

10. RV 沙门菌增菌液体培养基

大豆胨	4.5g	六水合氯化镁	29.0g
氯化钠	8.0g	孔雀绿	36mg
磷酸氢二钾	0.4g	水	1000ml
磷酸二氢钾	0.6g		

除孔雀绿外，取上述成分，混合，微温溶解，调节 pH 使灭菌后在 25℃的 pH 为 5.2 ± 0.2。加入孔雀绿，分装，灭菌，灭菌温度不能超过 115℃。

11. 木糖赖氨酸脱氧胆酸盐琼脂培养基

酵母浸出粉	3.0g	氯化钠	5.0g
L-赖氨酸	5.0g	硫代硫酸钠	6.8g
木糖	3.5g	枸橼酸铁铵	0.8g
乳糖	7.5g	酚红	80mg
蔗糖	7.5g	琼脂	13.5g
脱氧胆酸钠	2.5g	水	1000ml

除三种糖、酚红、琼脂外，取上述成分，混合，微温溶解，调节 pH 使加热后在 25℃的 pH 为 7.4 ±0.2，加入三种糖、酚红、琼脂，加热至沸腾，冷至 50℃倾注平皿（不能在高压灭菌器中加热）。

12. 三糖铁琼脂培养基（TSI）

胨	20.0g	硫酸亚铁	0.2g
牛肉浸出粉	5.0g	硫代硫酸钠	0.2g
乳糖	10.0g	0.2%酚磺酞指示液	12.5ml
蔗糖	10.0g	葡萄糖	1.0g
琼脂	12.0g	氯化钠	5.0g
水	1000ml		

除三种糖、0.2%酚磺酞指示液、琼脂外，取上述成分，混合，微温溶解，调节 pH 使灭菌后在 25℃的 pH 为 7.3 ±0.1，加入琼脂，加热熔化后，再加入其余各成分，摇匀，分装，灭菌，制成高底层（2~3cm）短斜面。

13. 溴化十六烷基三甲铵琼脂培养基

明胶胰酶水解物	20.0g	溴化十六烷基三甲铵	0.3g
氯化镁	1.4g	琼脂	13.6g
硫酸钾	10.0g	甘油	10ml
水	1000ml		

除琼脂外，取上述成分，混合，微温溶解，调节 pH 使灭菌后在 25℃的 pH 为 7.4 ±0.2，加入琼脂，加热煮沸 1 分钟，分装，灭菌。

14. 甘露醇氯化钠琼脂培养基

胰酪胨	5.0g	氯化钠	75.0g
动物组织胃蛋白酶水解物	5.0g	酚红	25mg
牛肉浸出粉	1.0g	琼脂	15.0g
D-甘露醇	10.0g	水	1000ml

除甘露醇、酚红、琼脂外，取上述成分，混合，微温溶解，调节 pH 使灭菌后在 25℃的 pH 为 7.4 ±0.2，加热并振摇，加入甘露醇、酚红、琼脂，煮沸 1 分钟，分装，灭菌。

15. 梭菌增菌培养基

胨	10.0g	盐酸半胱氨酸	0.5g
牛肉浸出粉	10.0g	乙酸钠	3.0g
酵母浸出粉	3.0g	氯化钠	5.0g
可溶性淀粉	1.0g	琼脂	0.5g
葡萄糖	5.0g	水	1000ml

除葡萄糖外，取上述成分，混合，加热煮沸使溶解，并不断搅拌。如需要，调节 pH 使灭菌后在 25℃ 的 pH 为 6.8±0.2。加入葡萄糖，混匀，分装，灭菌。

16. 哥伦比亚琼脂培养基

胰酪胨	10.0g	氯化钠	5.0g
肉胃蛋白酶水解物	5.0g	琼脂	10.0～15.0g（依凝固力）
心胰酶水解物	3.0g	玉米淀粉	1.0g
酵母浸出粉	5.0g	水	1000ml

除琼脂外，取上述成分，混合，加热煮沸使溶解，并不断搅拌。如需要，调节 pH 使灭菌后在 25℃ 的 pH 为 7.3±0.2，加入琼脂，加热熔化，分装，灭菌。如有必要，灭菌后，冷至 45～50℃ 加入相当于 20mg 庆大霉素的无菌硫酸庆大霉素，混匀，倾注平皿。

17. 念珠菌显色培养基

胨	10.2g	琼脂	15g
氢罂素	0.5g	色素	22.0g
水	1000ml		

除琼脂外，取上述成分，混合，微温溶解，调节 pH 使加热后在 25℃ 的 pH 为 6.3±0.2。滤过，加入琼脂，加热煮沸，不断搅拌至琼脂完全溶解，倾注平皿。

（三）制备菌液

（1）将金黄色葡萄球菌、铜绿假单胞菌、大肠埃希菌、沙门菌分别接种于胰酪大豆胨液体培养基中或胰酪大豆胨琼脂培养基上，30～35℃ 培养 18～24 小时．

（2）将白色念珠菌接种于沙氏葡萄糖琼脂培养基上或沙氏葡萄糖液体培养基中，20～25℃ 培养 2～3 天。

（3）将生孢梭菌接种于梭菌增菌培养基中，置厌氧条件下，30～35℃ 培养 24～48 小时；或接种于硫乙醇酸盐流体培养基中，30～35℃ 培养 18～24 小时。

上述培养物用 pH 7.0 无菌氯化钠 - 蛋白胨缓冲液或 0.9% 无菌氯化钠溶液制成适宜浓度的菌悬液。菌液制备后若在室温下放置，应在 2 小时内使用；若保存在 2～8℃，可在 24 小时内使用。生孢梭菌孢子悬液可替代新鲜的菌悬液，孢子悬液可保存在 2～8℃，在验证过的贮存期内使用。

（四）制备供试液

具体制备方法见非无菌产品微生物计数检查时供试液的制备方法。

（五）阳性对照试验

阳性对照试验方法同供试品的控制菌检查，对照菌的加量应不大于 100cfu。阳性对照试验应检出相应的控制菌。

（六）阴性对照试验

以稀释剂代替供试液照相应控制菌检查法检查。阴性对照试验应无菌生长，如果有菌生长，应进行偏差调查。

（七）接种培养及结果判断

1. 培养基适用性检查

检查方法见本任务中"三、控制菌检查所用培养基的适用性检查、检查方法的适用性检查"。

2. 控制菌检查方法适用性验证

（1）适用性试验　按控制菌检查法取规定量供试液及不大于 100cfu 的试验菌接入规定的培养基中；采用薄膜过滤法时，取规定量供试液，过滤，冲洗，在最后一次冲洗液中加入试验菌，过滤后，注入规定的培养基或取出滤膜接入规定的培养基中。依相应的控制菌检查方法，在规定的温度和最短时间下培养。

（2）阳性对照试验　阳性对照试验方法同供试品的控制菌检查，对照菌的加量应不大于 100cfu。

（3）阴性对照试验　以稀释剂代替供试液照相应控制菌检查法检查。

阳性对照试验应检出相应的控制菌，阴性对照试验应无菌生长。若适用性试验检出所加试验菌相应的反应特征，按此供试液制备方法或控制菌检查方法进行供试品的控制菌检查；若适用性试验未检出试验菌，应消除供试品的抑菌活性，并重新进行方法适用性试验。如果经过试验确证供试品对试验菌的抗菌作用无法消除，可认为受抑制的微生物不易存在于该供试品中，选择抑菌成分消除相对彻底的方法进行供试品的检查。

3. 供试品的控制菌检查　控制菌检查时，常根据剂型的不同选择其中的控制菌进行检查。供试品检出控制菌或其他致病菌时，按一次检出结果为准，不再复试。

六、控制菌检查的注意事项

（1）检验的全过程要严格遵守无菌操作规程。

（2）吸取供试液时要先摇匀，供试液从制备到加入培养基不能超过 1 小时。

（3）倾注培养基时，温度不能太高，否则会杀死供试液中相应的控制菌。

（4）配制培养基后，务必校正 pH。

（5）尽可能多挑选可疑菌落，以提高检出率，否则易漏检。

实训十三 检查连花清瘟颗粒的控制菌：大肠埃希菌

一、实训目的

1. 学会非无菌产品连花清瘟颗粒中大肠埃希菌的检查方法和检查技术。

2. 能参考《中国药典》（2020 年版）标准，判断供试品连花清瘟颗粒中大肠埃希菌的检查是否符合相关法规的要求。

二、实训原理

连花清瘟颗粒是含中药提取物的口服制剂，属于非无菌产品，需要检查的控制菌是大肠埃希菌。大肠埃希菌属于革兰阴性菌，与产气芽孢杆菌很相似，所以最终需要做 IMViC 生化试验才能确定是否为该控制菌。在实验过程中，为了防止误差的发生，需要严格控制检查条件。

三、实训器材

1. 设备 恒温培养箱、电冰箱、高压蒸汽灭菌锅、电热灭菌器、光学显微镜等。

2. 试剂 ①供试品：连花清瘟颗粒。②培养基：胰酪大豆胨液体培养基、胰酪大豆胨琼脂培养基、麦康凯液体培养基、麦康凯琼脂培养基。③缓冲液：0.9% 无菌氯化钠溶液、pH 7.0 无菌氯化钠 - 蛋白胨缓冲液。④试剂：革兰染色用的试剂、靛基质试验（I）用的试剂、甲基红试验（M - R 反应）用的试剂、乙酰甲基甲醇生成试验（V - P 反应）用的试剂、枸橼酸盐试验（C）用的试剂等。

4. 器材及耗材 培养皿、量筒、试管、试管塞、吸管、载玻片、盖玻片、酒精灯、火柴、记录笔、记录纸等。

四、实训步骤

1. 大肠埃希菌检查

序号	步骤	操作要点
1	配制缓冲液	①pH 7.0 无菌氯化钠 - 蛋白胨缓冲液：取磷酸二氢钾 3.56g，无水磷酸氢二钠 5.77g，氯化钠 4.30g，蛋白胨 1.00g，加水 1000ml，微温溶解，滤清，分装，灭菌即得 ②0.9% 无菌氯化钠溶液：氯化钠 9.0g，加水溶解使成 1000ml，过滤，分装，灭菌即得
2	配制培养基	按规定程序新鲜配制所需要的培养基（均包括被检培养基和对照培养基），灭菌后备用
3	制备供试液	根据供试品的生物学特性和理化特性，采取适宜的方法制备供试液

续表

序号	步骤	操作要点		
4	阳性对照试验	①目的：检查供试品是否有抑菌作用及培养条件是否适宜，以确认该检验方法是否适合于检查大肠埃希菌 ②阳性对照菌的加量：应不大于100cfu ③预期结果：应检出大肠埃希菌		
5	阴性对照试验	①目的：检查稀释剂是否满足要求及培养条件是否适宜，以确认该检验方法是否只适合于检查大肠埃希菌、不适合于检查其他控制菌 ②方法：用金黄色葡萄球菌替代大肠埃希菌，按上述试验方法进行试验 ③预期结果：不能检验出金黄色葡萄球菌。如果检验出金黄色葡萄球菌，说明该方法对于检验大肠埃希菌不具有特异性，必须找出原因，并重新对检验方法进行验证		
6	增菌培养	取供试品，照"非无菌产品微生物限度检查：微生物计数法"制成1：10的供试液。取相当于1g或1ml供试品的供试液，接种至适宜体积（经方法适用性试验确定）的胰酪大豆胨液体培养基中，混匀，30～35℃培养18～24小时		
7	选择和分离培养	取上述培养物1ml接种至100ml麦康凯液体培养基中，42～44℃培养24～48小时。取麦康凯液体培养物划线接种于麦康凯琼脂培养基平板上，30～35℃培养18～72小时		
8	结果初步判断	若麦康凯琼脂培养基平板上没有菌落生长，或虽有菌落生长但鉴定结果为阴性，判定供试品未检出大肠埃希菌；若麦康凯琼脂培养基平板上有菌落生长，应进行分离、纯化及适宜的鉴定试验，以判断是否为大肠埃希菌		
9	大肠埃希菌的确证方法	分离出单菌落	①方法：取供试液的胰酪大豆胨液体培养物，划线接种于麦康凯琼脂培养基平板上，培养18～72小时 ②结果判定：若平板上无菌落生长，或生长的菌落不是可疑菌落，判定被检药品未检出大肠埃希菌，即被检药品的大肠埃希菌检查合格；如果麦康凯琼脂培养基平板上的菌落为鲜桃红色或微红色，菌落中心呈深桃红色，且为圆形、扁平、边缘整齐、表面光滑、湿润的，为可疑菌落，都应进行下一步检验	
		纯培养	选择分离培养平板上典型的疑似菌落，分别接种在含胰酪大豆胨琼脂培养基的斜面上，30～35℃培养18～24小时，然后取斜面的培养物进行检查	
		革兰染色与镜检	①方法：按革兰染色法的操作，取试管内的菌进行染色，并在油镜下观察 ②结果判定：在油镜下，如果试管培养物不是红色的短小杆菌，则可判定被检药品中无大肠埃希菌，即药品的大肠埃希菌检查合格；如果试管培养物为红色的短小杆菌，则其中可能有大肠埃希菌，还应继续检验	
		生化试验	靛基质试验（I） 甲基红试验（M－R反应） 乙酰甲基甲醇生成试验（V－P反应） 枸橼酸盐利用试验（C）	详见"微生物控制菌检查常用生化试验"
		确证结论	①如果阳性对照试验的IMViC试验结果为＋＋－－，则试验结果有效。如果疑似菌落的IMViC试验结果为＋＋－－或－＋－－，说明被检药品中含有大肠埃希菌，即该药品的大肠埃希菌检查不合格；如果试验结果为－－＋＋，说明被检药品中不含大肠埃希菌，即该药品的大肠埃希菌检查合格 ②反之，如果阳性对照试验的IMViC试验结果不符合上述要求，则此次检查的结果无效，应从头开始，重做所有试验	

五、考核方式

评价指标	考核内容	考核标准	分值	得分
实训前的准备 （10分）	无菌环境准备	是否准备齐全	10	
	设备准备			
	试剂准备			
实训操作过程 （50分）	准备培养基等	操作是否规范	5	
	制备供试液	操作是否规范	5	
	阳性对照试验	操作是否规范	5	
	阴性对照试验	操作是否规范	5	
	增菌培养	操作是否规范	5	
	选择和分离培养	操作是否规范	5	
	结果初步判断	操作是否规范	5	
	大肠埃希菌的确证方法	操作是否规范	15	
检验记录 （10分）	认真填写检验记录	是否符合要求	10	
实训结果 （10分）	根据检验记录，查阅药典，判断连花清瘟颗粒的控制菌检查是否符合规定	是否实事求是	10	
实训后的清场 （5分）	清洗实训用品	是否干净	2	
	打扫、清理实训室	是否整洁	2	
	关好实训室水、电、门、窗	是否完成	1	
讨论 （10分）	实训过程中遇到的问题及解决方法	是否积极参与	10	
实训报告 （5分）	认真书写实训报告	是否符合要求	5	

实训十四　检查红霉素软膏的控制菌：金黄色葡萄球菌和铜绿假单胞菌

一、实训目的

1. 掌握非无菌产品中金黄色葡萄球菌的检查方法和操作步骤，并能判断供试品中金黄色葡萄球菌的检查是否符合相关法规的要求。

2. 掌握非无菌产品中铜绿假单胞菌的检查方法和操作步骤，并能判断供试品中铜绿假单胞菌的检查是否符合相关法规的要求。

二、实训原理

红霉素软膏是皮肤外用药，属于非无菌产品，需要检查的控制菌是金黄色葡萄球菌和铜绿假单胞菌。但是，由于该药品中含有抗生素，对微生物有抑制或杀灭作用，在检查时需要提前处理样品。检查采用薄膜过滤法。在实验过程中，为了防止误差的产生，需要严格控制检查条件。

三、实训器材

1. 设备　恒温培养箱、电冰箱、灭菌器、高压蒸汽灭菌锅、光学显微镜等。

2. 试剂　①供试品：红霉素软膏的样品。②对照菌：金黄色葡萄球菌标准菌株、铜绿假单胞菌标准菌株。③培养基：胰酪大豆胨液体培养基、胰酪大豆胨琼脂培养基、溴化十六烷基三甲铵琼脂培养基、甘露醇氯化钠琼脂培养基。④缓冲液：0.9% 无菌氯化钠溶液、pH 7.0 无菌氯化钠 – 蛋白胨缓冲液。⑤试剂：革兰染色用试剂、金黄色葡萄球菌的血浆凝固酶试验用试剂、铜绿假单胞菌的生化试验用试剂等。

3. 器材及耗材　培养皿、量筒、试管、试管塞、吸管、载玻片、盖玻片、酒精灯、火柴、记录笔、微孔滤膜、记录纸等。

四、实训步骤

1. 金黄色葡萄球菌检查

序号	步骤	操作要点
1	配制缓冲液	①pH7.0 无菌氯化钠 – 蛋白胨缓冲液：取磷酸二氢钾 3.56g，无水磷酸氢二钠 5.77g，氯化钠 4.30g，蛋白胨 1.00g，加水 1000ml，微温溶解，滤清，分装，灭菌即得 ②0.9% 无菌氯化钠溶液：氯化钠 9.0g，加水溶解使成 1000ml，过滤，分装，灭菌即得
2	配制培养基	按规定程序新鲜配制所需要的培养基（均包括被检培养基和对照培养基），灭菌后备用
3	制备供试液	根据供试品的生物学特性和理化特性，采取适宜的方法制备供试液
4	阳性对照试验	①目的：检查供试品是否有抑菌作用及培养条件是否适宜，以确认该检验方法是否适合于检查金黄色葡萄球菌 ②阳性对照菌的加量：应不大于 100cfu ③预期结果：应检出金黄色葡萄球菌
5	阴性对照试验	①目的：检查稀释剂是否满足要求及培养条件是否适宜，以确认该检验方法是否只适合于检查金黄色葡萄球菌、不适合于检查其他控制菌 ②方法：用大肠埃希菌替代金黄色葡萄球菌，按上述试验方法进行试验 ③预期结果：不能检验出大肠埃希菌。如果检出大肠埃希菌，说明该方法对于检验金黄色葡萄球菌不具有特异性，必须找出原因，并重新对检验方法进行验证

续表

序号	步骤		操作要点
6	增菌培养		取供试品，按照"非无菌产品微生物限度检查：微生物计数法"，制成1∶10的供试液。取相当于1g或1ml供试品的供试液，接种至适宜体积（经方法适用性试验确定）的胰酪大豆胨液体培养基中，混匀，30~35℃培养18~24小时
7	选择和分离培养		取上述培养物，划线接种于甘露醇氯化钠琼脂培养基平板上，30~35℃培养18~72小时
8	结果判断		若平板上没有与上述形态特征相符或疑似的菌落生长，或虽有相符或疑似的菌落生长但鉴定结果为阴性，判定供试品未检出金黄色葡萄球菌；若平板上有黄色菌落或外周有黄色环的白色菌落生长，应进行分离、纯化及适宜的鉴定试验，以确认是否为金黄色葡萄球菌
9	金黄色葡萄球菌的确证方法	纯培养	若有可疑菌落生长，以接种环轻轻接触2~3个菌落中心蘸取培养物，接种于胰酪大豆胨培养基斜面上，30~35℃培养18~24小时，供染色镜检、生化试验等用
		革兰染色与镜检	①方法：取胰酪大豆胨琼脂培养基斜面培养物制作涂片，进行革兰染色，镜下观察 ②结果判定：金黄色葡萄球菌为革兰阳性球菌，无芽孢，无荚膜，排列呈不规则的葡萄状。如果没有革兰阳性菌，可判定被检药品中无金黄色葡萄球菌，即被检药品的金黄色葡萄球菌检查合格；如果有革兰阳性菌，则做血浆凝固酶试验确认
		血浆凝固酶试验	①取灭菌小试管3支，每管加入0.5ml血浆与无菌水的1∶1混合液 ②吸取待检菌的胰酪大豆胨培养液（或取胰酪大豆胨琼脂培养基斜面上的纯菌苔少许，在0.9%氯化钠溶液管中混匀，使其呈浓菌液）0.5ml，加入1支血浆管中 ③其余2支血浆管作为对照管，1支加入阳性对照菌的胰酪大豆胨悬液0.5ml作为阳性对照；另1支加入胰酪大豆胨液体培养基或0.9%氯化钠溶液0.5ml作为阴性对照 ④将3支管同置于30~35℃恒温水浴箱中。3小时后开始检查，之后每隔适当时间观察一次，直至24小时。检查时，轻轻将试管倾斜，仔细观察
		确证结论	试验管血浆凝固者为阳性反应；经保温24小时，试验管无凝固现象者为阴性反应 ①如果阴性对照管中的血浆流动自如，阳性对照管中的血浆产生凝固现象，则检验结果有效。此时，如果血浆凝固酶试验结果为阳性，判定为检出金黄色葡萄球菌，即被检药品的金黄色葡萄球菌检查不合格；如果血浆凝固酶试验为阴性，判定为未检出金黄色葡萄球菌，即被检药品的金黄色葡萄球菌检查合格 ②每次试验，阳性对照管应出现血浆凝固，阴性对照管中的血浆应不凝固。否则，应另制备血浆，重新试验

2. 铜绿假单胞菌检查

序号	步骤	操作要点
1	配制缓冲液	①pH7.0无菌氯化钠 - 蛋白胨缓冲液：取磷酸二氢钾3.56g，无水磷酸氢二钠5.77g，氯化钠4.30g，蛋白胨1.00g，加水1000ml，微温溶解，滤清，分装，灭菌即得 ②0.9%无菌氯化钠溶液：氯化钠9.0g，加水溶解使成1000ml，过滤，分装，灭菌即得

续表

序号	步骤	操作要点		
2	配制培养基	按规定程序新鲜配制所需要的培养基（均包括被检培养基和对照培养基），灭菌后备用		
3	制备供试液	根据供试品的生物学特性和理化特性，采取适宜的方法制备供试液		
4	阳性对照试验	①目的：检查供试品是否有抑菌作用及培养条件是否适宜，以确认该检验方法是否适合于检查铜绿假单胞菌 ②阳性对照菌的加量：应不大于100cfu ③预期结果：应检出铜绿假单胞菌		
5	阴性对照试验	①目的：检查稀释剂是否满足要求及培养条件是否适宜，以确认该检验方法是否只适合于检查铜绿假单胞菌、不适合于检查其他控制菌 ②方法：用金黄色葡萄球菌替代铜绿假单胞菌，按上述试验方法进行试验 ③预期结果：不能检验出金黄色葡萄球菌。如果检验出金黄色葡萄球菌，说明该方法对于检验铜绿假单胞菌不具有特异性，必须找出原因，并重新对检验方法进行验证		
6	增菌培养	取供试品，按照"非无菌产品微生物限度检查：微生物计数法"，制成1：10的供试液。取相当于1g或1ml供试品的供试液，接种至适宜体积（经方法适用性试验确定）的胰酪大豆胨液体培养基中，混匀，30~35℃培养18~24小时		
7	选择和分离培养	①取上述培养物，划线接种于溴化十六烷基三甲铵琼脂培养基平板上，30~35℃培养18~72小时 ②取上述平板上生长的菌落进行氧化酶试验，或采用其他适宜方法进一步鉴定		
8	氧化酶试验	①方法：将洁净滤纸片置于平皿内，用无菌玻棒取上述平板上生长的菌落，涂于滤纸片上，滴加新制备的1%二盐酸N，N-二甲基对苯二胺试液 ②结果判定：在30秒内，若培养物呈粉红色并逐渐变为紫红色，为氧化酶试验阳性；否则为阴性		
9	结果判断	①如果平板上没有菌落生长，或虽有菌落生长但鉴定结果为阴性，或氧化酶试验为阴性，判定供试品未检出铜绿假单胞菌 ②若平板上有菌落生长，且氧化酶试验为阳性，应进一步进行适宜的鉴定试验，以确认是否为铜绿假单胞菌		
10	铜绿假单胞菌的确证方法	纯培养	从平板上挑取2~3个可疑菌落，接种于胰酪大豆胨琼脂培养基平板上，30~35℃培养18~24小时	
		革兰染色与镜检	预期结果：铜绿假单胞菌的革兰染色镜检结果应为革兰阴性。如果检验管中的培养物不是革兰阴性杆菌，则可判定为未检出铜绿假单胞菌，即被检药品的铜绿假单胞菌检查合格；如果检验管中的培养物是革兰阴性杆菌，则应进行下列生化试验，以进一步确认	
		生化试验	绿脓菌素试验	详见"微生物控制菌检查常用生化试验"
			硝酸盐还原产气试验	
			42℃生长试验	
			液化明胶试验	
		确证结论	当生化试验的阴性对照为阴性，阳性对照为阳性时，检验结果有效。如果生化试验前两项中的一项或两项均为阳性、革兰染色为阴性，或革兰染色为阴性、所有生化试验均为阳性，则可判定被检药品中有铜绿假单胞菌，即被检药品的铜绿假单胞菌检查不合格；如果革兰染色和生化试验均与上述两种情况不相同，则可判定被检药品中无铜绿假单胞菌，即被检药品的铜绿假单胞菌检查合格	

五、考核方式

评价指标	考核内容	考核标准	分值	得分
实训前的准备 （10分）	无菌环境准备	是否准备齐全 （每缺一项扣5分）	10	
	设备准备			
	试剂准备			
	器材及耗材准备			
实训操作过程 （50分）	准备培养基和缓冲液等	操作是否规范	5	
	制备供试液	操作是否规范	5	
	阳性对照试验	操作是否规范	5	
	阴性对照试验	操作是否规范	5	
	增菌培养	操作是否规范	5	
	选择和分离培养	操作是否规范	5	
	金黄色葡萄球菌的确证方法	操作是否规范	10	
	铜绿假单胞菌的确证方法	操作是否规范	10	
检验记录 （10分）	认真填写检验记录	是否符合要求	10	
实训结果 （10分）	根据检验记录，查阅药典，判断红霉素软膏的控制菌——金黄色葡萄球菌和铜绿假单胞菌的检查是否符合规定	是否实事求是	10	
实训后的清场 （5分）	清洗实训用品	是否干净	2	
	打扫、清理实训室	是否整洁	2	
	关好实训室水、电、门、窗	是否完成	1	
讨论 （10分）	实训过程中遇到的问题及解决方法	是否积极参与	10	
实训报告 （5分）	认真书写实训报告	是否符合要求	5	

实训十五　检查克霉唑消糜栓的控制菌：白色念珠菌

一、实训目的

1. 掌握非无菌产品中白色念珠菌检查的操作步骤。
2. 能判断供试品中白色念珠菌的检查是否符合相关法规的要求。

二、实训原理

克霉唑消糜栓是阴道用药，属于非无菌产品，需要检查的控制菌是白色念珠菌。但是，由于该药品中含有抗生素，对微生物有抑制或杀灭作用，在检查时需要提前处理样品。检查采用薄膜过滤法。在实验过程中，为了防止误差的产生，需要严格控制检查条件。

三、实训器材

1. 设备 恒温培养箱、生化培养箱、电冰箱、灭菌器、菌落计数器等。

2. 试剂 ①供试品：克霉唑消糜栓的样品。②对照菌：白色念珠菌标准菌株、大肠埃希菌标准菌株。③培养基：沙氏葡萄糖液体培养基、沙氏葡萄糖琼脂培养基、念珠菌显色培养基。④缓冲液：0.9% 无菌氯化钠溶液、pH 7.0 无菌氯化钠－蛋白胨缓冲液。⑤试剂：革兰染色试验用试剂、芽管试验用试剂等。

3. 器材及耗材 培养皿、量筒、试管、试管塞、吸管、载玻片、盖玻片、酒精灯、火柴、记录笔、记录纸等。

四、实训步骤

序号	步骤	操作要点
1	配制缓冲液	①pH7.0 无菌氯化钠－蛋白胨缓冲液：取磷酸二氢钾 3.56g，无水磷酸氢二钠 5.77g，氯化钠 4.30g，蛋白胨 1.00g，加水 1000ml，微温溶解，滤清，分装，灭菌即得 ②0.9% 无菌氯化钠溶液：氯化钠 9.0g，加水溶解使成 1000ml，过滤，分装，灭菌即得
2	配制培养基	按规定程序新鲜配制所需要的培养基（均包括被检培养基和对照培养基），灭菌后备用
3	制备供试液	根据供试品的生物学特性和理化特性，采取适宜的方法制备供试液
4	阳性对照试验	①目的：检查供试品是否有抑菌作用及培养条件是否适宜，以确认该检验方法是否适合于检查白色念珠菌 ②阳性对照菌的加量：应不大于 100cfu ③预期结果：应检出白色念珠菌
5	阴性对照试验	①目的：检查稀释剂是否满足要求及培养条件是否适宜，以确认该检验方法是否只适合于检查白色念珠菌、不适合于检查其他控制菌 ②方法：用大肠埃希菌替代白色念珠菌，按上述试验方法进行试验 ③预期结果：不能检验出大肠埃希菌。如果检验出大肠埃希菌，说明该方法对于检验白色念珠菌不具有特异性，必须找出原因，并重新对检验方法进行验证
6	选择和分离培养	①取上述预培养物，划线接种于沙氏葡萄糖琼脂培养基平板上，30~35℃培养 24~48 小时 ②白色念珠菌在沙氏葡萄糖琼脂培养基上生长的菌落呈乳白色，偶见淡黄色，表面光滑，有浓酵母气味，培养时间稍久则菌落增大，颜色变深，质地变硬或有皱褶。挑取疑似菌落，接种至念珠菌显色培养基平板上，培养 24~48 小时（必要时延长至 72 小时），或采用其他适宜的方法进一步鉴定
7	结果判断	①若沙氏葡萄糖琼脂培养基平板上没有菌落生长，或虽有菌落生长但鉴定结果为阴性，或疑似菌在念珠菌显色培养基平板上生长的菌落呈阴性反应，判定供试品未检出白色念珠菌 ②若沙氏葡萄糖琼脂培养基平板上有疑似菌落生长，且疑似菌在念珠菌显色培养基平板上生长的菌落呈阳性反应，应进一步进行适宜的鉴定试验，以确认是否为白色念珠菌

续表

序号	步骤		操作要点
8	白色念珠菌的确证方法	显色培养试验	①方法：挑选上述可疑菌落2~3个，分别接种于念珠菌显色培养基平板上，30~35℃培养24~48小时（必要时延长至72小时） ②结果判定：若平板上无绿色或翠绿色的菌落生长，可判定供试品未检出白色念珠菌；若平板上生长的菌落为绿色或翠绿色，则需进一步验证
		纯培养	若平板上生长的菌落为绿色或翠绿色，挑取相符或可疑菌落接种于1%聚山梨酯80-玉米琼脂培养基，35~37℃培养24~48小时
		革兰染色与镜检	①方法：取上述培养物，制作涂片，进行革兰染色，油镜下观察 ②结果判定：若为白色念珠菌，可见厚膜孢子
		芽管试验	①方法：取1%聚山梨酯80-玉米琼脂培养基上的培养物，置于洁净的玻璃载玻片上，滴加一滴血清，盖上盖玻片，置于湿润的平皿内，30~35℃培养1~3小时，镜检 ②结果判定：如果孢子上有短小芽管长出，为试验阳性；反之为试验阴性
		确证结论	①如果革兰染色检查为阳性，有厚膜孢子、假菌丝，芽管试验为阳性，则判定为检出白色念珠菌，即被检药品的白色念珠菌检查不合格 ②反之，说明未检出白色念珠菌，即被检药品的白色念珠菌检查合格

五、考核方式

克霉唑消糜栓的白色念珠菌检查的操作要点及考核标准

评价指标	考核内容	考核标准	分值	得分
实训前的准备（10分）	①无菌环境准备 ②设备准备 ③试剂准备 ④器材及耗材准备	是否准备齐全 （每缺一项扣5分）	10	
实训操作过程（50分）	准备培养基和缓冲液等	操作是否规范	5	
	制备供试液	操作是否规范	5	
	阳性对照试验	操作是否规范	5	
	阴性对照试验	操作是否规范	5	
	增菌培养	操作是否规范	5	
	选择和分离培养	操作是否规范	5	
	白色念珠菌的确证试验	操作是否规范	20	
检验记录（10分）	认真填写检验记录	是否符合要求	10	
实训结果（10分）	根据检验记录，并查阅药典，判断克霉唑消糜栓的控制菌——白色念珠菌的检查是否符合规定	是否实事求是	10	

续表

评价指标	考核内容	考核标准	分值	得分
实训后的清场 （5分）	清洗实训用品	是否干净	2	
	打扫、清理实训室	是否整洁	2	
	关好实训室水、电、门、窗	是否完成	1	
讨论（10分）	实训过程中遇到的问题及解决方法	是否积极参与	10	
实训报告 （5分）	认真书写实训报告	是否符合要求	5	

任务五　检查部分灭菌产品的细菌内毒素

PPT

岗位情景模拟

情景描述　2019年11月的某日，小A因为扁桃体发炎，到附近的村卫生室的就医。由于村卫生室的医疗卫生条件较差，有些药物甚至是从小渠道购买的。那天，村医生给小A使用青霉素注射液后，小A不仅扁桃体发炎的症状没有得到控制，反而出现低烧等症状。

问题　1. 村医生给小A用的青霉素注射液属于哪一类药品？

2. 青霉素注射液出厂前需要做哪些微生物项目的检查？

3. 如何检查青霉素注射液的细菌内毒素是否超标？

一、细菌内毒素的概念

细菌内毒素是革兰阴性菌死亡后释放的脂多糖大分子，是其细胞壁的组成成分。细菌内毒素进入人体，超过一定限量后会引起热原反应，导致患者发烧，严重时会造成患者死亡。由于细菌内毒素的稳定性好，要在250℃条件下干烤2小时才能完全灭活，因此，其在注射剂生产过程中通过高压蒸汽灭菌很难清除，是构成注射剂内热原的主要成分。

二、细菌内毒素的检测原理及方法

1. 鲎及鲎试剂凝集原理　鲎是一种海洋中的无脊椎动物，出现于古生代的泥盆纪，

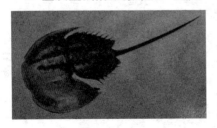

图5-12　鲎

距今约有3亿年（图5-12）。目前世界上的鲎有3属4种，分别为美洲鲎、东方鲎、南方鲎和圆尾鲎。1956年，Bang首次发现，给美洲鲎注入革兰阴性细菌后会引起全身性血液凝固。1968年Liven和Bang等初步阐明，这种血液凝固是由于革兰阴性细菌的内毒素激活了鲎血变形细胞溶解

物中的酶，从而使可溶性蛋白变成了凝胶。此试验的敏感性极高，溶液中内毒素的浓度达到0.01ng/ml时就可产生阳性结果。

鲎试剂与细菌内毒素产生凝胶反应的机理是：鲎的血变形细胞中含有两种物质，凝固酶原及凝固蛋白原。凝固酶原遇内毒素被激活，可转化为具有活性的凝固酶。在该凝固酶的作用下，凝固蛋白原可以转化为凝固蛋白。凝固蛋白通过交联酶的作用，可以互相聚合，形成牢固的凝胶。此过程可用简式表示如下。

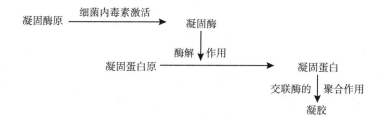

你知道吗

鲎试剂

鲎试剂是从鲎的血液中提取出的冻干试剂，可以与细菌内毒素发生凝集反应。除了内毒素外，鲎试剂还会与某些β-葡聚糖发生反应，从而产生假阳性结果。如遇含有β-葡聚糖的样品，可使用去G因子鲎试剂或G因子反应抑制剂来排除鲎试剂与β-葡聚糖的反应。

试验所用的器皿需经处理，以去除可能存在的外源性内毒素。耐热器皿常用干热灭菌法（250℃，至少30分钟）去除，也可采用其他确证不干扰细菌内毒素检查的适宜方法。

若使用塑料器具，如微孔板和与微量加样器配套的吸头等，应选用标明无内毒素并且对试验无干扰的器具。

2. 细菌内毒素常见的检查法　包括两种方法：凝胶法和光度测定法。

（1）凝胶法　通过鲎试剂与内毒素产生凝集反应的原理进行限度检测或半定量检查内毒素的方法（图5-13）。

（2）光度测定法　包括浊度法和显色基质法，是定量检查内毒素的方法。

①浊度法：通过检测鲎试剂与内毒素反应过程中的浊度变化而测定内毒素含量的方法。根据检测原理，可分为终点浊度法和动态浊度法。a.终点浊度法：根据反应混合物中的内毒素浓度和其在孵育终止

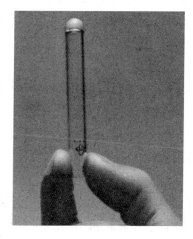

图5-13　凝胶管

时的浊度（吸光度或透光率）之间存在的量化关系来测定内毒素含量的方法。b. 动态浊度法：检测反应混合物的浊度到达某一预先设定的吸光度或透光率所需要的反应时间，或检测浊度增加速度的方法。

②显色基质法：通过检测鲎试剂与内毒素反应过程中产生的凝固酶使特定底物释放出呈色团的多少而测定内毒素含量的方法。根据检测原理，可分为终点显色法和动态显色法。a. 终点显色法：依据反应混合物中内毒素浓度和其在孵育终止时释放出的呈色团的量之间存在的量化关系来测定内毒素含量的方法。b. 动态显色法：检测反应混合物的吸光度或透光率达到某一预先设定的检测值所需要的反应时间，或检测值增加速度的方法。

光度测定试验需在特定的仪器中进行，温度一般为37℃±1℃，供试品和鲎试剂的加样量、供试品和鲎试剂的比例以及保温时间等，参照所用仪器和试剂的有关说明进行。

三、细菌内毒素检查的基本要求

（1）细菌内毒素检查法有凝胶法和光度测定法：检测供试品时，可使用其中任何一种方法进行试验。当测定结果有争议时，除另有规定外，以凝胶限度试验结果为准。

（2）本试验操作过程应防止内毒素的污染。

（3）细菌内毒素的量用内毒素单位（EU）表示，1EU 与 1 个内毒素国际单位（IU）相当。

（4）细菌内毒素国家标准品：系大肠埃希菌提取精制而成，用于标定、复核、仲裁鲎试剂灵敏度，标定细菌内毒素工作标准品的效价，干扰试验及检查法中编号 B 和 C 溶液的制备、凝胶法中鲎试剂灵敏度复核试验、光度测定法中标准曲线可靠性试验。

（5）细菌内毒素工作标准品：系以细菌内毒素国家标准品为基准标定其效价，用于干扰试验及检查法中编号 B 和 C 溶液的制备、凝胶法中鲎试剂灵敏度复核试验、光度测定法中标准曲线可靠性试验。

（6）细菌内毒素检查用水（BET 水）：应符合灭菌注射用水标准，其内毒素含量小于 0.015EU/ml（用于凝胶法）或 0.005EU/ml（用于光度测定法），且对内毒素试验无干扰作用。

（7）试验所用的器皿需经处理，以去除可能存在的外源性内毒素。耐热器皿常用干热灭菌法（250℃，30 分钟以上）去除，也可采用其他确证不干扰细菌内毒素检查的适宜方法。若使用塑料器具，如微孔板和微量加样器配套的吸头等，应选用标明无内毒素并且对试验无干扰的器具。

（8）供试品溶液的制备：某些供试品需进行复溶、稀释或在水性溶液中浸提制成供试品溶液。必要时，可调节被测溶液（或其稀释液）的 pH。一般供试品溶液和鲎试剂混合后溶液的 pH 在 6.0～8.0 的范围内为宜，可使用适宜的酸、碱溶液或缓冲液调节 pH。酸或碱溶液须用 BET 水在已去除内毒素的容器中配制。缓冲液必须经过验证不含内毒素和干扰因子。

四、用凝胶法检查细菌内毒素

（一）细菌内毒素限值（L）

哺乳动物（或人）对药品中细菌内毒素所能耐受的不至于引起热原反应的某定量限值。为保证用药安全，每一种药物都有相应的规定的限值，用 L 表示。只要药品中内毒素的量低于该限值，且按规定给药途径进行用药，就可基本保证用药安全。因此，在进行检查时，首先要知道药品的 L 值。确定药品品种 L 值的方法如下。

1. 在药典中查询　各国药典规定须做细菌内毒素检查项的品种，都可在《中国药典》正文中查到相应的 L 值。

2. 根据人的最大用药剂量计算而得　按公式 $L = K/M$ 确定。

（1）L 为供试品的细菌内毒素限值，以 EU/ml、EU/mg 或 EU/U 表示。

（2）K 为按规定的给药途径，人体每公斤体重每小时接受的额定最大内毒素剂量，以 EU/（kg·h）表示。①一般注射剂：$K = 5$EU/（kg·h）；②放射性药品注射剂：$K = 2.5$EU/（kg·h）。

（3）M 为人体每公斤体重每小时最大用药剂量，以 ml/（kg·h）、mg/（kg·h）或 U/（kg·h）表示，中国人均体重按 60kg 计算。按人用剂量计算限值时，如遇特殊情况，可根据生产和临床用药实际情况做必要调整，但需要说明理由。

（二）MVD（供试品溶液的最大有效稀释倍数）

按下式计算：MVD = cL/λ。式中，L 为细菌内毒素的限值；c 为供试品溶液的浓度；λ 为在凝胶法中鲎试剂的标示灵敏度（EU/ml）。

1. 供试品为溶液　L 以 EU/ml 表示，则 c 等于 1.0ml/ml。

2. 供试品为注射用无菌粉末或原料药　L 以 EU/mg 或 EU/U 表示，c 的单位需为 mg/ml 或 U/ml。当 MVD 取 1 时，可计算供试品的最小有效稀释浓度 $c = \lambda/L$。

（三）注意事项及解释

药品细菌内毒素检查法中的凝胶法，是一项操作简便、快速、标准化程度高、应用成本低廉的新技术，同时又是一种生物学反应复杂的体外检测方法。由于影响因素较多，在实际工作中应注意以下几点。

1. 鲎试剂产品的灵敏度和自身凝集时间　鲎试剂本身灵敏度的改变或质量不符合要求，都会影响实验结果。因此，在试验前，要复核鲎试剂产品的灵敏度和自身凝集时间。

2. 细菌内毒素工作标准品的效价　细菌内毒素工作标准品的效价误差或效价不稳定，可影响实验结果。建议选用中检所提供的细菌内毒素标准品，必要时或在有条件的情况下，应标定细菌内毒素标准品的效价。

3. BET 水的选择　BET 水是一种特殊的水，不仅要求细菌内毒素限值 <0.015EU/ml，

而且要求有严格的 pH 范围（6.8~8.0），不能用注射用水替代。建议选用鲎试剂生产厂家配备的 BET 水。

4. 实验器具的洁净度　实验用玻璃器具一般用硫酸重铬酸钾溶液浸泡 4 小时，之后用自来水冲洗干净，再用新鲜蒸馏水冲洗三遍，并置于干热（250℃）恒温环境 30 分钟以上，以保证严格无菌、无热原。一般不使用一次性塑料制品。

5. 实验条件　实验室要求洁净、无尘埃、空气流通；若在空调室内进行试验，应备有超净工作台。

6. 温度　实验室温度为 25℃ ±2℃ 较好，恒温水浴箱温度以 37℃ ±1℃ 为宜。

（四）干扰试验

干扰试验是比较鲎试剂与内毒素的反应在水溶液中进行和在供试品溶液中进行的差异，即比较反应在不同介质中进行的差异。无差异即无干扰，有差异即有干扰。其主要目的是检测特定浓度的供试品参加细菌内毒素与鲎试剂的反应，对细菌内毒素与鲎试剂的反应结果有无影响。如果无影响，则供试品可以用该浓度进行细菌内毒素的检查；如果有影响，则供试品不能以该浓度进行细菌内毒素的检查，此种情况下，一般要对供试品进行更进一步的稀释，也可采用一些适当的方法排除供试品的干扰作用。

1. 干扰试验操作　干扰试验由两部分组成：一是鲎试剂与内毒素在水溶液中的反应试验，这与鲎试剂灵敏度复核完全相同。二是鲎试剂与内毒素在供试品溶液中的反应试验，即用供试品溶液或按最大有效稀释倍数（MVD）制成的内毒素溶液和鲎试剂进行反应，方法同灵敏度复核。按下式计算用 BET 水制成的内毒素标准溶液的反应终点浓度的几何平均值（E_s）和用供试品溶液或其稀释液制成的内毒素溶液的反应终点浓度的几何平均值（E_t）。

$$E_s = \lg^{-1}\left(\sum X_s/4 \right)$$

$$E_t = \lg^{-1}\left(\sum X_t/4 \right)$$

式中的 X_s、X_t 分别为 BET 水和供试品溶液或其稀释液制成的内毒素溶液的反应终点浓度的对数值（lg）。

2. 干扰试验结果判断　当 E_s 在 0.5λ ~ 2.0λ 之间（包括 0.5λ 和 2.0λ）且 E_t 在 $0.5E_s$ ~ $2.0E_s$ 之间（包括 $0.5E_s$ 和 $2.0E_s$）时，则认为供试品在该浓度下不干扰试验；否则，应使用更灵敏的鲎试剂、对供试品进行更大倍数的稀释或采用其他适当的排除干扰的方法。

例：用灵敏度为 0.125EU/ml 的鲎试剂，检测某供试品在一定浓度内对细菌内毒素限度检查有无干扰。已知供试品为某注射液，细菌内毒素的限度为 <0.25EU/ml。

第一步：计算供试品的 MVD。

$MVD = cL/\lambda = 0.25/0.125 = 2$

第二步：试验和计算。

用 BET 水稀释细菌内毒素标准品溶液，用最大有效稀释倍数制成的供试品溶液稀释内毒素标准品，将两者同时做平行试验，结果见表 5 – 16 和表 5 – 17。

表 5 – 16 凝胶法干扰试验溶液的制备

编号	内毒素浓度/被加入内毒素的溶液	稀释用液	稀释倍数	所含内毒素的浓度	平行管数
A	无/供试品溶液	—	—	—	2
B	2λ/供试品溶液	供试品溶液	1	2λ	4
			2	1λ	4
			4	0.5λ	4
			8	0.25λ	4
C	2λ/检查用水	检查用水	1	2λ	2
			2	1λ	2
			4	0.5λ	2
			8	0.25λ	2
D	无/检查用水	—	—	—	2

注：A 为供试品溶液；B 为干扰试验系列；C 为鲎试剂标示灵敏度的对照系列；D 为阴性对照。

表 5 – 17 细菌内毒素干扰试验检测结果表

级别	试管号	内毒素溶液 EU/ml					阳性反应终点浓度 EU/ml
		0.25	0.125	0.0625	0.03125	N	
内毒素标准溶液	1	+	+	–	–	–	0.125
	2	+	+	–	–	–	0.125
	3	+	+	+	–	–	0.0625
	4	+	+	–	–	–	0.125
含供试品的内毒素标准溶液	1	+	+	–	–	–	0.125
	2	+	–	–	–	–	0.25
	3	+	–	–	–	–	0.25
	4	+	+	–	–	–	0.125

$$E_s = \lg^{-1}\left(\sum X_s/4\right)$$
$$= \lg^{-1}\left[(\lg 0.125 + \lg 0.125 + \lg 0.0625 + \lg 0.125)/4\right]$$
$$= 0.1051(\text{EU/ml})$$
$$= 0.8408\lambda$$

$$E_t = \lg^{-1}\left(\sum X_t/4\right)$$
$$= \lg^{-1}\left[(\lg 0.125 + \lg 0.25 + \lg 0.25 + \lg 0.125)/4\right]$$
$$= 0.1768(\text{EU/ml})$$
$$= 1.414\lambda$$

请你想一想

某药厂实验中心选取的鲎试剂灵敏度 λ 为 0.5EU/ml，细菌内毒素标准品的效价为 20EU/支。请依据干扰试验方法，写出该供试品干扰试验的具体操作步骤及结果判断标准，并设计原始数据记录表。

第三步：判断。

根据试验和计算得出，E_s 和 E_t 均在 0.5λ ~ 2.0λ 的范围（包括 0.5λ 和 2.0λ）内，说明供试品对细菌内毒素检查没有干扰。如果 E_t 不在 0.5λ ~ 2.0λ 的范围内，说明供试品在该浓度下参与鲎试剂检测细菌内毒素的反应，是有干扰作用的，此种情况下要检测该注射粉针剂的细菌内毒素是否超出限量，必须使用灵敏度高于 0.125EU/ml 的鲎试剂；或对供试品进行更大倍数的稀释；或者采用其他适当方法，排除供试品对细菌内毒素检测反应的干扰作用。

第四步：填写记录表（表5-18）。

表 5-18 干扰试验记录表

检验名称		检验日期		
生产单位		室温		
供样单位		规格		
批号		包装		
检验依据		内毒素限度		
试剂名称	生产单位	批号	灵敏度/效价	规格
鲎试剂			EU/ml	
细菌内毒素标准品			EU/支	
细菌内毒素检查用水				
反应结果	保温时间（60分钟）			
内毒素浓度（EU/ml）	2λ　　　λ　　　0.5λ　　0.25λ （　　）（　　）（　　）（　　）		阴性对照	终点浓度
B				
C				
结果计算			结果判断	
检验人员			校对人员	

（五）鲎试剂灵敏度的测定

当使用新批号的鲎试剂或试验条件发生了任何可能影响检验结果的改变时，应进行鲎试剂灵敏度复核试验。在细菌内毒素检查法规定的条件下，使鲎试剂产生凝集的内毒素的最低浓度即为鲎试剂的标示灵敏度，用 EU/ml 表示。

1. 稀释标准内毒素 根据鲎试剂灵敏度的标示值（λ），将细菌内毒素国家标准品或细菌内毒素工作标准品用 BET 水溶解，在旋涡混合器上混匀 15 分钟，然后制成 2λ、1λ、0.5λ、0.25λ 四个浓度的内毒素标准品溶液，每稀释一步均应在旋涡混合器上混匀 30 秒。

2. 灵敏度复核的操作步骤

（1）取分装有 0.1ml 鲎试剂溶液的 10mm×75mm 试管或复溶后的规格为 0.1ml/支的鲎试剂共 18 支。其中 16 管分别加入 0.1ml 不同浓度的内毒素标准溶液，每个浓度包含四个平行管；另外 2 管加入 0.1ml 细菌内毒素检查用水作为阴性对照。将试管中的溶液轻轻混匀后，封闭管口，垂直放入 37℃±1℃ 的恒温器中，保温 60 分钟±2 分钟。

（2）将试管从恒温器中轻轻取出，缓缓倒转 180°。若管内形成凝胶，且凝胶不变形、不从管壁滑脱者为阳性；未形成凝胶或形成的凝胶不坚实、变形并从管壁滑脱者为阴性。

特别注意：在保温和拿取试管的过程中，应避免试管受到振动，以免造成假阴性结果。

3. 灵敏度复核试验数据的处理 当最大浓度即 2λ 的 4 个平行管均为阳性、最低浓度即 0.25λ 的 4 个平行管均为阴性且阴性对照管为阴性时，试验可判定为有效。按下式，计算反应终点浓度的几何平均值，即为鲎试剂灵敏度的测定值（λ_c）。

$$\lambda_c = anti\ lg\left(\sum X/4\right)$$

式中，X 为反应终点浓度的对数值（lg）。反应终点浓度是系列浓度递减的内毒素溶液中最后一个呈阳性结果的浓度。

当 λ_c 在 $0.5\lambda \sim 2.0\lambda$ 的范围内（包括 0.5λ 和 2.0λ）时，方可用于细菌内毒素检查，并以标示灵敏度 λ 作为该批鲎试剂的灵敏度。

4. 填写记录表 见表 5－19。

表 5－19 鲎试剂灵敏度复核试验记录表

检验目的		检验日期		
检验依据		室温		
试剂名称	生产单位	批号	灵敏度/效价	规格
鲎试剂			EU/ml	
细菌内毒素标准品			EU/支	
细菌内毒素检查用水				

实验操作
标准品稀释：

反应结果	保温时间（60 分钟）					
内毒素浓度（EU/ml）	2λ （　　）	λ （　　）	0.5λ （　　）	0.25λ （　　）	阴性对照	终点浓度
结果计算					结果判断	
检验人员					校对人员	

（六）细菌内毒素的测定

1. 凝胶限度试验溶液的制备　按表 5 - 20，制备溶液 A、B、C、D。使用稀释倍数为 MVD 并且已经排除干扰的供试品溶液来制备溶液 A 和 B。按鲎试剂灵敏度复核试验项下内容进行操作。

表 5 - 20　凝胶限度试验溶液的制备

编号	内毒素浓度/被加入内毒素的溶液	平行管数
A	无/供试品溶液	2
B	2λ/供试品溶液	2
C	2λ/检查用水	2
D	无/检查用水	2

注：A 为供试品溶液；B 为供试品阳性对照（PPC）；C 为阳性对照（PC）；D 为阴性对照（NC）。

（1）供试品阳性对照（PPC）　是防止检查出现假阴性结果的一个简单而十分有效的方法。它实际上是做了干扰试验的抑制部分，相当于半个干扰试验。

PPC 结果应当为阳性。若出现 PC 管阳性，但 PPC 管阴性的结果，表明供试品在 MVD 浓度状态下对细菌内毒素检查有干扰（抑制作用）。

（2）阳性对照（PC）　在于确证检查时所用的鲎试剂对内毒素具有必需的最低限度的生物活性。

（3）阴性对照（NC）　在于防止试剂或器具自身的污染影响检查结果的准确性。

2. 结果判断　保温 60 分钟 ±2 分钟后观察结果。若阴性对照溶液 D 的平行管均为阴性，供试品阳性对照溶液 B 的平行管均为阳性，阳性对照溶液 C 的平行管均为阳性，则试验有效。

根据溶液 A 的 2 个平行管的结果，可分为以下三种情况。

（1）若溶液 A 的 2 个平行管均为阴性，判定供试品符合规定。

（2）若溶液 A 的 2 个平行管均为阳性，判定供试品不符合规定。

（3）若溶液 A 的 2 个平行管中，一管为阳性，另一管为阴性，需进行复试。复试时，溶液 A 需做 4 个平行管，若所有平行管均为阴性，判定供试品符合规定，否则判定供试品不符合规定。

若供试品的稀释倍数小于 MVD 而溶液 A 被判定为不符合规定时，需将供试品稀释至 MVD 后重新进行试验，再对结果进行判断。

3. 填写检测记录表 见表 5 – 21。

表 5 – 21 内毒素检测记录表

检品名称		送检单位		
检品批号		检品规格		
送检日期		检品的细菌内毒素限值		
检品的 *MVD*		检品溶液浓度		
检验依据				

仪器：		保温时间：		保温温度：	
反应结果	A		B	C	D
结果判断					

检验人： 复核人： 报告日期：

实训十六 检查维生素 C 注射液的细菌内毒素

一、实训目的

1. 掌握细菌内毒素测定的操作流程，包括鲎试剂灵敏度的复核和凝胶检查法。
2. 能进行鲎试剂灵敏度的复核试验，并对结果进行计算和判定。
3. 能应用凝胶法进行细菌内毒素的测定，并对结果进行计算和判定。

二、实训原理

维生素 C 注射液是注射用药，属于无菌产品，也是注射用品。需要做的微生物检测项目包括无菌检查和细菌内毒素检查。本次实训是依据内毒素与鲎试剂的凝集原理完成该药品细菌内毒素检查的。

三、实训器材

1. 设备 分析天平（精确度为 0.0001g）、冰箱、试管恒温仪、电热干燥箱（最高温度应达 300℃）、旋涡混合器等。

2. 用具 吸管（1、2、5、10ml），移液器及无热原吸头，玻璃小瓶（8、12、

25ml）、洗耳球、试管（10mm×75mm）、试管架、金属吸管筒、金属饭盒、酒精灯、75%酒精棉、镊子、剪刀、砂轮片、医用胶布或封口膜、定时钟等。

3. 试剂　细菌内毒素国家标准品（RSE）、细菌内毒素工作标准品（CSE）、细菌内毒素检查用水（BET水）、鲎试剂、清洁液（硫酸重铬酸钾）。

四、实训步骤

1. 鲎试剂灵敏度测定

序号	步骤	操作要点
1	稀释内毒素标准品溶液	①用BET水溶解内毒素标准品 ②制成2λ、1λ、0.5λ和0.25λ共4个浓度的内毒素标准品溶液
2	灵敏度复核的操作	①每个内毒素浓度平行做4管 ②垂直放入37℃±1℃的恒温器中，保温60分钟±2分钟
3	灵敏度复核试验数据的处理	①鲎试剂灵敏度测定值（λ_c）计算公式为$\lambda_c = \mathrm{anti\ lg}\left(\sum X/4\right)$ ②填写"鲎试剂灵敏度复核试验记录表"（表5-19）

2. 细菌内毒素测定

序号	步骤	操作要点
1	稀释内毒素标准品溶液	A、B、C、D溶液的浓度分别为2λ、1λ、0.5λ和0.25λ
2	凝胶反应	保温60分钟±2分钟后观察结果
3	结果判断	①若溶液A的2个平行管均为阴性，判定供试品符合规定 ②若溶液A的2个平行管均为阳性，判定供试品不符合规定 填写"内毒素检测记录表"（表5-20）

五、考核方式

评价指标	考核内容		考核标准	分值	得分
实训前的准备 （10分）	无菌环境准备		是否准备齐全 （每缺一项扣5分）	10	
	设备与用具准备				
	试剂准备				
实训操作过程 （50分）	鲎试剂灵 敏度测定 的操作	**稀释内毒素标准品溶液** ①用BET水溶解内毒素标准品 ②制成2λ、1λ、0.5λ和0.25λ共4个浓度的内毒素标准品溶液	操作是否规范	5	
		灵敏度复核的操作 ①每个内毒素浓度平行做4管 ②垂直放入37℃±1℃的恒温器中，保温60分钟±2分钟	操作是否规范	5	
		灵敏度复核试验数据的处理 ①鲎试剂灵敏度测定值（λ_c）计算 ②填写鲎试剂灵敏度复核试验记录表	操作是否规范	10	

续表

评价指标	考核内容		考核标准	分值	得分
实训操作过程 (50分)	细菌内毒素测定的操作	稀释标准内毒素：A、B、C、D溶液分别为2λ、1λ、0.5λ和0.25λ	操作是否规范	10	
		凝胶反应：保温60分钟±2分钟后观察结果	操作是否规范	10	
		结果判断 ①若溶液A的2个平行管均为阴性，判定供试品符合规定 ②若溶液A的2个平行管均为阳性，判定供试品不符合规定 ③填写内毒素检测记录表	是否实事求是	10	
检验记录 (10分)	认真填写检验记录		是否符合要求	10	
实训结果 (10分)	根据检验记录，查阅药典，判断维生素C注射液细菌内毒素检查是否符合规定		是否实事求是	10	
实训后的清场 (5分)	清洗实训用品		是否干净	2	
	打扫、清理实训室		是否整洁	2	
	关好实训室水、电、门、窗		是否完成	1	
讨论（10分）	实训过程中遇到的问题及解决方法		是否积极参与	10	
实训报告 (5分)	认真书写实训报告		是否符合要求	5	

任务六 检查抗生素的抑菌效力

PPT

岗位情景模拟

情景描述 小A今年20岁，因感冒引起肺炎而住进医院。为了有效地治疗小A的疾病，医生需要使用抗生素类药品。

问题 1. 应选用什么类型的抗生素？

2. 这些抗生素出厂前需要做什么检查？

3. 如何知道抗生素的抑菌效力？

抑菌剂是指抑制微生物生长的化学物质，有时也称防腐剂。抑菌效力检查法适用于测定无菌及非无菌制剂的抑菌活性，以指导生产企业在研发阶段确定制剂中抑菌剂的浓度。

如果药物本身不具有充分的抗菌效力，那么应根据制剂特性（如水溶性制剂）添加适宜的抑菌剂，以防止制剂在正常贮藏或使用过程中由于微生物污染和繁殖使药物变质而对使用者造成危害，尤其是多剂量包装的制剂。另外需要明确的是，在药品生产过程中，抑菌剂的使用不能替代药品生产的 GMP 管理，不能作为非无菌制剂降低微生物污染的唯一途径，也不能作为控制多剂量包装制剂灭菌前的生物负载的手段。

所有抑菌剂都具有一定的毒性，制剂中抑菌剂的量应为最低有效量。同时，为保证用药安全，成品制剂中的抑菌剂有效浓度应低于对人体有害的浓度。抑菌剂的抑菌效力在贮存过程中有可能因药物成分或包装容器等因素的影响而变化，因此，应确保成品制剂的抑菌效力在效期内不因贮藏条件而降低。抑菌效力检查方法和抑菌剂抑菌效力判断标准适用于包装未启开的成品制剂。

本任务中设置基础理论知识学习和相应的实训操作，旨在使学生能够在未来的工作中正确进行产品抑菌效力的检查，并能对检查结果做出合理的判断和处理。

一、抗生素各种剂型的抑菌效力判断标准

根据抗生素制剂类型的不同，抑菌效力判断标准各有不同。

下列各表中，"减少的 lg 值"是指各间隔时间测定菌数的 lg 值与 1ml（g）供试品中接种菌数 lg 值的相差值。"A"是指应达到的抑菌效力标准；特殊情况下，如抑菌剂可能增加不良反应的风险，则至少应达到"B"的抑菌效力标准。

（一）注射剂、眼用制剂、用于子宫和乳腺的制剂的抑菌效力判断标准

见表 5 - 22。

表 5 - 22　注射剂、眼用制剂、用于子宫和乳腺的制剂的抑菌效力判断标准

| | | \
减少的 lg 值 | | | | |
		6h	24h	7d	14d	28d
细菌	A	2	3	—	—	NR
	B	—	1	3	—	NI
真菌	A	—	—	—	2	NI
	B	—	—	—	1	NI

注：NR 表示试验菌未恢复生长；NI 表示未增加，是指相对于前一个测定时间，试验菌增加的数量不超过 0.5lg。

（二）耳用制剂、鼻用制剂、皮肤给药制剂、吸入制剂的抑菌效力判断标准

见表 5 - 23。

表5－23　耳用制剂、鼻用制剂、皮肤给药制剂、吸入制剂的抑菌效力判断标准

		减少的 lg 值			
		2d	7d	14d	28d
细菌	A	2	3	—	NI
	B	—	—	3	NI
真菌	A	—	—	2	NI
	B	—	—	1	NI

注：NI 表示未增加，是指相对于前一个测定时间，试验菌增加的数量不超过 0.5lg。

（三）口服制剂、口腔黏膜制剂、直肠给药制剂的抑菌效力判断标准

见表5－24。

表5－24　口服制剂、口腔黏膜制剂、直肠给药制剂的抑菌效力判断标准

	减少的 lg 值	
	14d	28d
细菌	3	NI
真菌	1	NI

注：NI 表示未增加，是指相对于前一个测定时间，试验菌增加的数量不超过 0.5lg。

二、抗生素抑菌效力的检查步骤

（一）配制缓冲液

1. pH7.0 无菌氯化钠－蛋白胨缓冲液　取磷酸二氢钾 3.56g，无水磷酸氢二钠 5.77g，氯化钠 4.30g，蛋白胨 1.00g，加水 1000ml，微温溶解，滤清，分装，灭菌。

2. 0.9% 无菌氯化钠溶液　取氯化钠 9.0g，加水溶解使成 1000ml，过滤，分装，灭菌。

（二）配制培养基

按规定程序新鲜配制所需要的培养基（均包括被检培养基和对照培养基），灭菌后备用。

1. 胰酪大豆胨液体培养基（TSB）

胰酪胨	17.0g	氯化钠	5.0g
大豆木瓜蛋白酶水解物	3.0g	磷酸氢二钾	2.5g
葡萄糖/无水葡萄糖	2.5g/2.3g	水	1000ml

除葡萄糖外，取上述成分，混合，微温溶解，滤过，调节 pH 使灭菌后在 25℃ 的 pH 为 7.3±0.2，加入葡萄糖，分装，灭菌。

胰酪大豆胨液体培养基置于 20~25℃ 培养。

2. 胰酪大豆胨琼脂培养基（TSA）

胰酪胨	15.0g	琼脂	15.0g

大豆木瓜蛋白酶水解物　　5.0g　　　　　水　　　1000ml

氯化钠　　　　　　　　　5.0g

除琼脂外，取上述成分，混合，微温溶解，调节 pH 使灭菌后在 25℃的 pH 为 7.3±0.2，加入琼脂，加热熔化后，摇匀，分装，灭菌。

3. 沙氏葡萄糖液体培养基（SDB）

动物组织胃蛋白酶水解物和胰酪胨等量混合物　　10.0g

葡萄糖　20.0g　　　　　　　　　　　　水　1000ml

除葡萄糖外，取上述成分，混合，微温溶解，调节 pH 使灭菌后在 25℃的 pH 为 5.6±0.2，加入葡萄糖，摇匀，分装，灭菌。

4. 沙氏葡萄糖琼脂培养基（SDA）

动物组织胃蛋白酶水解物和胰酪胨等量混合物　　　10.0g

葡萄糖　40.0g　　　　　琼脂　15.0g　　　　水　1000ml

除葡萄糖、琼脂外，取上述成分，混合，微温溶解，调节 pH 使灭菌后在 25℃的 pH 为 5.6±0.2，加入琼脂，加热熔化后，再加入葡萄糖，摇匀，分装，灭菌。

如使用含抗生素的沙氏葡萄糖琼脂培养基，应确认培养基中所加的抗生素量不影响供试品中霉菌和酵母菌的生长。

（三）制备菌液

1. 培养基适用性检查和存活菌数测定方法验证时的菌液制备

（1）取金黄色葡萄球菌、铜绿假单胞菌、大肠埃希菌、白色念珠菌的新鲜培养物，用 pH7.0 无菌氯化钠 - 蛋白胨缓冲液或 0.9% 无菌氯化钠溶液制成适宜浓度的菌悬液。

（2）取黑曲霉的新鲜培养物加入 3~5ml 含 0.05%（ml/ml）聚山梨酯 80 的 pH7.0 无菌氯化钠 - 蛋白胨缓冲液或 0.9% 无菌氯化钠溶液，将孢子洗脱。然后，采用适宜方法吸出孢子悬液至无菌试管内，用含 0.05%（ml/ml）聚山梨酯 80 的 pH7.0 无菌氯化钠 - 蛋白胨缓冲液或 0.9% 无菌氯化钠溶液制成适宜浓度的孢子悬液。

菌液制备后，若在室温下放置，应在 2 小时内使用；若保存在 2~8℃，可在 24 小时内使用。黑曲霉孢子悬液可保存在 2~8℃，在验证过的贮存期内使用。

2. 抑菌效力测定时的菌液制备

（1）取铜绿假单胞菌、金黄色葡萄球菌、大肠埃希菌、白色念珠菌的琼脂培养物，加入适量的 0.9% 无菌氯化钠溶液将琼脂表面的培养物洗脱，并将菌悬液移至无菌试管内，用 0.9% 无菌氯化钠溶液稀释并制成每 1ml 含菌数约为 10^8 cfu 的菌悬液。

（2）取铜绿假单胞菌、金黄色葡萄球菌、大肠埃希菌、白色念珠菌的液体培养物，离心收集菌体，用 0.9% 无菌氯化钠溶液稀释并制成每 1ml 含菌数约为 10^8 cfu 的菌悬液。

（3）取黑曲霉的新鲜培养物加入 3~5ml 含 0.05%（ml/ml）聚山梨酯 80 的 0.9% 无菌氯化钠溶液，将孢子洗脱。然后，用适宜方法吸出孢子悬液至无菌试管内，加入适量的含 0.05%（ml/ml）聚山梨酯 80 的 0.9% 无菌氯化钠溶液，制成每 1ml 含孢子

数为 10^8 cfu 的孢子悬液。

（4）测定 1ml 菌悬液中所含的菌数。

菌液制备后，若在室温下放置，应在 2 小时内使用；若保存在 2~8℃，可在 24 小时内使用。黑曲霉的孢子悬液可保存在 2~8℃，在验证过的贮存期内使用。

（四）接种培养

1. 培养基适用性检查

（1）取 6 个无菌平皿，分别接种金黄色葡萄球菌、铜绿假单胞菌、大肠埃希菌各 2 皿，每皿接种含菌数不大于 100cfu 的菌液，倾倒胰酪大豆胨琼脂培养基（被检培养基），混匀凝固后置 30~35℃培养不超过 3 天，计数。对照培养基同法操作。

（2）取 4 个无菌平皿，分别接种白色念珠菌、黑曲霉各 2 皿，每皿接种含菌数不大于 100cfu 的菌液，倾倒沙氏葡萄糖琼脂培养基（被检培养基），混匀凝固后置 20~25℃培养不超过 5 天，计数。对照培养基同法操作。

2. 存活菌数测定方法验证 同"非无菌产品微生物限度检查：微生物计数法"。

3. 抑菌效力的测定

（1）注意事项 抑菌效力可能受试验用容器特征的影响，如容器的材质、形状、体积及封口的方式等。因此，只要供试品每个包装的容器装量足够试验用，同时容器便于按无菌操作技术接入试验菌液、混合及取样等，一般应将试验菌直接接种于供试品原包装容器中进行试验。若因供试品的性状或每个容器装量等因素需将供试品转移至无菌容器时，该容器的材质不得影响供试品的特性（如具有吸附作用），由于 pH 对抑菌剂的活性影响很大，应特别注意不得影响供试品的 pH。

（2）接种 取包装完整的供试品至少 5 份，直接接种试验菌，或取适量供试品分别转移至 5 个适宜的无菌容器中（若试验菌株数超过 5 株，应相应增加供试品份数），每个容器接种 1 种试验菌，1g 或 1ml 供试品中的接菌量为 10^5~10^6 cfu，接种菌液的体积不得超过供试品体积的 1%，充分混合使供试品中的试验菌均匀分布，然后置 20~25℃避光贮存。

（3）计数 根据产品类型，按表 5-22、表 5-23、表 5-24 规定的间隔时间，分别从上述每个试管中取供试品 1ml（g），测定每份供试品中所含的菌数，测定细菌用胰酪大豆胨琼脂培养基，测定真菌用沙氏葡萄糖琼脂培养基。根据存活菌数测定结果，计算 1ml（g）供试品中各试验菌所加的菌数及各间隔时间的菌数，并换算成 lg 值。

（五）结果判断

1. 培养基适用性检查 若被检培养基上的菌落平均数不小于对照培养基上菌落平均数的 70%，且菌落形态大小与对照培养基上的菌落一致，判定该培养基的适用性检查符合规定。

2. 存活菌数测定方法验证 试验菌的回收率不得低于 70%，方法适用性确认时，若采用上述方法还存在一株或多株试验菌的回收达不到要求，则选择回收最接近要求的方法和试验条件进行供试品的检查。

3. 抑菌效力测定 供试品抑菌效力的评价标准见表 5 - 22、表 5 - 23、表 5 - 24。

三、抗生素抑菌效力检查的注意事项

（1）检验全过程要严格遵守无菌操作规程。

（2）在药品生产过程中，抑菌剂不能用于替代药品生产的 GMP 管理。

（3）抑菌剂都具有一定的毒性，制剂中抑菌剂的量应为最低有效量。

（4）配制培养基后，务必校正 pH。

请你想一想

某药厂生产了一批维生素 B_{12} 滴眼液，请问按照有关法规的规定，如何对这批维生素 B_{12} 滴眼液进行抑菌效力的测定检查？ 请你设计出具体的检查方案。

实训十七　检查阿奇霉素滴眼液的抑菌效力

一、实训目的

1. 掌握抑菌效力检查用培养基适用性检查的操作步骤，并会判断检查用培养基是否符合抑菌效力检查的要求。

2. 掌握抑菌效力检查时存活菌数测定方法验证的操作步骤，并会判断检查用的存活菌数测定方法是否符合抑菌效力检查的要求。

3. 掌握阿奇霉素滴眼液抑菌效力测定的操作步骤，并会判断阿奇霉素滴眼液抑菌效力是否符合相关法规的要求。

二、实训原理

阿奇霉素滴眼液是抗生素类药物，属于无菌产品，除了进行无菌检查外，还需要进行抗生素的抑菌效力检查。在检查中，测定细菌一般选用胰酪大豆胨培养基，测定真菌一般选用沙氏葡萄糖培养基。

三、实训器材

1. 设备 恒温培养箱、生化培养箱、电冰箱、灭菌器、菌落计数器。

2. 试剂 ①供试品：阿奇霉素滴眼液。②培养基：胰酪大豆胨琼脂培养基、胰酪大豆胨液体培养基、沙氏葡萄糖琼脂培养基、沙氏葡萄糖液体培养基。③缓冲液：0.9% 无菌氯化钠溶液、pH 7.0 无菌氯化钠 - 蛋白胨缓冲液等。

3. 用具及耗材 培养皿、量筒、试管、试管塞、吸管、载玻片、盖玻片、酒精灯、

火柴、记录笔、记录纸等。

4. 试验用菌株　金黄色葡萄球菌（*Staphylococcus aureus*）［CMCC（B）26003］、铜绿假单胞菌（*Pseudomonas aeruginosa*）［CMCC（B）10104］、大肠埃希菌（*Escherichia coli*）［CMCC（B）44102］、白色念珠菌（*Candida albicans*）［CMCC（F）98001］、黑曲霉（*Aspergillus niger*）［CMCC（F）98003］。试验用菌株的传代次数不得超过5代（从菌种保藏中心获得的干燥菌种为第0代），并采用适宜的菌种保藏技术进行保存，以保证试验菌株的生物学特性。

四、操作步骤

1. 培养基适用性检查

序号	步骤	操作要点
1	配制缓冲液	①pH7.0无菌氯化钠-蛋白胨缓冲液：取磷酸二氢钾3.56g，无水磷酸氢二钠5.77g，氯化钠4.30g，蛋白胨1.00g，加水1000ml，微温溶解，滤清，分装，灭菌 ②0.9%无菌氯化钠溶液：取氯化钠9.0g，加水溶解使成1000ml，过滤，分装，灭菌
2	配制培养基	按规定程序新鲜配制所需要的培养基（均包括对照培养基和被检培养基），灭菌后备用
3	制备菌液	①取金黄色葡萄球菌、铜绿假单胞菌、大肠埃希菌、白色念珠菌的新鲜培养物，用pH7.0无菌氯化钠-蛋白胨缓冲液或0.9%无菌氯化钠溶液制成适宜浓度的菌悬液 ②取黑曲霉的新鲜培养物，加入3～5ml含0.05%（ml/ml）聚山梨酯80的pH7.0无菌氯化钠-蛋白胨缓冲液或0.9%无菌氯化钠溶液，将孢子洗脱。然后，采用适宜方法吸出孢子液至无菌试管内，用含0.05%（ml/ml）聚山梨酯80的pH7.0无菌氯化钠-蛋白胨缓冲液或0.9%无菌氯化钠溶液制成适宜浓度的孢子悬液 ③菌液制备后若在室温下放置，应在2小时内使用；若保存在2～8℃，可在24小时内使用。黑曲霉孢子悬液可保存在2～8℃，在验证过的贮存期内使用
4	接种培养	①取6个无菌平皿，分别接种金黄色葡萄球菌、铜绿假单胞菌、大肠埃希菌各2皿，每皿接种含菌数不大于100cfu的菌液，倾倒胰酪大豆胨琼脂培养基（被检培养基），混匀凝固后置30～35℃培养不超过3天，计数。对照培养基同法操作 ②取4个无菌平皿，分别接种白色念珠菌、黑曲霉各2皿，每皿接种含菌数不大于100cfu的菌液，倾倒沙氏葡萄糖琼脂培养基（被检培养基）混匀凝固后置20～25℃培养不超过5天，计数。对照培养基同法操作
5	结果判断	若被检培养基上的菌落平均数不小于对照培养基上菌落平均数的70%，且菌落形态大小与对照培养基上的菌落一致，判定该培养基的适用性检查符合规定

2. 存活菌数测定方法验证

序号	步骤	操作要点
1	配制缓冲液	同本实训中"培养基适用性检查"操作步骤1
2	配制培养基	同本实训中"培养基适用性检查"操作步骤2
3	制备菌液	同本实训中"培养基适用性检查"操作步骤3
4	验证方法	验证方法同"非无菌产品微生物限度检查：微生物计数法"
5	结果判断	试验菌的回收率不得低于70%，方法适用性确认时，若采用上述方法还存在一株或多株试验菌的回收达不到要求的方法，则选择回收最接近要求的方法和试验条件进行供试品的检查

3. 抑菌效力测定

序号	步骤	操作要点
1	配制缓冲液	同本实训中"培养基适用性检查"操作步骤 1
2	配制培养基	同本实训中"培养基适用性检查"操作步骤 2
3	制备菌液	①取铜绿假单胞菌、金黄色葡萄球菌、大肠埃希菌、白色念珠菌的琼脂培养物，加入适量的 0.9% 无菌氯化钠溶液将琼脂表面的培养物洗脱，并将菌悬液移至无菌试管内，用 0.9% 无菌氯化钠溶液稀释，制成每 1ml 含菌数约为 10^8 cfu 的菌悬液 ②取铜绿假单胞菌、金黄色葡萄球菌、大肠埃希菌、白色念珠菌的液体培养物，离心收集菌体，用 0.9% 无菌氯化钠溶液稀释，制成每 1ml 含菌数约为 10^8 cfu 的菌悬液 ③取黑曲霉的新鲜培养物，加入 3～5ml 含 0.05%（ml/ml）聚山梨酯 80 的 0.9% 无菌氯化钠溶液，将孢子洗脱。然后用适宜方法吸出孢子悬液至无菌试管内，加入适量的含 0.05%（ml/ml）聚山梨酯 80 的 0.9% 无菌氯化钠溶液，制成每 1ml 含孢子数为 10^8 cfu 的孢子悬液 ④测定 1ml 菌悬液中所含的菌数 ⑤菌液制备后若在室温下放置，应在 2 小时内使用；若保存在 2～8℃，可在 24 小时内使用。黑曲霉的孢子悬液可保存在 2～8℃，在验证过的贮存期内使用
4	供试品接种	取包装完整的供试品至少 5 份，直接接种试验菌，或取适量供试品分别转移至 5 个适宜的无菌容器中（若试验菌株数超过 5 株，应相应增加供试品份数），每个容器接种 1 种试验菌，1g 或 1ml 供试品中接菌量为 10^5～10^6 cfu，接种菌液的体积不得超过供试品体积的 1%，充分混合，使供试品中的试验菌均匀分布，然后置 20～25℃ 避光贮存 测定细菌用胰酪大豆胨琼脂培养基，测定真菌用沙氏葡萄糖琼脂培养基
5	结果判断	抑菌效力测定时，供试品抑菌效力评价标准见表 5－22、表 5－23、表 5－24，表中的"减少的 lg 值"是指各间隔时间测定的菌数 lg 值与 1ml（g）供试品中接种的菌数 lg 值的相差值。"A"是指应达到的抑菌效力标准；特殊情况下，如抑菌剂可能增加不良反应的风险，则至少应达到"B"的抑菌效力标准

五、考核方式

备注	考核内容	考核标准	分值	得分
实训前的准备 （10 分）	①无菌环境准备 ②设备准备 ③试剂准备 ④器材及耗材准备	是否准备齐全 （每缺一项扣 5 分）	10	
实训操作过程 （50 分）	抑菌效力检查用培养基适用性检查：配制缓冲液→配制培养基→制备菌液→接种培养→结果判断	操作是否规范	15	
	抑菌效力检查时存活菌数测定方法验证：配制缓冲液→配制培养基→制备菌液→验证方法→结果判断	操作是否规范	15	
	阿奇霉素滴眼液抑菌效力测定：配制缓冲液→配制培养基→制备菌液→供试品接种→结果判断	操作是否规范	20	

续表

备注	考核内容	考核标准	分值	得分
检验记录 （10 分）	认真填写检验记录	是否符合要求	10	
实训结果 （10 分）	根据检验记录，查阅药典，判断阿奇霉素抑菌效力检查是否符合规定	是否实事求是	10	
实训后的清场 （5 分）	清洗实训用品	是否干净	2	
	打扫、清理实训室	是否整洁	2	
	关好实训室水、电、门、窗	是否完成	1	
讨论（10 分）	实训过程中遇到的问题及解决方法	是否积极参与	10	
实训报告 （5 分）	认真书写实训报告	是否符合要求	5	

目标检测

一、选择题

（一）单项选择题

1. 药品生产质量管理规范简称为（　　　）

　　A. GSP　　　　　　B. GPS　　　　　　C. GMP　　　　　　D. CMP

2. 《中国药典》的英文缩写为（　　　）

　　A. ChP　　　　　　B. BP　　　　　　C. JP　　　　　　D. USP

3. 《中国药典》的现行版本为（　　　）

　　A. 2010 版　　　　B. 2020 版　　　　C. 2025 版　　　　D. 2015 版

4. 以下培养基中（　　　）主要用于厌氧菌的培养，也可用于需氧菌的培养

　　A. 胰酪大豆胨琼脂培养基　　　　　B. 沙氏葡萄糖琼脂培养基

　　C. 硫乙醇酸盐流体培养基　　　　　D. 马铃薯葡萄糖琼脂培养基

5. 以下药品中要求无菌的是（　　　）

　　A. 利巴韦林注射剂　　　　　　　　B. 抗病毒颗粒

　　C. 板蓝根颗粒　　　　　　　　　　D. 玄麦甘桔颗粒

6. 无菌检查用的滤膜的孔径应不大于（　　　）

　　A. 1.45 μm　　　　B. 0.45 μm　　　　C. 2.45 μm　　　　D. 0.045 μm

7. 以下微生物计数方法中精确度较差的是（　　　）

　　A. 平皿法　　　　B. 薄膜过滤法　　　　C. 最可能数法　　　　D. 倾注法

8. 计数检查时，试验用菌株的传代次数不得超过（　　　）代

　　A. 5　　　　　　　B. 4　　　　　　　C. 3　　　　　　　D. 6

9. 计数检查时，从菌种保藏中心获得的干燥菌种为第（　　　）代

    A. 1　　　　　　　　B. 0　　　　　　　　C. 2　　　　　　　　D. 3

（二）多项选择题

10. 现行版《中国药典》主要由（　　　）构成

    A. 凡例　　　　　B. 通用技术要求　C. 品种正文　　　D. 索引

11. 现行版《中国药典》三部收载（　　　）

    A. 生物制品　　　　　　　　　　B. 相关通用技术要求

    C. 通用技术要求　　　　　　　　D. 药用辅料

12. 现行版《中国药典》四部收载（　　　）

    A. 生物制品　　　　　　　　　　B. 相关通用技术要求

    C. 通用技术要求　　　　　　　　D. 药用辅料

13. 以下产品中要求无菌的是（　　　）

    A. 利巴韦林注射剂　　　　　　　B. 抗病毒颗粒

    C. 注射器　　　　　　　　　　　D. 手术器械

14. 以下培养基中（　　　）主要用于无菌检查

    A. 胰酪大豆胨液体培养基　　　　B. 沙氏葡萄糖琼脂培养基

    C. 硫乙醇酸盐流体培养基　　　　D. 马铃薯葡萄糖琼脂培养基

15. 微生物计数方法包括（　　　）

    A. 平皿法　　　　　　　　　　　B. 薄膜过滤法

    C. 最可能数法　　　　　　　　　D. 经验判断法

16. 以下需用特殊方法制备供试液的供试品为（　　　）

    A. 膜剂供试品　　　　　　　　　B. 气雾剂、喷雾剂供试品

    C. 贴膏剂供试品　　　　　　　　D. 肠溶及结肠溶制剂供试品

二、思考题

1. 哪些药品需要做无菌检查？

2. 哪些药品需要做微生物计数检查？

3. 请简述大肠埃希菌的检查过程。

4. 细菌内毒素检查法中，凝胶法的结果如何判断？

书网融合……

    e 微课　　　　　　📝 划重点　　　　　　🕐 自测题

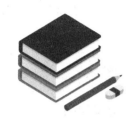

项目六 认识各种病原性微生物

学习目标

知识要求

1. **掌握** 细菌学常见的概念；细菌的致病因素；常见病原菌、病毒及真菌的主要生物学特性、致病性及防治原则。

2. **熟悉** 衣原体、支原体、立克次体、放线菌、螺旋体的防治原则。

3. **了解** 各种病原微生物的免疫性。

能力要求

1. 能够在实际技能操作中严格遵循无菌原则并按照规范流程进行操作。

2. 具有常见传染病的防控意识和基本能力。

实例分析

实例 患者，女，55岁，长期患病，卧床不起而引起压疮。最近，患者压疮感染流脓，高热42℃，送医院后，经检查发现白细胞升高，且肝、肾、呼吸系统都出现了功能衰竭。初步诊断为脓毒血症。

问题 1. 根据脓毒血症的概念，还需要做哪些细菌检查才能确诊为脓毒血症？

2. 根据感染的类型，患者形成脓毒血症的原因是什么？

任务一 认识病原性细菌

PPT

自然界中绝大多数的微生物对人类是有益的，其中有些是人类必需的。只有少数微生物对人类有害，主要是引起人类和动植物疾病的病原微生物。虽然会引起人类疾病的微生物的种类不多，但能给人类造成极大的危害，甚至导致死亡。因此，我们必须了解微生物的致病性及常见的病原微生物，以更好地适应岗位需要。

一、细菌在正常人体的分布

细菌种类繁多，且繁殖迅速，是自然界中分布最广泛的一类微生物，除了广泛分布于土壤、水、空气中，在人体身上也存在着不同种类和数量的细菌。了解细菌的分布、充分认识细菌与人类的关系，对建立无菌观念、严格执行无菌操作以及预防医院感染等都有着重要的意义。

（一）正常菌群

正常人体的体表以及与外界相通的腔道中存在的细菌通常对人体无害，称为正常菌群。正常条件下，正常菌群与人体之间以及正常菌群之间是相互依存、相互制约的，从而形成相对的生态平衡。通常情况下，正常菌群中的细菌对人体不致病，有些还对人体有营养、免疫、生物拮抗以及抗肿瘤、抗衰老等生理作用。人体正常菌群的分布见表6-1。

表6-1　正常菌群的分布

部位	常见菌种
皮肤	表皮葡萄球菌、类白喉杆菌、铜绿假单胞菌、丙酸杆菌、白假丝酵母菌、非致病性结核杆菌等
结膜	葡萄球菌、干燥棒状杆菌、非致病性奈瑟菌等
外耳道	葡萄球菌、类白喉棒状杆菌、铜绿假单胞菌、非致病性结核杆菌等
口腔	葡萄球菌、链球菌（甲型或乙型）、肺炎链球菌、非致病性奈瑟菌、乳酸杆菌、类白喉杆菌、螺旋体、梭形杆菌、白假丝酵母菌、放线菌、类杆菌等
鼻咽腔	葡萄球菌、甲型链球菌、肺炎链球菌、非致病性奈瑟菌、流感嗜血杆菌、铜绿假单胞菌、大肠埃希菌、变形杆菌等
胃	正常情况下一般无菌
肠道	大肠埃希菌、产气肠杆菌、变形杆菌、铜绿假单胞菌、葡萄球菌、肠球菌、类杆菌、破伤风梭菌、产气荚膜梭菌、双歧杆菌、乳酸杆菌、白假丝酵母菌、变形杆菌等
尿道	大肠埃希菌、葡萄球菌、类白喉杆菌、白假丝酵母菌等
阴道	乳酸杆菌、大肠埃希菌、白假丝酵母菌、阴道棒状杆菌等

另外，正常人体的血液、淋巴液、五脏、骨骼、肌肉等部位是无菌的。

你知道吗

一个健康成人的机体约由10^{13}个细胞组成，而在人体表面及胃肠道、呼吸道等部位栖居的细菌则达10^{14}个，即人体携带的细菌数量相当于人体细胞数量的10倍。

（二）条件致病菌

在某些特定的条件下，机体正常菌群与宿主之间的平衡状态可被打破，此时，不致病的正常菌群也能引起疾病，因此把这些细菌称为条件致病菌（机会致病菌）。正常菌群转变为条件致病菌的特定条件如下。

1. 寄居部位的改变　如留置导管导致大肠埃希菌进入泌尿道，可引起泌尿道感染；手术或外伤导致大肠埃希菌从寄居的肠道进入腹腔，可引起腹膜炎。

2. 机体免疫功能低下　如大面积烫伤、过度疲劳、慢性消耗性疾病、使用大量的皮质激素、抗肿瘤药物或放射治疗等，都可导致机体的免疫功能降低，此时，正常菌群中的一些细菌可引起机体感染而出现各种疾病。

3. 菌群失调　受某些因素的影响，正常菌群中各种细菌的种类和数量会发生较大的变化。严重的菌群失调可导致机体出现一系列的临床症状，称为菌群失调症。在临床上，菌群失调症的发生多是由于在治疗原有疾病的过程中过度使用抗生素而引起的新感染，因此又称为二重感染或重叠感染，如假膜性肠炎、鹅口疮、肺炎及败血症等。

二、细菌的致病因素

细菌的致病性是指细菌能引起机体疾病的性能。具有致病性的细菌称为致病菌或病原菌。

细菌的致病性是针对特定的宿主而言的，有的细菌仅对人有致病性，有的细菌只对某些动物有致病性，而有的细菌则对人和动物均有致病性。不同的致病菌可在宿主身上引发不同的病理过程和疾病。致病性是细菌的特性之一，如伤寒沙门菌感染引起人类伤寒、结核分枝杆菌感染引起结核病等。

细菌侵入机体能否致病，与细菌的毒力、侵入数量和侵入门户以及机体的免疫力等密切相关，自然因素和社会因素亦有一定的影响。具体如下。

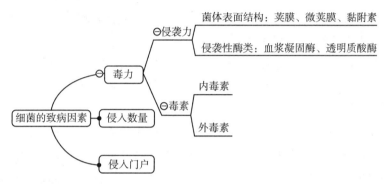

（一）细菌的毒力

细菌的毒力是指病原菌致病能力的强弱程度，是构成细菌致病性的主要因素。各种细菌的毒力强弱不同，毒力强的细菌致病能力强，毒力弱的细菌致病能力弱。细菌的毒力由侵袭力和毒素构成。

1. 侵袭力　指病原菌突破机体的防御功能，即侵入机体和在体内生长繁殖、蔓延扩散的能力。主要包括菌体表面结构和侵袭性酶类。

（1）菌体表面结构　主要包括荚膜和黏附素。

①荚膜。细菌的荚膜有抗吞噬和阻挡体液中杀菌物质（溶菌酶、补体等）的作用，使病原菌在体内不易被杀灭和清除，从而大量生长繁殖、引起疾病。某些细菌的微荚膜，如 A 族链球菌的 M 蛋白、金黄色葡萄球菌的 A 蛋白、伤寒沙门菌的 Vi 抗原，其功能与荚膜相同。

②黏附素。细菌黏附于宿主细胞是引起感染的首要条件。具有黏附作用的细菌表面结构和相关蛋白称为黏附因子或黏附素，可分为菌毛黏附素和非菌毛黏附素。多种革兰阴性菌具有菌毛，可以分泌黏附素，如志贺菌、霍乱弧菌等，其菌毛通过黏附素与宿主细胞表面的相应受体结合而黏附定居于黏膜表面，有助于细菌侵入。非菌毛黏附素是一些革兰阳性菌（如 A 群链球菌）的脂磷壁酸、多糖物质等。

（2）侵袭性酶　是指某些细菌在代谢过程中产生的胞外酶。侵袭性酶本身不具有毒性，但可协助病原菌的抗吞噬作用或有利于病原菌在体内扩散，间接导致相关疾病的发生。如金黄色葡萄球菌产生的血浆凝固酶、A 群链球菌产生的透明质酸酶等。

2. 毒素　是指细菌在合成代谢过程中产生的对机体有毒害作用的物质。按其来源、性质和作用的不同，可分为外毒素和内毒素两大类。

（1）外毒素　指细菌在代谢过程中产生并分泌到菌体外的毒性物质。主要由革兰阳性菌产生，如白喉棒状杆菌、破伤风梭菌、肉毒梭菌、金黄色葡萄球菌等；某些革兰阴性菌如霍乱弧菌、鼠疫耶尔森菌、痢疾志贺菌等也能产生外毒素。外毒素的特性如下。

①性质不稳定。其化学成分是蛋白质，易被热、酸、碱及蛋白酶破坏，如破伤风痉挛毒素在60℃下，30 分钟即被破坏。

②免疫原性强。可刺激机体产生抗体，该种抗体称为抗毒素。外毒素经 0.3% ~ 0.4% 甲醛处理后脱去毒性，但仍保留免疫原性，通过此方法制成的无毒的生物制品称为类毒素。类毒素和抗毒素在防治外毒素引起的疾病中有着重要作用，前者用于人工自动免疫，后者用于治疗和紧急预防。

③毒性作用强。有些外毒素在极低剂量下即可致死，如1mg 纯化的肉毒毒素能杀死 2 亿只小白鼠。肉毒毒素是目前发现的毒性最强的生物毒素，比氰化钾的毒性强 1 万倍。

④选择性强。细菌外毒素对机体组织器官的作用具有高度选择性，不同细菌产生的外毒素通过与特定靶细胞表面的受体结合，引起特殊的临床表现。如破伤风痉挛毒素作用于脊髓前角运动神经元，引起骨骼肌强直性收缩；而肉毒毒素能选择性地阻断运动神经末梢释放乙酰胆碱，引起肌肉麻痹。

⑤种类多。根据作用机制及特点，外毒素可分为神经毒素、细胞毒素和肠毒素三大类。

（2）内毒素　主要存在于革兰阴性菌的细胞壁内，只有当细菌死亡裂解时才被释放出来。螺旋体、衣原体、立克次体等的细胞壁中也具有内毒素样物质，这些物质同样具有内毒素活性。内毒素的特性如下。

①性质稳定。化学成分是脂多糖，耐热，需160℃加热 2 ~ 4 小时或用强酸、强碱、强氧化剂才能被破坏。

②免疫原性弱。不能用甲醛脱毒制成类毒素。

③毒性作用弱。对机体的作用没有组织选择性。各种细菌产生的内毒素，其致病作用基本相似，主要引起发热、白细胞反应、内毒素血症和休克、弥漫性血管内凝血（DIC）等症状。

内毒素与外毒素的主要区别见表6 - 2。

表6 - 2　外毒素与内毒素的主要区别

区别要点	外毒素	内毒素
来源	主要由革兰阳性菌和部分革兰阴性菌产生	由革兰阴性菌产生
存在部位	主要由活菌分泌，少数在菌体裂解后释放	细胞壁成分，菌体崩解后释放
化学成分	蛋白质	脂多糖

区别要点	外毒素	内毒素
稳定性	不稳定，60℃下30分钟被破坏	稳定，耐热，160℃下2～4小时被破坏
毒性作用	强，各种外毒素对组织器官的毒害作用有选择性，引起特殊的临床表现	较弱，各种细菌内毒素的毒性作用相似，引起相似的临床症状，如发热、白细胞反应、休克、DIC等
免疫原性	强，可刺激机体产生抗毒素，且可用甲醛脱毒制成类毒素	弱，不能用甲醛处理制成类毒素

（二）细菌的侵入数量

病原菌侵入机体后能否引起疾病，还取决于是否有足够的数量。一般来讲，所需细菌数量的多少与该病原菌的毒力有关。毒力强，所需细菌数量较少；毒力弱，则所需细菌数量较多。如毒力强的鼠疫耶尔森菌，在无特异性免疫的机体中，仅数个细菌侵入就可引起鼠疫；而毒力弱的沙门菌，则需数亿个细菌侵入才能引起急性胃肠炎。

（三）细菌的侵入门户

病原菌致病，不仅需要其本身有一定的毒力和足够的数量，还需要通过合适的部位侵入机体，才能引起感染。适当的侵入部位是构成感染的重要环节。如伤寒沙门菌必须经口进入消化道；破伤风梭菌的芽孢必须进入缺氧的伤口才能引起破伤风；结核分枝杆菌和炭疽杆菌经呼吸道、消化道、皮肤伤口等部位均可引起感染。

三、感染概述

（一）概念

1. 感染　在一定条件下，侵入机体的病原菌与机体相互作用并引起不同程度的病理改变，称为感染。

2. 传染　病原菌通过一定方式或媒介，从一个宿主到另一个宿主或从自然界进入机体引起的感染，称为传染。

3. 传染病和感染病　能从一个宿主传播到另一个宿主的感染性疾病称为传染病。传染病是感染病的一部分，而感染病不一定会传染。

（二）感染的来源

1. 外源性感染　病原菌来源于宿主体外，如患者、带菌者及患病或带菌的动物。

2. 内源性感染　病原菌来源于宿主体内，多由正常菌群转变而来的条件致病菌引起。

（三）感染的方式与途径

根据病原菌侵入门户的不同，细菌的传播途径主要有以下几种。

1. 呼吸道感染　病原菌由患者或带菌者通过咳嗽、打喷嚏或大声说话等，将含有病原菌的飞沫或呼吸道分泌物播散到空气中，被易感者吸入而引起感染。如肺结核、百日咳、白喉等。

2. 消化道感染 含有病原菌的排泄物污染食物、水源等，经口进入消化道而引起感染。如细菌性痢疾、伤寒、霍乱等。

3. 皮肤黏膜创伤感染 病原菌侵入皮肤黏膜创伤处而引起的感染。如金黄色葡萄球菌引起的皮肤化脓性感染、破伤风梭菌侵入伤口引起的破伤风等。

4. 接触感染 病原菌通过人与人或人与带菌动物的密切接触而引起感染，感染方式可分为直接接触和通过用具等的间接接触。如淋病、梅毒和布鲁菌病等。

5. 节肢动物媒介感染 病原菌以节肢动物作为传播媒介引起的感染。如鼠疫耶尔森菌可经鼠蚤叮咬传播鼠疫；流行性乙型脑炎病毒可经蚊叮咬传播流行性乙型脑炎。

6. 多途径感染 有些病原菌可通过多途径引起感染。如结核分枝杆菌、炭疽杆菌可经呼吸道、皮肤创伤、消化道等多种途径引起感染。

（四）感染的类型

感染的发生、发展和结局，取决于机体的免疫力和病原菌的致病作用。根据双方力量的不同，感染可分为隐性感染、显性感染和带菌状态三种类型。

1. 隐性感染 当机体的免疫力较强或侵入的病原菌数量较少、毒力较弱时，感染后对机体的损害较轻微，机体不出现明显的临床症状，称为隐性感染或亚临床感染。隐性感染后，机体可获得特异性免疫，能抵御相同病原菌的再次感染。一般在传染病的流行过程中，隐性感染者居多，而隐性感染者也可成为带菌者。

2. 显性感染 当机体的免疫力较弱或侵入的病原菌数量较多、毒力较强时，感染后引起机体不同程度的病理损害或生理功能改变，机体出现明显的临床症状，称为显性感染。显性感染又可根据病情的急缓、感染部位及性质进行分类。

（1）**按病情的急缓** 可分为急性感染和慢性感染。

①急性感染。发病急，病程短，一般持续数日至数周，病愈后，病原菌从体内消失。如化脓性扁桃体炎、大叶性肺炎、霍乱等。

②慢性感染。病程缓慢，常持续数月至数年，多见于胞内菌的感染，如结核、麻风等。

（2）**按感染部位及性质** 可分为局部感染和全身感染。

①局部感染。病原菌侵入机体后只局限于机体的某一部位，可引起局部病变。如金黄色葡萄球菌感染引起的疖、痈等。

②全身感染。致病菌侵入机体后，细菌及其毒性代谢产物向全身扩散，引起全身症状。全身感染又可分为以下四种类型。

a. 菌血症：病原菌由原发部位一过性或间断性侵入血流，但未在血液中大量生长繁殖。如伤寒早期的菌血症。

b. 败血症：病原菌侵入血流，并在其中生长繁殖、产生毒素，引起严重的全身中毒症状，如高热、寒战、肝脾肿大、皮肤黏膜淤血等。如化脓性链球菌引起的败血症。

c. 毒血症：病原菌在入侵的局部组织中生长繁殖，不侵入血流，但其产生的外毒素进入血流，引起特殊的临床症状。如白喉、破伤风等。

d. 脓毒血症：化脓性细菌侵入血液，在血液中大量生长繁殖，并随血流播散至机体其他组织或器官，引起新的多发性化脓性病灶。如金黄色葡萄球菌引起的脓毒血症，常导致多发性肝脓肿、皮下脓肿和肾脓肿等。

3. 带菌状态 机体在隐性感染或显性感染之后，病原菌和机体免疫力处于相对平衡状态，病原菌并未被完全消除，而继续在体内存留一段时间，并不断被排出体外。处于带菌状态的人称为带菌者，处于带菌状态的动物称为带菌动物。如白喉、伤寒等传染病，病后常出现带菌状态。

带菌者经常或间歇性排出病原菌，是重要的传染源。因此，及时发现带菌者并进行隔离和治疗，对于控制传染病的流行具有重要意义。

你知道吗

肉毒毒素与医学美容

肉毒毒素是目前已知的毒性最强烈的生物毒素，它主要通过抑制神经末梢释放乙酰胆碱，引起肌肉松弛麻痹。

医学界原先将该毒素用于治疗面部痉挛和其他肌肉运动紊乱症，通过麻痹肌肉神经来达到停止肌肉痉挛的目的。在治疗过程中，医生们发现它在清除皱纹方面有着异乎寻常的功能，其效果远远超过其他任何一种化妆品或整容术。因此，近年来利用肉毒毒素清除皱纹的整容手术风靡世界。

四、人类常见的病原性细菌

（一）常见的病原性球菌

实例分析

实例 小诺，大一学生，生活能力差，不常洗澡，腿上长了个黄豆粒大小的疙瘩，有小硬结形成。两天后，小硬结呈锥形隆起，中央变软变白，周围有一圈红晕，瘙痒，被小诺用力挠挤，出了少量黄色、黏稠、带血的脓液。第三天，小诺开始发烧，硬结周围的红晕圈变得越来越大，呈现以硬结为中心的同心圆形，腿部肿胀，行走困难。此时，小诺才去医院就诊，大夫诊断为疖子，给小诺切开疖子排脓，并使用抗生素控制感染。

问题 1. 你认为小诺的疖子是什么细菌引起的？小诺为什么会长疖子？

2. 疖子能不能用力地去挤压？疖子长在哪里更危险？

葡萄球菌属

葡萄球菌是一群革兰阳性球菌，因常排列成葡萄串状而得名，广泛分布于自然界和人、动物的皮肤及与外界相通的腔道中。医务人员的带菌率高达70%，金黄色葡萄球菌是最常见的化脓性球菌，也是医源性感染的重要来源。

1. 生物学特性

（1）形态与染色　葡萄球菌为球形，直径0.8~1.0μm，呈葡萄串状排列，革兰染色阳性（图6-1）。

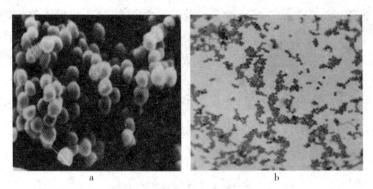

图6-1　金黄色葡萄球菌形态图

a. 电镜扫描图；b. 革兰染色图

（2）培养特性及生化反应　兼性厌氧或需氧，营养要求不高，在普通培养基上生长良好，能在含10%~15%NaCl的培养基中生长。

在普通琼脂平板上可形成圆形、隆起、表面光滑、湿润、边缘整齐、不透明的菌落，直径1~2mm。因菌种不同，可产生不同的脂溶性色素，如金黄色、白色、柠檬色。在血琼脂培养基上，多数致病性菌株能形成透明的溶血环，而非致病菌则没有（图6-2）。

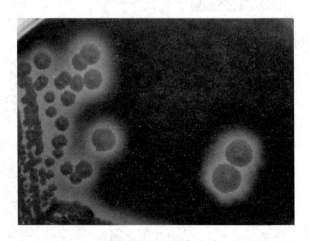

图6-2　金黄色葡萄球菌菌落（血平板）

多数菌株能分解葡萄糖、麦芽糖、蔗糖，产酸不产气。致病性葡萄球菌能在无氧条件下分解甘露醇。

（3）分类　根据色素、生化反应的不同，葡萄球菌可分为金黄色葡萄球菌、表皮葡萄球菌和腐生葡萄球菌 3 种。其中，金黄色葡萄球菌多为致病菌，表皮葡萄球菌偶尔致病，腐生葡萄球菌一般不致病。

（4）抵抗力 葡萄球菌的抵抗力是无芽孢细菌中最强的，具体如下。

①在干燥的脓汁、痰液中可存活 2~3 个月。

②60℃加热 1 小时或 80℃加热 30 分钟才能被杀死。

③在 3%~5% 苯酚、1% 升汞中 10~15 分钟被杀死。

④对染料极敏感，浓度为十万分之一的龙胆紫溶液可抑制其生长。

⑤对红霉素、庆大霉素、阿奇霉素等较敏感。近年来，葡萄球菌的耐药菌株逐年增多，目前金黄色葡萄球菌对青霉素 G 的耐药率高达 90% 以上。其中，耐甲氧西林的金黄色葡萄球菌已成为医院内感染的常见病原菌。

2. 致病性与免疫性

（1）致病物质 主要包括以下几种。

①血浆凝固酶。能使人或兔血浆发生凝固的酶类。血浆凝固酶有两种：一种是分泌至菌体外，使纤维蛋白原转化为纤维蛋白后沉积在病灶周围的游离凝固酶；另一种是结合于菌体表面，使血浆纤维蛋白沉积于菌体表面的结合凝固酶。两种都能阻止吞噬细胞对细菌的吞噬与杀灭，以保护细菌免受体液中杀菌物质的破坏，并使感染局限化、脓液黏稠。大多数致病株都能产生凝固酶，因此，凝固酶是鉴别葡萄球菌有无致病性的重要指标之一。

②葡萄球菌溶血素。多数致病性葡萄球菌可产生溶血素，按抗原性不同，溶血素至少有 α、β、γ、δ、ε 五种。其中，对人类有致病作用的主要是 α 溶血素。它对多种哺乳动物的红细胞具有溶血作用，且对白细胞、血小板及其他组织细胞具有破坏作用。α 溶血素是外毒素，免疫原性强，可经甲醛脱毒制成类毒素，用于葡萄球菌感染的防治。

③杀白细胞素。能杀死人和兔的中性粒细胞和巨噬细胞。

④肠毒素。由金黄色葡萄球菌的某些菌株产生。肠毒素是一种可溶性蛋白质，耐热，100℃加热 30 分钟仍不被破坏，也不受蛋白酶的影响。误食肠毒素污染的食物可引起急性胃肠炎。

⑤耐热核酸酶。由致病性葡萄球菌产生，耐热，100℃加热 15 分钟或 60℃加热 2 小时仍不被灭活。耐热核酸酶是鉴定葡萄球菌有无致病性的重要指标之一。

⑥其他。如表皮溶解毒素（表皮剥脱毒素）、毒性休克综合征毒素。

（2）所致疾病 主要分为以下两大类。

①化脓性感染。主要引起多种组织器官的化脓性炎症，严重时可引起败血症，具体如下。a. 皮肤软组织感染：主要有疖、痈、毛囊炎、脓疱疮、甲沟炎、伤口化脓等。b. 内脏器官感染：如肺炎、脓胸、中耳炎等。c. 全身感染：如败血症、脓毒败血症。

②毒素性疾病。主要为以下几种。a. 食物中毒：特点为发病急（1~6 小时）；以恶心、呕吐为首要症状，继而出现上腹痛、腹泻；病程短（1~2 天）；预后好（多可

自行恢复）。b. 假膜性肠炎：一种菌群失调性肠炎，其病理特点是肠黏膜覆盖一层由炎性渗出物、肠黏膜坏死组织和细菌组成的炎性假膜。c. 烫伤样皮肤综合征：由表皮剥脱毒素引起。d. 中毒性休克综合征：主要由毒性休克综合征毒素引起。

（3）免疫性　人类对致病性葡萄球菌有一定的天然免疫力。患病恢复后，虽能获得一定免疫力，但免疫力不强，难以防止再次感染。

3. 防治原则　注意个人卫生，对皮肤创伤及时消毒处理，以防止感染。加强医院管理，确保严格无菌操作，做好消毒隔离工作，避免医院交叉感染。对饮食行业加强卫生监督。随着耐药菌株的增多，治疗前应做药敏试验以指导用药。

实例分析

实例　患者，男，8 岁，因尿少、眼睑水肿 3 天入院。2 周前曾患咽喉炎。体检：BP165/100mmHg，眼睑及颜面部轻度水肿，心、肺、腹检查无异常。实验室检查中，尿常规：尿蛋白＋＋，红细胞 5 个/HP，肝功能正常。

问题　1. 该患者有可能患的是什么疾病？
　　　　2. 此疾病的发生可能与哪种细菌感染有关？

链球菌属

链球菌属是化脓性细菌中的另一大类，广泛存在于自然界、人和动物的粪便以及健康人鼻咽部，大多数不致病，少数具有致病性。

1. 生物学特性

（1）形态与染色　球形或卵圆形，直径 0.5～1μm，呈链状排列，革兰染色阳性（图 6-3）。幼龄菌大多可见由透明质酸形成的荚膜。

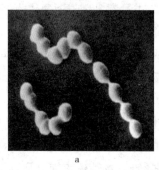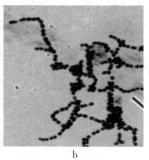

a　　　　　　　　　　　　　b

图 6-3　溶血性链球菌形态图

a. 电镜扫描图；b. 革兰染色图

（2）培养特性与生化反应　需氧或兼性厌氧，营养要求较高，培养基中需加入血清、血液、葡萄糖等才能生长。在血平板上形成灰白色、半透明、表面光滑、边缘整齐、直径 0.5～0.75mm 的细小菌落，不同菌株有不同的溶血现象。

能分解葡萄糖，产酸不产气；不分解菊糖，不被胆汁或 1% 去氧胆酸钠溶解。这两种特性可用来鉴定甲型溶血性链球菌和肺炎链球菌。

（3）分类　根据链球菌在血琼脂平板上是否出现溶血现象以及溶血环的类型，可分为以下三类。

①甲型溶血性链球菌。在血琼脂平板上产生草绿色、宽 1～2mm 的溶血环，称为甲型溶血或 α 溶血。这类细菌也被称为草绿色链球菌，大多为条件致病菌。

②乙型溶血性链球菌。在血琼脂平板上产生无色、完全透明、宽 2～4mm 的溶血环，称为乙型溶血或 β 溶血。这类链球菌亦称为溶血性链球菌，致病力强。

③丙型链球菌。在血琼脂平板上不产生溶血环，称为丙型链球菌，一般不致病。

（4）抵抗力　链球菌的抵抗力不强，60℃加热 30 分钟即被杀死，对常用消毒剂敏感，在干燥尘埃中可生存数月，对青霉素、红霉素、四环素、磺胺类、头孢曲松、阿奇霉素等敏感。青霉素仍为首选治疗药物，耐药菌株极为少见。

2. 致病性

（1）致病物质　主要包括以下几类。

①脂磷壁酸（LTA）。与细菌黏附于宿主细胞表面有关。

②M 蛋白。具有抗吞噬和抗吞噬细胞内杀菌作用的能力。M 蛋白有免疫原性，可刺激机体产生特异性抗体，与超敏反应性疾病有关。

③致热外毒素。又称红疹毒素或猩红热毒素，是人类猩红热的主要致病物质。为外毒素，对机体具有致热作用和细胞毒作用，可引起发热和皮疹。

> **请你想一想**
>
> 金黄色葡萄球菌和溶血性链球菌引起的皮肤化脓性感染有什么不同，为什么？

④链球菌溶血素。由乙型溶血性链球菌产生，按对氧的稳定性可分为两类。a. 链球菌溶血素 O（SLO）：有溶解红细胞、破坏血小板的作用；对心肌有急性毒性作用，可使心脏骤停。抗原性强，能刺激机体产生抗体，80%～90% 的链球菌感染者于感染 2～3 周至病愈后 1 年内，其体内可检出 SLO 抗体，据此可协助诊断。b. 链球菌溶血素 S（SLS）：能溶解红细胞、白细胞、血小板等，细菌被吞噬后，能刺激吞噬细胞的溶酶体酶释放，导致吞噬细胞死亡。

⑤侵袭性酶类。可分为三类。a. 透明质酸酶：能分解细胞间质的透明质酸，使病原菌易于在组织中扩散，又称为扩散因子。b. 链激酶（SK）：又称链球菌溶纤维蛋白酶，能使血液中的纤维蛋白酶原转变成纤维蛋白酶，以溶解血块和阻止血浆凝固，有利于细菌扩散。c. 链道酶（SD）：又称链球菌脱氧核糖核酸酶，能分解黏稠脓液中高黏度的 DNA，使脓液稀薄，易于细菌的扩散。

（2）所致疾病　主要包括以下三种。

①化脓性感染。经皮肤伤口侵入，可引起皮肤及皮下组织化脓性炎症，如疖、痈、丹毒、蜂窝组织炎等；经呼吸道侵入，常引起急性扁桃腺炎、咽峡炎，蔓延至周围可引起脓肿、中耳炎、乳突炎、气管炎、肺炎等。

②猩红热。由产生致热外毒素的 A 族链球菌引起的急性传染病，经呼吸道飞沫传染，2 岁以上小儿多见。主要表现为发热、咽峡炎及全身鲜红色皮疹，疹退后有明显的脱屑。

③超敏反应性疾病。最为常见的有以下两种。a. 风湿热：由 A 族链球菌的多种型别引起，其临床表现以关节炎、心肌炎为主。b. 急性肾小球肾炎：多见于儿童和少年，临床表现为蛋白尿、浮肿、高血压。

3. 防治原则　积极治疗患者和带菌者，以控制或减少传染源；对急性咽峡炎、扁桃腺炎患者尤其是儿童、青少年患者，要早期足量使用抗生素以彻底治疗，防止风湿热、急性肾小球肾炎及亚急性细菌性心内膜炎的发生。A 族链球菌对青霉素、磺胺类、红霉素等敏感，治疗首选青霉素。

肺炎链球菌

肺炎链球菌，通常称肺炎球菌，广泛分布于自然界，常寄居于人类鼻咽腔中，是大叶性肺炎的病原体。

1. 生物学特性

（1）形态与染色　菌体呈矛头状，多成双排列，宽端相对，尖端向外，革兰染色阳性。在痰液、脓汁、肺组织病变中，亦可呈单个或短链状。在机体内或含血清的培养基中，可形成荚膜（图 6-4）。

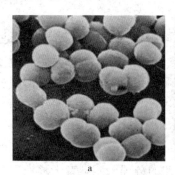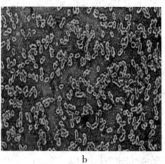

a

b

图 6-4　肺炎链球菌形态图

a. 电镜扫描图；b. 荚膜显色图

（2）培养特性　兼性厌氧，营养要求高，在含有血液或血清的培养基上才能生长。在血琼脂平板上可形成细小、圆形、光滑、扁平、透明或半透明的菌落，直径 0.5~1.5mm，菌落周围有草绿色溶血环，与甲型链球菌类似。细菌可产生自溶酶，培养时间稍久即出现溶菌现象。自溶酶可被胆汁或胆盐等物质激活，加速细菌溶解，故可用胆汁溶菌试验区别肺炎链球菌和甲型溶血性链球菌。

（3）抵抗力　较弱，对一般消毒剂敏感。有荚膜株，其抗干燥力较强，在干燥的痰液中可存活 1~2 个月。对青霉素、红霉素、林可霉素等敏感。

2. 致病性

（1）致病物质　主要的致病物质为荚膜，能抵抗吞噬细胞的吞噬与杀灭。

（2）所致疾病　肺炎链球菌一般不致病，当机体免疫力下降时才致病。呼吸道病毒感染的患者或婴幼儿、年老体弱者，尤其易发生大叶性肺炎，主要表现为咳嗽、咳铁锈色痰、胸痛、发热等；也可继发胸膜炎、脓胸、中耳炎、心内膜炎、脑膜炎和败血症等。

3. 防治原则 锻炼身体，增强体质，提高机体免疫力。接种肺炎链球菌荚膜多糖疫苗对儿童、老年人及免疫力低下的人群具有一定的保护作用。治疗可选用青霉素、红霉素、林可霉素等。

其他常见化脓性球菌见表6-3。

表6-3 脑膜炎奈瑟菌和淋病奈瑟菌的主要特征

特征	脑膜炎奈瑟菌	淋病奈瑟菌
主要生物学特性	G^-，菌体呈肾形或豆形、成双排列，凹面相对；对冷、热及干燥极敏感，且可产生自溶酶，故标本应保温、保湿立即送检	G^-，菌体呈肾形或豆形、成双排列，凹面相对；对冷、热及干燥极敏感
致病物质	荚膜、菌毛和内毒素	荚膜、菌毛和内毒素
传染途径	经飞沫	经性接触或间接接触被污染物（浴盆、衣物等）；新生儿可经产道感染
所致疾病	流行性脑脊髓膜炎（简称流脑）	淋病（泌尿生殖道的化脓性感染）和新生儿淋病性结膜炎
免疫性	有，但不持久，以体液免疫为主	人类无自然抵抗力，可反复再感染
防治原则	对患者进行隔离治疗；用流脑疫苗进行特异性预防；治疗选择青霉素和红霉素	加强卫生宣教，取缔娼妓；治疗首选青霉素，新生儿可用1%硝酸银溶液滴眼

（二）肠道杆菌

肠道杆菌是一大群寄居在人和动物肠道中，生物学性状相似的革兰阴性杆菌，随人和动物的粪便排出而广泛分布于土壤、水和腐物中。多为肠道的正常菌群，当机体免疫力降低或细菌入侵肠外部位时，可成为条件致病菌而引起感染。少数为致病菌，如伤寒沙门菌、志贺菌、致病性大肠埃希菌等。

肠道杆菌的共性如下。

1. 形态与结构 均为中等大小的革兰阴性无芽孢杆菌。多数有鞭毛（痢疾志贺菌除外）和菌毛，少数有荚膜。

2. 培养特性 需氧或兼性厌氧，在普通培养基上生长良好，菌落光滑、凸起、湿润、边缘整齐，直径2~3mm。

3. 生化反应 能分解多种糖类和蛋白质，形成不同的代谢产物，常用于鉴别各菌属和菌种。一般情况下，肠道致病菌不分解乳糖，而肠道非致病菌多数能分解乳糖。

4. 抗原构造 复杂，均有菌体（O）抗原，多数有鞭毛（H）抗原，有些还有表面抗原（如大肠埃希菌的K抗原、伤寒沙门菌的Vi抗原等）。

5. 抵抗力 不强。60℃加热30分钟可被杀死，对一般的化学消毒剂比较敏感。

实例分析

实例 患者，女，30岁，习惯用湿巾擦洗下身。尿频、尿急半月，口服抗生素治疗，病情好转。一周前，受凉感冒，最近出现发热、腰痛、尿痛，口服抗生素治疗效果不佳，并出现高热寒战，恶心呕吐，夜尿增多，腰痛加重。查体，体温39℃；肾区叩击痛明显；血中白细胞增高；尿白细胞>90个/HP，红细胞3个/HP；中段尿培养显示细菌感染。诊断为急性肾盂肾炎。

问题 1. 引起急性肾盂肾炎最常见的致病菌是什么？

2. 患者是通过什么途径感染的？

大肠埃希菌属

大肠埃希菌俗称大肠杆菌，是人类肠道中的正常菌群。在正常情况下，对机体有营养作用（提供维生素 K 和维生素 B），某些菌株产生的大肠菌素能抑制痢疾志贺菌等致病菌的生长。但在机体免疫力下降或细菌侵入肠道外组织器官时，即成为条件致病菌，引起肠道外感染。某些菌株具有致病性，可导致肠道感染。在卫生学上，大肠埃希菌常被用作粪便污染的检测指标。

1. 生物学特性 中等大小（0.4～0.7μm）杆菌，多数菌株有周鞭毛、菌毛，少数菌株有微荚膜，无芽孢，革兰染色阴性（图6-5）。

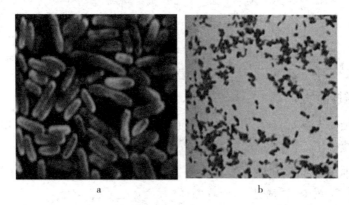

a b

图6-5 大肠埃希菌形态图

a. 电镜扫描图；b. 革兰染色图

2. 致病性

（1）致病物质 主要为以下三种。

①黏附因子：具有黏附肠道和泌尿道黏膜上皮细胞的能力。

②肠毒素：有耐热和不耐热两种，均可引起腹泻。

③K 抗原：具有抗吞噬作用。

（2）所致疾病 主要包括以下两类。

①肠道外感染：以泌尿系统感染为主，如尿道炎、膀胱炎、肾盂肾炎。也可引起腹膜炎、胆囊炎、老年人败血症及新生儿脑膜炎等。

②肠道感染：致病性的大肠埃希菌直接导致肠道感染，引起人类腹泻。

3. 卫生细菌学意义

大肠埃希菌不断随粪便排出体外，污染周围环境和水源、食物等。取样检查时，样品中的大肠埃希菌越多，表明样品的粪便污染越严重，也表明样品中存在肠道致病菌的可能性越大。因此，应对饮水、食品、饮料进行卫生细菌学检查。

（1）细菌总数 检测每毫升或每克样品中所含的细菌数。我国规定的卫生标准是每毫升饮用水中的细菌总数不得超过100个。

（2）大肠菌群数 每升样品中含有的大肠菌群数。我国规定的卫生标准是每升饮水中的大肠菌群数不得超过3个；瓶装汽水、果汁等，每100毫升样品所含大肠菌群数不得超过5个。

4. 防治原则 增强机体免疫力，防止内源性感染；加强饮食卫生和水源管理。治疗选用诺氟沙星、吡哌酸、庆大霉素等。

实例分析

实例 患者，女，5岁，因高热2天，腹痛、腹泻1天入院。患者大便黏稠带血丝，伴里急后重，心、肺无异常，肠鸣音亢进，3天前有过不洁饮食史。

问题 1. 该女孩有可能感染了什么细菌？

2. 如何进一步明确病因？

志贺菌属

志贺菌属俗称痢疾杆菌，是细菌性痢疾的病原体。根据抗原及生化反应的不同，将此类细菌分为四群：A群为痢疾志贺菌；B群为福氏志贺菌；C群为鲍氏志贺菌；D群为宋内志贺菌。我国主要流行的是福氏志贺菌，其次为宋内志贺菌。

1. 生物学特性 革兰阴性小杆菌（图6-6），无鞭毛，无芽孢，无荚膜，多数有菌毛。营养要求不高，能分解葡萄糖，产酸产气，除宋内志贺菌能缓慢发酵乳糖外，一般不发酵乳糖。

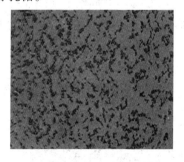

请你想一想

夏秋季节为什么细菌性痢疾等消化道传染病的发病率明显上升？

图6-6 志贺菌革兰染色图

2. 致病性

（1）致病物质 主要如下。

①菌毛。能黏附于结肠黏膜上皮细胞，有利于细菌穿入细胞内进行繁殖。

②内毒素。使肠壁通透性增高，促进毒素吸收；破坏肠黏膜，使形成炎症、溃疡；作用于肠壁自主神经，使肠功能紊乱。

③外毒素。即志贺毒素，由A群志贺菌产生。具有神经毒性、细胞毒性和肠毒性，

可引起水样腹泻、昏迷等症状。

（2）所致疾病　细菌性痢疾（简称菌痢），是最常见的肠道传染病，以夏、秋季较多见。潜伏期为 1~3 天。临床上可分为急性菌痢、中毒性菌痢和慢性菌痢三种类型。传染源为患者和带菌者。

3. 防治原则　对患者及带菌者，要早诊断、早隔离、早治疗；加强食品、饮水、粪便的管理；防蝇、灭蝇。治疗可用诺氟沙星、氨苄西林、小檗碱（黄连素）、磺胺类药、呋喃唑酮等。

实例分析

实例　患者，男，32 岁。入院前一周间歇性发热并有寒战，夜间体温 39~40℃，伴食欲差、恶心、呕吐。体检：肝、脾略肿大，腹部见玫瑰疹。实验室检查：白细胞未见升高。两次取血作肥达试验，其结果如下：入院时，伤寒沙门菌 H 凝集效价为 1：80，O 凝集效价为 1：80；入院第 10 天，伤寒沙门菌 H 凝集效价为 1：320，O 凝集效价为 1：320。

问题　1. 该患者可诊断为哪种疾病？
　　　　2. 还可以取哪些标本做微生物学检查？

沙门菌属

沙门菌属是一大群寄居于人类和动物肠道中，生化反应和抗原构造相似的革兰阴性杆菌，目前已确定的沙门菌属有 2200 多个血清型。但仅少数如伤寒沙门菌、甲型副伤寒沙门菌、肖氏沙门菌、希氏沙门菌等对人类致病；猪霍乱沙门菌、鼠伤寒沙门菌、肠炎沙门菌等对人和动物都致病。

1. 生物学特性　为革兰阴性杆菌，中等大小，多数具有周鞭毛（图 6-7），无芽孢，无荚膜，有菌毛。兼性厌氧，在普通培养基上即可生长，不分解乳糖。沙门菌具有复杂的抗原结构，一般可分为菌体（O）抗原、鞭毛（H）抗原和表面（Vi）抗原三种。对理化因素的抵抗力差，对一般消毒剂敏感，在水中可存活 2~3 周，在粪便中可存活 1~2 个月。

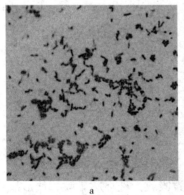
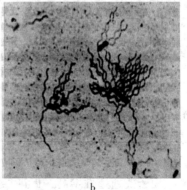

a　　　　　　　　　　　　　　　b

图 6-7　沙门菌形态图

a. 电镜扫描图；b. 鞭毛显色图

2. 致病性

（1）致病物质 主要如下。

①侵袭力。菌毛可黏附于肠黏膜上皮细胞；Vi抗原具有微荚膜功能，具有抗吞噬作用。

②内毒素。沙门菌具有毒力较强的内毒素，是其主要致病物质。可引起机体发热、白细胞降低，大量毒素可导致中毒和休克。

（2）所致疾病 主要如下。

①伤寒和副伤寒（肠热病）。主要由伤寒沙门菌、甲型副伤寒沙门菌、肖氏沙门菌、希氏沙门菌引起。传染源为患者或带菌者，经口感染。典型症状为高热、外周白细胞减少、肝脾肿大，少数出现肠穿孔。伤寒病程较长，为3~4周；副伤寒病程相对较短。

②食物中毒（肠炎型）。最常见，由于食入被大量猪霍乱沙门菌、鼠伤寒沙门菌、肠炎沙门菌等污染的食物而引起急性胃肠炎症状，2~3天自愈。常为集体性食物中毒。

③败血症。多见于儿童及免疫力低下的成人。病原菌以猪霍乱沙门菌、希氏沙门菌、鼠伤寒沙门菌、肠炎沙门菌较为常见。

④无症状带菌者。指在症状消失后1年或更长时间内仍可在其粪便中检出相应沙门菌。有1%~5%的肠热病患者可转变为无症状的带菌者。病原菌滞留在胆囊或尿道中，并不断经粪便和尿液排出，而成为危险的传染源。

3. 防治原则 加强饮水、食品卫生监督和管理。及时发现患者，隔离治疗。治疗以氯霉素为首选。对氯霉素耐药者可用氨苄西林、复方新诺明或呋喃唑酮治疗。

（三）弧菌属

实例分析

实例 患者，男，45岁，农民。外出打工回到家乡，到家当天下午出现腹泻症状，腹泻次数越来越多，去卫生院就诊，被收入住院、治疗观察。病情随后加重，出现剧烈腹泻、呕吐、米泔水样便，肌肉痉挛，无腹痛、不发热，转入市人民医院传染病房，经抢救，患者病情稳定下来。经实验室粪便、呕吐物检查，霍乱弧菌快速诊断试验呈阳性。临床医生初步诊断为：疑似霍乱。市人民医院立刻报告相关部门启动了突发公共卫生事件应急响应机制。

问题 1. 引起霍乱的病原菌是什么？

2. 临床表现有哪些？

3. 应该如何预防？

霍乱弧菌

霍乱弧菌是引起人类霍乱的病原体。霍乱是甲类传染病，历史上曾发生过多次世界性大流行，属国际检疫传染病。

1. 生物学特性 菌体呈弧形或逗点状，有菌毛和单鞭毛，可做穿梭样运动。革兰染色阴性（图6-8）。兼性厌氧，营养要求不高，耐碱不耐酸，在pH8.4~9.2碱性培养基中生长良好。对热、干燥、日光、酸及常用消毒剂敏感。在水中可存活1~3周；在正常胃酸中仅存活4分钟；煮沸2分钟即可被杀死；以1:4含氯石灰处理患者排泄物或呕吐物1小时可达消毒目的。

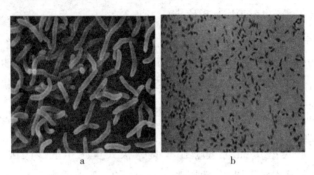

图6-8 霍乱弧菌形态图

a. 电镜扫描图；b. 革兰染色图

2. 致病性与免疫性

（1）致病物质 主要如下。

①菌毛与鞭毛。霍乱弧菌通过鞭毛运动，穿过黏膜表面的黏液层；通过菌毛黏附于小肠黏膜上皮细胞。

②霍乱肠毒素。作为目前已知致泻毒素中毒性最强烈的外毒素，其化学成分为蛋白质，主要引起严重的呕吐和腹泻。

（2）所致疾病 引起肠道传染病霍乱，为我国的法定甲类传染病。人类是霍乱弧菌的唯一易感者。传染源为患者和带菌者。通过食用被患者粪便或呕吐物污染的水或食物而受感染。潜伏期一般为1天左右。患者表现为严重的呕吐、腹泻，腹泻物呈米泔水样。由于水、电解质大量丢失，患者严重脱水，微循环障碍，代谢性酸中毒，严重者可因肾衰竭、休克而死亡。未经治疗死亡率高达60%。

（3）免疫性 病后可获得牢固免疫力，再感染者少见。

3. 防治原则 早发现、早隔离、早治疗。必要时实行疫区封锁。加强饮水和食品卫生管理，培养良好的个人卫生习惯；接种霍乱死疫苗、口服减毒重组活疫苗和类毒素混合制剂，可提高人群免疫力。治疗的关键为及时补充液体和电解质，以预防因失水而引起的低血容量性休克和代谢性酸中毒，同时应用抗菌药物如链霉素、氯霉素、多西环素（强力霉素）等。

你知道吗

霍乱的流行情况

霍乱弧菌分为古典生物型和埃托生物型。人类历史上共发生过7次世界性霍乱大流行，前6次均起源于印度恒河三角洲，1961年的第7次起源于印度尼西亚苏拉威西岛。

副溶血性弧菌

副溶血性弧菌分布于近海岸的海水、海底沉积物及鱼、贝等海产品中，有嗜盐性，故又称嗜盐性弧菌。该菌为革兰染色阴性，形态呈多形性，有弧形、杆状、丝状及球状等。一端有单鞭毛，运动活泼，无芽孢和荚膜。在含3.5%～5%的食盐培养基中，pH 7.5～8.5条件下，生长良好。对酸敏感，一般在1%食醋中5分钟即死。人因进食未煮熟的海产品或污染该菌的盐渍食物而感染，引起食物中毒。

（四）分枝杆菌属

分枝杆菌属是一类细长略弯曲的杆菌，因有分枝生长的趋势而得名。由于本属细菌的细胞壁含有大量脂质，故不易着色，但加温或延长染色时间着色后能抵抗酸乙醇的脱色，故又称抗酸杆菌。对人致病的主要有结核分枝杆菌和麻风分枝杆菌。

实例分析

实例 患者，男，30岁，技师，因低热伴咳嗽1月就诊。患者于1个月前受凉后出现低热，下午明显，体温最高不超过38℃，咳嗽，咳少量白色黏痰，无咯血和胸痛，服用感冒药和止咳药，无明显好转。渐感乏力，力不从心，伴夜间盗汗。病后进食和睡眠稍差，体重稍有下降，二便正常。

既往体健，无特殊病史及不良嗜好，有肺结核接触史。

问题 该患者患的是什么病？

结核分枝杆菌

结核分枝杆菌又称结核杆菌，是引起结核病的病原体。对人致病的结核杆菌主要有人型结核杆菌和牛型结核杆菌。

1. 生物学特性

（1）形态与染色 菌体为细长弯曲的杆状，常聚集成团或分枝状排列，抗酸染色呈红色（图6-9）。有荚膜。

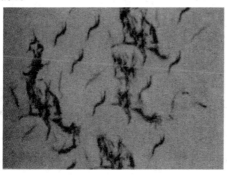

图6-9 结核分枝杆菌

（2）培养特性　专性需氧。营养要求高，常用含蛋黄、甘油、马铃薯、无机盐及孔雀绿等物质的罗氏培养基培养。该菌生长缓慢，18~24小时分裂一代，在固体培养基上培养2~4周，才出现乳白色或米黄色、干燥、菜花状菌落。

（3）抵抗力　结核分枝杆菌细胞壁中含有脂质，故对乙醇敏感，在70%乙醇中2分钟死亡。由于脂质可防止菌体水分丢失，结核分枝杆菌对干燥的抵抗力特别强。黏附在尘埃上可保持传染性8~10天，在干燥痰内可存活6~8个月。结核分枝杆菌对湿热敏感，在液体中，62~63℃加热15分钟或煮沸即被杀死。结核分枝杆菌对紫外线敏感，直接日光照射数小时即被杀死，可用于结核患者衣物、书籍等的消毒。耐酸碱，6%硫酸、3%盐酸、4%氢氧化钠作用0.5h仍有具活力。对链霉素、异烟肼、乙胺丁醇、环丝氨酸、卡那霉素等敏感，但长期用药容易出现耐药性，对吡嗪酰胺不易产生耐药性。

（4）变异性　结核分枝杆菌易发生形态、菌落、毒力和耐药性变异。卡介苗（BCG）就是牛型结核分枝杆菌经毒力变异后制成的减毒活疫苗，现广泛用于结核病的预防。

2. 致病性和免疫性　结核分枝杆菌不含内毒素，也不产生外毒素和侵袭性酶类。其致病性主要与细菌在组织细胞内大量繁殖引起的炎症、菌体成分和代谢物质的毒性及机体对菌体成分产生的免疫损伤等有关。

（1）致病物质　主要如下。

①荚膜。其主要成分为多糖，部分为脂质和蛋白质。荚膜具有抗吞噬作用，可抑制吞噬细胞中吞噬体与溶酶体的结合；有助于结核分枝杆菌在宿主细胞上的黏附与入侵；可防止有害物质进入菌体内。

②脂质。脂质含量越高，致病性越强。主要包括索状因子、磷脂、蜡质D（肽糖脂和分枝菌酸的复合物）、硫酸脑苷脂等成分。索状因子具有破坏细胞线粒体膜、影响细胞呼吸、抑制白细胞游走和引起慢性肉芽肿等作用；磷脂能刺激单核细胞增生，并使病灶形成结核结节和干酪样坏死；蜡质D能使机体产生迟发型超敏反应；硫酸脑苷脂能抑制吞噬细胞中的吞噬体和溶酶体结合，使结核分枝杆菌能在吞噬细胞内长期存活。

③蛋白质。结核分枝杆菌有多种蛋白质，结核菌素就是其中最主要之一。结核菌素与蜡质D结合能使机体产生迟发型超敏反应。

（2）所致疾病　该菌可经呼吸道、消化道或皮肤损伤侵入机体，引起机体多种组织器官的结核病，其中以通过呼吸道引起的肺结核为最多。

①肺部感染。由于细菌的毒力、数量以及机体的免疫力不同，肺结核可分为原发感染和继发感染两大类。

②肺外感染。对于部分患者，结核分枝杆菌可经血液、淋巴液扩散而侵入肺外组织器官，引起相应脏器的结核，如肾、骨、关节或生殖器等的结核。对于艾滋病患者等免疫力低下者，严重时可造成全身播散性结核。也可引起结核性腹膜炎、肠结核、皮肤结核等。

（3）免疫性 人类对结核分枝杆菌的感染率很高，但发病率不高，说明人体对结核分枝杆菌有一定的抵抗力。抗结核免疫以细胞免疫为主，属于感染免疫，又称有菌免疫，即结核分枝杆菌或其组分在体内存在时才有免疫力，一旦体内病原菌或其组分全部消失，免疫力也随之消失。机体在产生抗结核免疫的同时，也发生Ⅳ型超敏反应。

（4）结核菌素试验 是用结核菌素来测定机体对结核分枝杆菌有无Ⅳ型超敏反应的一种皮肤试验，以判断机体对结核分枝杆菌有无免疫力。常用的结核菌素有两种，即旧结核菌素（OT）和纯蛋白衍化物（PPD），目前常用后者。

3. 防治原则

（1）预防 除进行卫生宣传教育，对结核患者早期发现、积极治疗，防止结核病的传播外，卡介苗接种是预防结核病的最有效措施。

（2）治疗 目前常用的药物有利福平、异烟肼、对氨基水杨酸、乙胺丁醇、链霉素等。治疗原则是早期、联合、规律、足量、全程用药。

你知道吗

世界结核病日

1982 年，为纪念郭霍发现结核病 100 周年，世界卫生组织和国际防痨及肺病联合会倡议，将 3 月 24 日作为世界防治结核病日，以加强公众对结核病的认识，使人类历史上的首位杀手——结核病能被及时诊断和有效治疗。

麻风分枝杆菌

麻风分枝杆菌是麻风的病原体，其形态、颜色类似于结核分枝杆菌；对干燥、低温有抵抗力，对紫外线及湿热敏感。

麻风是一种慢性传染病。患者是唯一的传染源。患者鼻腔分泌物、皮疹渗出液、乳汁、精液及阴道分泌物中均含细菌，可经破损皮肤黏膜、呼吸道及密切接触传播。潜伏期长，为 1~5 年。病原菌主要侵犯皮肤黏膜及周围神经，很少侵犯内脏。皮肤形成结节、红斑，面部结节融合可呈"狮面容"。临床上有瘤型、结核样型、未定类和界线类四种类型。

麻风免疫以细胞免疫为主。早发现、早隔离、早治疗为其主要防治措施。常用药物有砜类、利福平、氯法齐明、丙硫异烟胺等。

（五）厌氧性细菌

厌氧性细菌是一大群必须在无氧环境中才能生长的细菌，包括厌氧芽孢梭菌和无芽孢厌氧菌。能引起人类疾病的主要有破伤风梭菌、产气荚膜梭菌和肉毒梭菌。

实例分析

实例 28 岁的岚岚在一个月前和小姐妹去巴厘岛自助游，在潜水过程中被铁钉戳破脚心，流了血。当时岚岚没当回事，认为是个小伤口，没有做任何处理，两天后继续下水游泳。

后续：岚岚随后出现炎症和疼痛，经10多天在医院消炎治疗，病症缓解。岚岚又去杭州玩了一趟，回家后，岚岚病情恶化，牙关紧闭、四肢痉挛，被送到医院救治。入院第三天，经抢救无效，不幸身亡。

问题 1. 岚岚的做法对吗？

2. 根据以上叙述，你认为岚岚患的疾病可能是什么？

3. 从岚岚被铁器扎伤到感染身亡，只有短短的一个月时间。从岚岚的悲剧中，大家还认为被钉子扎伤是一件小事而不用做处理吗？

4. 假如岚岚去处理伤口，你如何协助医生进行处理？

破伤风梭菌

破伤风梭菌是破伤风的病原菌，广泛分布于自然界，以土壤及人、动物的肠道中多见。

1. 生物学特性

（1）形态与染色　菌体细长，无荚膜，有鞭毛；芽孢为正圆形，比菌体大，位于菌体顶端，呈鼓槌状；革兰染色阳性（图6-10）。

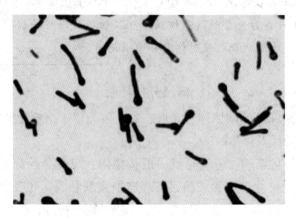

图6-10　破伤风梭菌

（2）培养特性　为专性厌氧菌。常用疱肉培养基培养，生长后肉汤变浑浊，肉渣被消化，微变黑，有腐败臭味。

（3）抵抗力　其繁殖体的抵抗力与其他细菌相似，但芽孢抵抗力强，在土壤中可存活数十年，能耐煮沸1小时。其繁殖体对青霉素敏感。

2. 致病性

（1）致病条件　主要经伤口感染，其感染的重要条件是伤口的厌氧微环境，包括伤口深而窄、混有泥土和异物、局部组织缺氧、坏死组织多、同时伴有需氧菌或兼性厌氧菌感染等，均易造成厌氧微环境，有利于芽孢出芽繁殖、产生外毒素而致病。

（2）致病物质 能产生破伤风痉挛毒素和破伤风溶血毒素。其中，破伤风痉挛毒素是主要的致病物质，属神经毒素，毒性极强，仅次于肉毒毒素，对脑神经和脊髓前角神经细胞有高度亲和力，能阻止抑制神经递质的释放及上下神经元间抑制性神经冲动的传递，使伸肌与屈肌同时强烈收缩、肌肉强直痉挛。

（3）所致疾病 破伤风。潜伏期平均为 7~14 天。典型症状有：牙关紧闭、苦笑面容、颈项强直、角弓反张，重者因呼吸肌痉挛而窒息。

3. 防治原则 破伤风一旦发病，疗效不佳，故预防极为重要。

（1）一般措施 正确处理伤口，及时清创、扩创，以防止厌氧微环境的形成，是十分重要的防治措施。

（2）特异性预防 具体如下。

①人工自动免疫。对部队战士及其他易受外伤的人群，可接种破伤风类毒素；对于 6 个月至 6 岁的儿童可注射百白破混合疫苗。

②人工被动免疫。注射破伤风抗毒素（TAT），可用于紧急预防和特异性治疗。

（3）药物治疗 大剂量青霉素等可有效抑制破伤风梭菌在局部的繁殖；用镇静、解痉药进行对症治疗。

> **请你想一想**
>
> 患者，女，35 岁，因下地干活右脚被一颗生锈铁钉扎伤，伤口很深，自行拔出铁钉后，经简单包扎就又下地干活，于两周后死亡，患者最有可能的死亡原因是什么？

其他厌氧芽孢菌

其他厌氧芽孢菌及其特点见表 6-4。

表 6-4 其他厌氧芽孢菌及其特点

特征	产气荚膜梭菌	肉毒梭菌
主要生物学特性	革兰阳性大杆菌，有荚膜。在体外会形成芽孢。分解糖类，产酸产气	革兰阳性大杆菌，无荚膜，有周鞭毛。芽孢位于菌体次极端，使菌体呈网球拍状
致病性	主要致病物质是侵袭性酶和外毒素。所致疾病为气性坏疽和食物中毒	主要致病物质为肉毒毒素，是已知毒性最强的生物毒素，为嗜神经性外毒素，可导致肌肉迟缓性麻痹。食入肉毒毒素污染的食物会引起食物中毒。起病突然，以神经系统症状为主
防治原则	对伤口及时进行清创、扩创，切除局部坏死组织，并使用大剂量青霉素等抗菌药物	加强食品卫生管理和监督，对于常温储存的真空包装食品采用高压杀菌等措施。治疗应尽早注射多价抗毒素。加强护理，注意预防呼吸肌麻痹和窒息

（六）其他病原性细菌

其他病原性细菌及其特点见表 6-5。

表 6-5 其他病原性细菌及其特点

细菌名称	主要生物学特性	致病因素	所致疾病	防治原则
白喉棒状杆菌	革兰阳性杆菌，一端或两端膨大呈棒状，异染颗粒明显，吕氏培养基生长良好	白喉外毒素、索状因子、K抗原	白喉	白喉类毒素、白喉抗毒素
铜绿假单胞菌	又称绿脓杆菌。小杆菌，有鞭毛、荚膜、菌毛，革兰染色阴性，营养要求不高，专性需氧，抵抗力强	内毒素、外毒素A	各种继发感染如大面积创面感染（烧伤）	严格无菌操作，庆大霉素、多黏菌素等
流感嗜血杆菌	革兰阴性短小杆菌，多数菌株有荚膜，营养要求高，需新鲜血液，抵抗力弱，对消毒剂敏感	荚膜、菌毛、内毒素	原发感染：幼儿化脓性脑膜炎；继发感染：成人的鼻炎、中耳炎	用荚膜多糖疫苗预防，用磺胺、广谱抗生素治疗
百日咳鲍特菌	革兰阴性短小杆菌，有荚膜、菌毛，营养要求较高，需氧，常用鲍-金培养基培养，对干燥、消毒剂敏感，56℃30分钟或日照1小时会死亡	荚膜、菌毛、百日咳毒素等	百日咳	百白破混合疫苗，治疗用红霉素、氨苄西林等
嗜肺军团菌	革兰阴性短小杆菌，有微荚膜、菌毛、单端鞭毛，营养要求高，抵抗力强，在自然界可长期存活	微荚膜、菌毛、毒素和多种酶类	军团病，包括流感样型、肺炎型和肺外感染型	加强空调、水源管理及输水管道和设施的消毒处理，治疗用红霉素、利福平等
幽门螺杆菌	革兰阴性，呈S形或海鸥状，有鞭毛，营养要求高，培养需血液或血清，微需氧	可能与黏附素、脲酶、细胞毒素和内毒素有关	与慢性胃炎、消化性溃疡、胃癌关系密切	甲硝唑、抑酸剂
空肠弯曲菌	革兰阴性，呈S形、弧形、螺旋形，有鞭毛，营养要求高，培养需血液或血清，微需氧，抵抗力弱	霍乱样肠毒素	肠炎、食物中毒，偶有败血症	注意饮食、饮水卫生，可用红霉素治疗
炭疽杆菌	两端平齐的粗大杆菌，人工培养呈竹节状排列，革兰染色阳性，在普通培养基中生长良好，芽孢抵抗力强	荚膜、炭疽毒素	人、畜炭疽	炭疽减毒活疫苗、青霉素
鼠疫耶尔森菌	革兰阴性卵圆形小杆菌，有荚膜，在普通培养基中即能生长	荚膜、外膜抗原、内毒素等	鼠疫（甲类传染病）	灭鼠灭蚤，接种鼠疫菌减毒活疫苗，氨基糖苷类抗生素
布鲁氏菌	革兰阴性短小杆菌，部分菌株有荚膜，专性需氧，营养要求高，生长缓慢，抵抗力弱	内毒素、荚膜、透明质酸酶等	人、畜布鲁菌病	减毒活疫苗、抗毒素

PPT

任务二 认识病毒

实例分析

实例 2015 年 5 月，一场疫情席卷中东地区，也蔓延至韩国。经证实，韩国一名可疑患者出境前往中国广东惠州。这件事引起了中国有关部门的高度关注，联防联控机构紧急启动，在短短的一天内就找到了这名患者，将其送入特定医院治疗，并连续追踪、排查密切接触者 78 人，均就地隔离观察。患者曾经消费过的中国酒店与餐馆也受到牵连而门可罗雀，生意额一落千丈。

问题 1. 这名韩国人得了什么病？

2. 引起该病的元凶是什么？

3. 人们为什么如此恐慌和紧张？

病毒是一类体积微小、结构简单、只含有一种类型的核酸、必须在活细胞内寄生、以复制方式增殖的非细胞型微生物。

病毒广泛分布在自然界及人类、动物、植物与细菌等生物体内，与人类关系非常密切。人类传染病约 75% 为病毒所致。有些病毒性疾病传染性强、流行广泛，且目前尚缺乏特效治疗药物。一些过去认为是非传染性疾病如肿瘤、高血压、糖尿病、自身免疫性疾病等现发现也与病毒有关。

你知道吗
_____

病毒与人类肿瘤

大量研究资料表明，许多病毒与人类肿瘤的发生有着密切的关系。其关系可分为两种：一种是肿瘤为病毒感染所致，如人乳头瘤病毒引起的乳头瘤，为良性；人类嗜 T 细胞病毒引起的人 T 细胞白血病，为恶性肿瘤。另一种与肿瘤的发生密切相关，如乙肝病毒、丙肝病毒与原发性肝癌的发生有关；EB 病毒与鼻咽癌及淋巴瘤的发生有关。

一、病毒的基本性状

（一）病毒的大小与形态

1. 病毒的大小 病毒个体微小，其大小的测量单位为纳米（nm），通常借助于电子显微镜才能观察到。各类病毒大小差异悬殊，最大的病毒如痘病毒，其直径约 300nm；最小的病毒如脊髓灰质炎病毒、鼻病毒，其直径约为 30nm。大多数病毒的直径在 100nm 左右。

2. 病毒的形态 病毒的形态多种多样，多数呈球形或近似球形，少数为杆状、丝状、子弹头状、砖块状等，噬菌体可呈蝌蚪状（图 6-11）。

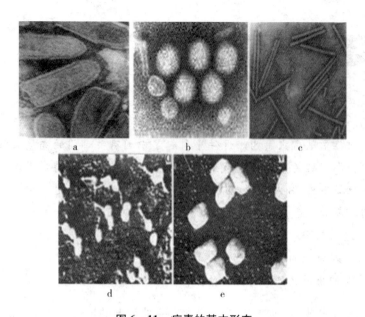

图6-11 病毒的基本形态

a. 子弹状；b. 球状；c. 杆状；d. 蝌蚪状；e. 砖状

（二）病毒的结构和化学组成

病毒的化学组成主要为核酸和蛋白质。核酸构成病毒的核心，其外面包绕一层由蛋白质组成的衣壳，是各种病毒均具有的结构。结构最简单的病毒仅由核衣壳构成，称为裸露病毒。包膜则是部分病毒所具有的结构，此类病毒称为包膜病毒（图6-12）。

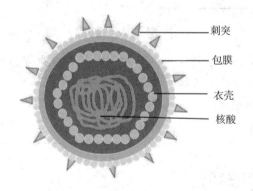

刺突
包膜
衣壳
核酸

图6-12 病毒结构示意图

1. 核心 位于病毒体的中心，成分为核酸（DNA 或 RNA），构成病毒的基因组，是病毒复制、遗传和变异的物质基础。根据核酸类型不同可将病毒分为 DNA 病毒和 RNA 病毒。

2. 衣壳 是包围在病毒核心外面的一层蛋白质结构。衣壳的主要生物学意义为：①保护病毒核酸，使其免受核酸酶和其他理化因素的破坏；②能介导病毒进入宿主细胞；③具有免疫原性，可刺激机体产生免疫应答；④构成病毒体的酶类，如乙肝病毒的 DNA 聚合酶。

3. 包膜　有些病毒体在衣壳外还包着一层脂质双层膜，称为包膜，是病毒在宿主细胞内成熟释放时，以出芽的方式通过细胞膜或核膜时获得的。有些病毒的包膜表面有蛋白质性质的钉状突起，称为刺突或包膜子粒，如流感病毒的包膜上有血凝素和神经氨酸酶两种刺突。包膜的主要作用是保护病毒、维持病毒的完整性，且与病毒吸附宿主细胞有关。此外，病毒上的刺突有免疫原性，可刺激机体产生免疫应答。

（三）病毒的增殖

病毒的结构简单，不具备独立进行生物合成的结构和酶系统，在细胞外处于无活性状态。病毒只有在活细胞内，借助宿主细胞的生物合成原料、能量及场所才能进行增殖。同时，病毒进入活细胞时还要求该细胞表面具有相应的病毒受体，这种具有相应受体的细胞称为该病毒的易感细胞。因此，病毒只能在易感的活细胞内才能进行增殖。病毒的增殖以复制的方式进行。一个感染性病毒颗粒从进入宿主细胞开始到最后产生许多子代病毒并释放的过程称为病毒的复制周期，一般可分为吸附、穿入、脱壳、生物合成、组装与释放五个阶段（图 6 – 13）。

1. 吸附　吸附是病毒表面蛋白与宿主细胞表面受体特异性结合的过程，是病毒体感染的第一步。吸附是特异性的、不可逆的，这种特异性决定了病毒嗜组织的特性，如脊髓灰质炎病毒衣壳蛋白的受体是人肠上皮细胞和神经细胞细胞膜上的脂蛋白，故脊髓灰质炎病毒只感染肠上皮细胞和神经细胞；HIV 包膜糖蛋白gp120 的受体是 CD4 分子，故只感染细胞膜表面含 CD4 分子的细胞。

2. 穿入　吸附于易感细胞上的病毒，可通过不同方式进入细胞内，称为穿入。穿入细胞的方式因病毒的种类而异，无包膜的病毒多以胞饮方式进入易感细胞内；而有包膜的病毒

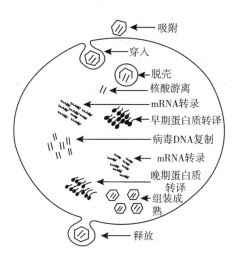

图 6 – 13　病毒增殖周期模式图

则是病毒包膜与细胞膜融合后，病毒核衣壳直接进入细胞。

3. 脱壳　病毒进入宿主细胞后，必须脱去蛋白质衣壳，其核酸才能发挥作用。不同病毒的脱壳方式不同，有些病毒在穿入过程中已伴有脱壳；而包膜病毒一般在宿主细胞溶酶体作用下，其衣壳蛋白裂解，使核酸游离出来。

4. 生物合成　病毒的基因组一旦被释放进入细胞质内，便利用宿主细胞的代谢系统，合成大量的子代病毒的核酸和蛋白质，此过程称为病毒的生物合成。病毒在宿主细胞内的生物合成过程比较复杂。病毒从脱壳到新的病毒体装配之前，用血清学方法和电镜检查，不能从细胞内检出病毒体，故称为隐蔽期。各种病毒的隐蔽期长短不一，

如脊髓灰质炎病毒只有 3~4 小时，而腺病毒则有 16~17 小时。

5. 组装与释放

（1）组装　子代病毒的核酸和蛋白质合成后，在宿主细胞一定的部位进行组装，组装为成熟的、有传染性的病毒颗粒。不同的病毒在细胞内组装的部位不同，DNA 病毒一般在核内；多数的 RNA 病毒在胞质内。对于裸露病毒，核衣壳即为成熟的病毒；有包膜的病毒装配好核衣壳后，必须获得包膜才能成为成熟的病毒。

（2）释放　病毒完成装配后，以不同的方式由宿主细胞释放出来，释放的方式包括如下：①无包膜病毒，一般通过裂解细胞并一次性全部释放出子代病毒；②有包膜病毒，以出芽方式从细胞膜或核膜获得包膜而释放；③有些包膜病毒，如麻疹病毒，很少释放到细胞外，而是通过细胞融合使病毒从感染细胞直接向邻近细胞释放，从而逃避免疫系统的清除作用。

（四）病毒的干扰现象

请你想一想

人感染病毒性疾病时，为什么要停止预防接种？

两种病毒感染同一种细胞时，可发生一种病毒抑制另一种病毒增殖的现象，称为干扰现象。干扰现象可发生在异种、同种、同型及同株病毒之间，也可发生在灭活病毒与活病毒之间。

病毒间干扰现象的发生机制可能与下列因素有关。①诱导细胞产生干扰素，从而抑制被干扰病毒在细胞内的复制；②改变宿主细胞的代谢途径：一种病毒的感染可能改变宿主细胞的代谢，从而阻止第二种病毒的 mRNA 的翻译，或消耗了宿主细胞的生物合成原料、酶等，从而抑制被干扰病毒的生物合成；③竞争干扰：一种病毒破坏宿主细胞的表面受体，从而阻止另一种病毒的吸附或穿入，或两种病毒竞争同一病毒底物。

请你想一想

病毒性疾病标本的采集与送检需注意什么？

干扰现象是机体非特异性免疫的重要部分，能阻止病毒感染，干扰素的作用先于病毒抗体产生。可根据干扰现象指导疫苗的合理使用，以避免发生干扰现象而影响疫苗的免疫效果。

（五）病毒的抵抗力

病毒一般耐冷不耐热。病毒受理化因素影响而失去感染性，称为灭活。60℃加热 30 分钟，除肝炎病毒外，多数病毒被灭活；而低温（−20℃以下）或冷冻真空干燥可用于保存病毒。甲醛能灭活病毒，但可保持其免疫原性，故常用于制备灭活疫苗。有包膜的病毒对乙醚敏感。病毒对甘油有耐受力，常用 50% 甘油盐水作为病毒标本保存液。病毒对抗生素不敏感。某些中草药如板蓝根、大青叶、大黄等对某些病毒具有一定的抑制作用。

二、病毒与人类的关系

病毒侵入机体并在易感细胞内复制增殖，与机体发生相互作用的过程称为病毒感染。病毒感染可诱发机体的免疫应答，免疫应答可表现为免疫保护作用，也可造成机体的免疫病理损伤。

（一）病毒的传播方式和感染类型

1. 病毒传播方式 病毒传播方式有水平传播和垂直传播两种。

（1）水平传播 病毒在人群个体之间的传播称为水平传播，常见的传播途径包括消化道、呼吸道、血液、皮肤、性传播等。

（2）垂直传播 是指病毒经胎盘或产道直接由母体传播给胎儿的方式。垂直传播引起的感染往往后果严重，尤其是先天性感染如风疹病毒、HBV、HIV，可导致死胎、早产或先天畸形。

2. 病毒感染的类型 病毒侵入机体后，因病毒种类、毒力和机体免疫力的不同，可表现出不同的感染类型。根据有无临床症状可分为显性感染和隐性感染；从病毒在机体内感染的特点和滞留时间可分为急性感染和持续性感染，后者又分为慢性感染、潜伏感染和慢发病毒感染（图 6 - 14）。

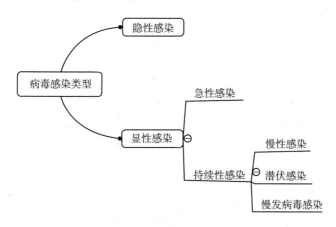

图 6 - 14 病毒感染的类型

（1）隐性感染 病毒侵入机体后不引起明显的临床症状，称为隐性感染或亚临床感染。其发生可能与病毒毒力弱或机体免疫力强有关，感染者虽然不表现出明显的临床症状，但可以成为病毒携带者，成为重要的传染源。

（2）显性感染 病毒侵入机体后引起明显的临床症状，称为显性感染或临床感染。显性感染可以是局部的，也可以是全身的。

①急性感染。一般潜伏期短，发病急，病程为数日至数周，病愈后机体内不再有病毒存在，如流行性感冒病毒的感染。

②持续性感染。病毒可在体内持续存在数月、数年、数十年甚至终身，其潜伏期长，发病慢，恢复也很慢。按不同的临床表现可分为以下三种。a. 慢性感染：病毒在显性或隐性感染后未被完全清除，患者可表现为轻微症状或无症状，反复发作，可经血源传播，如乙型肝炎病毒的感染。b. 潜伏感染：病毒在显性或隐性感染后，长期潜伏于某些组织器官内，不复制，无症状；在某些条件下，病毒被激活重新增殖，引起

疾病复发，如单纯疱疹病毒、水痘－带状疱疹病毒的感染。c. 慢发病毒感染：为慢性发展的、进行性加重的病毒感染，较少见，但后果严重，如 HIV 感染，从感染到发病，一般经历数月至数年。

（二）病毒的致病性

1. 病毒对宿主细胞的直接作用

（1）杀细胞效应　病毒在感染细胞内增殖可引起细胞溶解死亡。这类病毒主要见于无包膜、杀伤性强的病毒，如脊髓灰质炎病毒、腺病毒等。

（2）细胞膜的改变　病毒在宿主细胞内增殖引起宿主细胞膜发生改变，主要表现为细胞膜出现新抗原、细胞膜相互融合、出现多核巨细胞等。

（3）细胞转化　某些病毒 DNA 或其片段整合到宿主细胞的 DNA 中，使宿主细胞的遗传性状发生改变，甚至发生恶性转化，成为肿瘤细胞。因此，病毒与肿瘤密切相关。

（4）细胞凋亡　病毒感染细胞后，可引起细胞凋亡，细胞逐渐出现空泡、染色体被降解等，如疱疹病毒、逆转录病毒等。

（5）包涵体形成　在某些病毒感染细胞的细胞质或细胞核内，用光学显微镜可观察到嗜酸性或嗜碱性，圆形、椭圆形或不规则的斑块结构，称为包涵体。病毒包涵体含有病毒颗粒或装配的病毒成分，可破坏细胞的正常结构和功能，有时可致细胞死亡。不同病毒所形成的包涵体特征各异，故在诊断某些病毒感染时具有鉴别作用。

2. 病毒感染的免疫病理损伤　许多病毒能诱发细胞表面新抗原的出现，引起机体对自身组织的免疫应答，导致对自身组织的损伤。有的病毒直接攻击机体的免疫系统，引起机体免疫功能降低。

（三）抗病毒免疫

机体抗病毒免疫包括非特异性免疫和特异性免疫，它们相互配合，共同发挥作用。

1. 非特异性免疫　病毒感染后，首先发挥防御作用的是非特异性免疫。机体非特异性免疫对病毒感染均具有一定的作用，其中主要是干扰素的作用。干扰素是在病毒或干扰素诱生剂作用下，刺激体细胞及巨噬细胞等产生的一种糖蛋白，具有抗病毒、抗肿瘤、免疫调节等作用。

2. 特异性免疫

（1）体液免疫的作用　对病毒抗原产生的抗体主要为 IgG、IgM、IgA 三类，它们具有免疫中和、补体结合及血凝抑制等作用。

（2）细胞免疫的作用　当病毒侵入细胞后，其抗体的作用就受到限制，主要依靠细胞免疫发挥作用。

三、常见的引起人类疾病的病毒

流行性感冒病毒

流行性感冒病毒（简称流感病毒）包括甲（A）、乙（B）、丙（C）三型，是引起人和动物（猪、马、禽类等）流行性感冒（简称流感）的病原体。

（一）生物学性状

1. 形态与结构　流感病毒呈球形或丝状。球形病毒的直径为 80～120nm，来自患者的新分离株多为丝状或杆状。流感病毒的核酸为单股负链 RNA，由核心和衣壳组成的核衣壳呈螺旋对称，有包膜和刺突（图 6–15）。

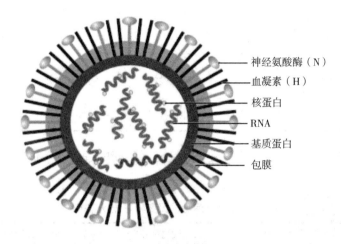

图 6–15　流感病毒结构示意图

（1）核心　为单股 RNA。由于 RNA 分节段复制，导致病毒在装配成熟过程中易发生基因重组而引起新的病毒株出现，这也是流感病毒易发生变异的原因。

（2）核蛋白　构成病毒的衣壳，为螺旋对称型。核蛋白抗原性稳定，很少变异，决定流感病毒的型特异性，其抗体无中和作用。

（3）包膜　有两层结构。内层为基质蛋白 M1，其抗原性稳定，具有型特异性，其抗体不具备中和作用；内层增加了病毒包膜的韧性和完整性。外层来源于宿主细胞膜，为脂质双层膜，其中嵌有膜蛋白（M2），形成膜通道，有利于脱壳和血凝素（HA）的产生。

（4）刺突　成分为糖蛋白，包括 HA 和神经氨酸酶（NA）两种。HA 可使鸡、豚鼠和人的红细胞凝集；有免疫原性，可刺激机体产生相应抗体；抗原性易发生改变，根据 HA 抗原性不同将甲型流感病毒分为多种亚型。NA 也能刺激机体产生相应抗体；免疫原性不稳定，易变异；与 HA 一起将甲型流感病毒分为多个亚型。

2. 分型　根据核蛋白和 M 蛋白的不同，流感病毒分为三型：甲型、乙型、丙型。甲型流感病毒又根据 HA 和 NA 的抗原性不同分为若干亚型。目前发现 HA 有 15 种（H1～H15），NA 有 9 种（N1～N9）。乙型和丙型流感病毒的 HA 和 NA 稳定，至今尚未发现亚型。

请你想一想

为什么流行性感冒会反复流行？注射流感疫苗是否会一劳永逸，预防每次流感的发生吗？

3. 抗原变异与流行的关系 甲型流感病毒的 HA 和 NA 易发生抗原性变异，此为其最突出的生物学特性。自 1934 年成功分离以来，已经历过多次重大变异，曾经引起过数次世界性大流行（表 6 – 6）。乙型和丙型因无新亚型出现，只引起局部流行和散发。

表 6 – 6　流感病毒亚型与流行年代

流行年代	抗原结构	亚型名称
1930 – 1946	H0N1	原甲型
1946 – 1957	H1N1	亚甲型
1957 – 1968	H2N2	亚洲甲型
1968 – 1977	H3N2	香港甲型
1977 以后	H3N2、H1N1	新亚甲型与香港甲型交替
2009	H1N1	新型甲型 H1N1

流感病毒的变异是一个连续不断、由量变到质变的过程，其抗原变异有两种形式（表 6 – 7）。

表 6 – 7　甲型流感病毒抗原变异与流感流行的关系

变异形式	变异幅度	抗原改变性质	引起流感的流行规模
抗原漂移	小	量变	小流行
抗原转变	大	质变	大流行

（二）致病性与免疫性

流感是一种上呼吸道急性传染病。传染源主要是急性期患者，发病前 2 ~ 3 天，其鼻咽分泌物中病毒含量最高，传染性最强；其次为隐性感染者，感染动物亦可作为传染源感染人类。主要传播途径是经呼吸道传播，病毒经飞沫或气溶胶直接侵入机体，偶尔可经共用手帕等间接接触染。病毒一般不入血，在呼吸道黏膜细胞内增殖，引起细胞变性、脱落，黏膜充血、水肿，患者出现鼻塞、流涕、畏寒、发热、头痛、肌痛、乏力等症状。抵抗力较弱的婴幼儿、老年人、心肺功能不全者还易继发细菌感染如肺炎、中耳炎等，有的可危及生命。

病后，机体可产生中和抗体，对同型病毒有一定免疫力，但亚型间没有交叉免疫；存在于呼吸道黏膜局部的分泌型 IgA（SIgA）在预防感染和阻止疾病发展中发挥重要作用。

（三）防治原则

此病以预防为主。应加强身体锻炼，提高机体免疫力；流行期间尽量避免人群聚集，公共场所要进行通风换气或对空气进行消毒等。对患者要早发现、早隔离、早治疗。免疫接种可降低流感的危害性，但疫苗必须与流行的病毒株型别一致。

目前，对流感尚无特效药物。盐酸金刚烷胺和甲基金刚烷胺对甲型流感病毒有一定的抑制作用，可用于流感的预防和早期治疗。干扰素滴鼻及板蓝根、大青叶、金银花等中草药有一定的疗效。

你知道吗

禽流感

禽流感是禽流行性感冒的简称，是由禽流行性感冒病毒引起的一种人、禽类（家禽和野禽）共患急性传染病。按病原体类型不同，分为高致病性、低致病性和非致病性禽流感三大类。高致病性禽流感由 A 型禽流感病毒引起，人类可因病禽的分泌物、排泄物、尸体等污染饲料、饮水等，经接触、呼吸道、消化道、皮肤等多途径感染。

岗位情景模拟

情景描述　今日单位体检，小李、小王、小张的 HBV 抗原抗体检测化验单结果分别如下。

小李：HBsAg（＋）；抗－HBs（－）；HBeAg（－）；抗－HBe；抗－HBc（－）。

小王：HBsAg（－）；抗－HBs（＋）；HBeAg（－）；抗－HBe；抗－HBc（－）。

小张：HBsAg（－）；抗－HBs（－）；HBeAg（－）；抗－HBe；抗－HBc（－）。

问题　请帮助小李、小王、小张分析化验结果，并给出建议。

乙型肝炎病毒　微课

乙型肝炎病毒（HBV）是乙型肝炎（简称乙肝）的病原体。HBV 感染率高，据估计，全世界乙型肝炎患者及无症状携带者达 3.5 亿，我国人群感染率约为 10%。临床上可表现为重症肝炎、急性肝炎、慢性肝炎或无症状携带者，部分慢性肝炎可演变为肝硬化甚至肝癌，极大地威胁着人类的健康。

（一）生物学性状

1. 形态与结构　HBV 感染者的血清中可见到三种不同形态的颗粒（图 6－16）。

（1）大球形颗粒　又称 Dane 颗粒，为有感染性的、完整的乙型肝炎病毒颗粒，呈球形，直径为 42nm，有双层衣壳。外衣壳即病毒的包膜，含有 HBV 表面抗原（HBsAg）；内衣壳蛋白为 HBV 核心抗原（HBcAg）。核心含双股未闭合的 DNA 和 DNA 聚合酶。

（2）小球形颗粒　直径为 22nm，不含 DNA 和 DNA 聚合酶，不具传染性，是病毒装配过程中过剩的外衣壳，含有 HBV 表面抗原（HBsAg）。

（3）管形颗粒　由小球形颗粒聚合而成，直径 22nm，长 100~500nm，也含有 HBV 表面抗原。

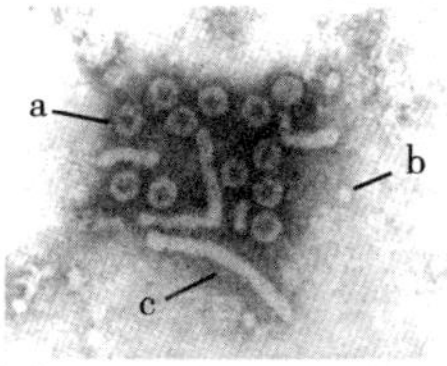

图 6－16　乙型肝炎病毒
a. 大球形颗粒；b. 小球形颗粒；
c. 管形颗粒

2. 抗原组成

（1）表面抗原（HBsAg）　存在于上述三种

颗粒中，是 HBV 感染的重要标志。具有免疫原性，能刺激机体产生相应的抗体（抗 - HBs），该抗体为中和抗体，能防御 HBV 的感染，对机体具有保护作用。HBsAg 是制备疫苗的主要成分。

（2）核心抗原（HBcAg） 存在于 Dane 颗粒的内衣壳及受感染的肝细胞核内，由于其表面有 HBsAg 的覆盖，不易游离在血液中，故不易在血清中检测到。HBcAg 能刺激机体产生抗 - HBc，为非保护性抗体。检测到抗 - HBc IgM，提示 HBV 处于复制状态。

（3）e 抗原（HBeAg） 存在于病毒核心结构的表面。HBeAg 在血清中的消长与病毒体及 DNA 聚合酶的消长基本一致，阳性者标志 HBV 复制和血清具有传染性。HBeAg 能刺激机体产生抗 - HBe，对 HBV 的感染具有一定的保护作用。

3. 抵抗力 HBV 对理化因素抵抗力较强，耐热，对一般化学消毒剂（如 70% 乙醇）不敏感，室温下半年仍可保持感染性。对表面活性剂、氧化剂敏感。

（二）致病性和免疫性

1. 传染源和传播途径 传染源主要是患者和无症状 HBV 携带者，后者因无症状而不易被察觉，作为传染源其危害性更大。其传播途径多样，主要如下。①血液及血液制品传播（输血、注射、血透析、手术、医疗器械、公用剃须刀等）。②母婴垂直传播：感染 HBV 的母亲将病毒传给胎儿和（或）婴儿。宫内感染约占 10%，主要是围生期感染，即分娩时母体的病毒经微小伤口进入新生儿体内感染所致。此外，HBV 也可通过哺乳传播。③性传播及密切接触传播：HBV 可通过唾液、经血、阴道分泌物、精液等接触传播。

> **请你想一想**
>
> 一对恋人准备走入婚姻的殿堂，在婚检时发现女方乙肝病毒的表面抗原阳性，男方应该采取什么措施防止被感染？若婚后女方怀孕，应该采取什么样的措施来阻止母亲感染给胎儿？

2. 所致疾病 HBV 是乙型肝炎的病原体。感染肝细胞后，在肝细胞内复制，产生大量病毒抗原，锚定于肝细胞膜上，引起机体免疫应答，在清除病毒的同时也造成受感染的肝细胞的损伤。由于宿主免疫应答强弱的不同及侵入病毒的数量及毒力的差异，乙型肝炎临床表现复杂多样，可以表现为无症状、急性肝炎、慢性肝炎、重症肝炎、肝硬化甚至肝癌。

（三）防治原则

1. 一般预防 严格管理传染源和切断传播途径。严格筛选献血员，加强对血液和血制品的管理；提倡使用一次性注射器及输液器；严格消毒医疗器械；对乙肝患者及无症状携带者的血液、分泌物和用具进行严格消毒。

2. 人工主动免疫 接种乙肝疫苗是预防乙型肝炎最有效的措施。目前常用的是 HBV 基因工程疫苗。我国规定新生儿和易感人群全面接种乙肝疫苗。

3. 人工被动免疫 含高效价抗 - HBs 的人乙肝免疫球蛋白（HBIg）可用于以下情

况，作为紧急预防：①被乙肝患者血液污染伤口者；②母亲为 HBsAg、HBeAg 阳性的新生儿；③HBsAg、HBeAg 阳性者的性伴侣；④误用 HBsAg 阳性的血液或血制品者。

4. 药物治疗 治疗乙型肝炎目前尚无特效药物。乙肝的治疗措施包括：①保护和维持肝功能；②抗病毒治疗；③抗肝纤维化治疗。

绝大多数急性肝炎不需要抗病毒治疗。对于慢性乙型肝炎患者和乙肝病毒携带者，在现有医学手段下，无法清除其体内乙肝病毒。抗病毒治疗只能将体内病毒水平降至较低水平以下。常用于抗乙肝病毒治疗的药物有：干扰素、拉米夫定、阿德福韦和恩替卡韦等。对于病毒携带者，若肝功能正常无须进行抗病毒治疗。

实例分析

实例 八年前，为摆脱贫穷，王某加入了卖血的行当。在一次卖血中，王某感染了艾滋病病毒，可怕的是他并不知道。王某挣了钱回到家乡，娶妻生子。王某经常发热、乏力、头痛、咽痛，起初以为是感冒，随着症状加重，伴有经常性的腹泻、淋巴结肿大，被诊断为艾滋病。王某对自己身患艾滋病毫不知情，他早已把艾滋病病毒传染给了他的妻子和孩子。三年时间里，一家三口遭遇了不幸。

问题 1. 艾滋病是通过什么样的检测来确诊的？

2. 王某的妻子和孩子是通过什么样的方式感染艾滋病病毒的？

3. 王某一家三口的悲剧完全可以避免。那么，应该如何避免和预防艾滋病呢？

人类免疫缺陷病毒

人类免疫缺陷病毒（HIV）是获得性免疫缺陷综合征（AIDS）的病原体，俗称艾滋病病毒。HIV 有两型：HIV–1 和 HIV–2，前者引起全球 AIDS 流行，后者主要分离自西非艾滋病患者。

（一）生物学性状

1. 形态与结构 HIV 呈球形，直径 100～120nm，核心为两条单股正链 RNA 和逆转录酶，属于逆转录病毒。HIV 具有双层衣壳，内层衣壳蛋白形成圆柱状核心，外层衣壳蛋白的外面包被有脂质成分的双层包膜，包膜上有刺突，由蛋白 gp120 和 gp41 组成（图 6–17）。

2. 抵抗力 HIV 抵抗力较弱，56℃ 加热 30 分钟即被灭活。0.5% 次氯酸钠、70% 乙醇或 5% 甲酚皂处理 10 分钟对该病毒均有灭活作用。对紫外线有耐受性。

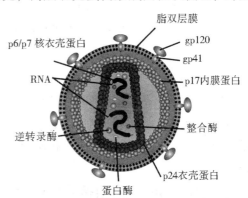

图 6–17 HIV 结构示意图

（二）致病性和免疫性

HIV 引起获得性免疫缺陷综合征（AIDS，即艾滋病）。

1. 传染源　包括 HIV 感染者和艾滋病患者。在其血液、精液、阴道分泌物、乳汁、唾液、脑脊液及中枢神经组织等标本中，均可分离出病毒。

> **请你想一想**
>
> 与艾滋病感染者一起吃饭会感染艾滋病吗？

2. 传播方式　主要有三种。①性传播：包括同性或异性之间的性行为。②血液传播：包括输入带病毒的血液、血制品，器官移植以及静脉药瘾者共用被 HIV 病毒污染的针头。③母婴传播：患艾滋病的母亲可以将 HIV 病毒传播给胎儿。

3. 致病机制　艾滋病的潜伏期很长，一般为半年至 10 年。由于 CD4 分子是 HIV 的刺突成分 gp120 的受体，HIV 在进入人体后选择性侵入 $CD4^+T$ 细胞，并在其中大量增殖，造成 $CD4^+T$ 细胞大量减少，引起机体免疫功能缺陷等，使感染者出现相应症状。

4. 所致疾病　HIV 感染者在感染过程中可经历原发感染期、无症状潜伏期、AIDS 相关综合征和典型 AIDS 四个阶段。在原发感染期，80% 以上会表现出原发感染的某些症状，如皮疹、恶心、疲劳等，持续 1~2 周；潜伏期可无症状或仅有无痛性淋巴结肿大；AIDS 相关综合征表现为发热、盗汗、慢性腹泻及全身淋巴结肿大等；典型 AIDS 期患者的临床特点为出现各种严重机会感染和罕见的恶性肿瘤。另外，40%~90% 的艾滋病患者会出现神经系统病变，表现为外周神经炎、无菌性脑膜炎及 AIDS 痴呆综合征等。患者常于出现症状后 1~3 年内死亡。

5. 免疫性　HIV 侵入人体后，能刺激机体产生相应抗体，如包膜蛋白抗体、核心蛋白抗体等，但这些抗体无病毒清除作用。

你知道吗

艾滋病病原体的检查

人体感染了艾滋病病毒后，一般需要 2 周时间才能逐渐产生病毒抗体。"窗口期"是指人体感染艾滋病病毒后到外周血液中能检测出病毒抗体的这段时间，一般为 2 周至 3 个月。在这段时间内，血液中检测不到病毒抗体，但是人体具有传染性。

（三）防治原则

1. 预防　艾滋病是一种病死率极高的严重传染病，目前还没有治愈的药物和方法，但可以预防。主要的预防措施为：①对艾滋病患者积极治疗，给予足够的关爱。②阻断传播途径，包括严格筛选血源和血制品、避免不洁性行为、严禁吸毒、阻断母婴传播等。

2. 治疗　AIDS 治疗包括抗 HIV 治疗和继发疾病治疗。目前，抗 HIV 治疗无法彻底清除体内的 HIV。主要治疗药物有以下三类。

（1）核苷类反转录酶抑制剂　主要药物包括齐多夫定（AZT）、司坦夫定、拉米夫定、去羟肌苷（地丹诺辛）等。

（2）非核苷类反转录酶抑制剂　主要药物包括奈韦拉平、洛韦胺、地拉韦定等。

（3）蛋白酶抑制剂　主要药物包括沙奎那韦、茚地那韦、奈非那韦等。

上述药物单用很难有效抑制病毒的复制，且易产生耐药，因此强调联合用药。联合用药的方案很多，目前多以 1 种蛋白酶抑制剂加 2 种反转录酶抑制剂，或两种蛋白酶抑制剂加 1~2 种反转录酶抑制剂。

实例分析

实例　16 岁的小倩躺在医院的病床上，小倩妈妈戴着口罩，手上戴着手套护理女儿。看着女儿，妈妈非常自责和后悔。几天前，小倩感觉身体不适、呼吸急促，家人以为是感冒了。当晚，小倩突然变得狂躁，情绪激动，被送往医院，经诊断，小倩得了狂犬病。

两个月前，家里来了一只流浪狗，小倩和妹妹觉得可怜就收留了它，流浪狗经常和家里的宠物狗打架。一天，小倩妹妹看到两只狗打架，上前拉扯时被狗咬伤了手。第二天早上，听到两只狗又在打架，小倩上前拉，手指被划了一下。妈妈听小倩说只是划伤，就用土办法让小倩用淘米水洗了一下。小倩妹妹的手伤得严重些，妈妈就带着她去医院打了疫苗。

问题　1. 小倩妈妈为什么后悔和自责？

2. 小倩得了狂犬病，除了情绪激动、躁狂不安，还有其他症状吗？妈妈为什么戴着口罩和手套护理女儿？

3. 如果被狗咬伤或者抓伤，一些土方法能否起到预防疾病的作用？应该如何处理伤口？

狂犬病毒

狂犬病毒是一种嗜神经病毒，是急性致死性中枢神经系统疾病（狂犬病）的病原体。

1. 生物学性状

（1）形态结构　狂犬病毒呈子弹头状，大小为 75nm×（100~300）nm，为 RNA 病毒，中心为螺旋对称型衣壳，外层有包膜。在易感动物或人的中枢神经细胞内增殖时，形成嗜酸性、圆形或椭圆形的包涵体，称为内氏小体，具有诊断价值。

（2）抵抗力　狂犬病毒对外界抵抗力不强，易被强酸、强碱、甲醛、碘、乙醇等灭活。肥皂水、离子型或非离子型去垢剂等对病毒亦有灭活作用。

2. 致病性与免疫性　狂犬病毒可引起人畜共患的中枢神经系统传染病。

（1）传染源　该病毒主要传播于狼、狐狸、臭鼬和蝙蝠等野生动物以及犬、猫等家养宠物中，人可因被带病毒的动物咬伤或搔伤而感染。

（2）传播途径　狂犬病属于自然疫源性疾病，是人被患病动物（尤其是病犬）咬伤、抓伤或舔伤口引起的一种中枢神经系统急性传染病。动物在发病前 5 天，其唾液中已含有病毒，人被咬伤后，动物唾液中的病毒经伤口进入人体。

（3）致病机制　病毒进入人体后，先在肌细胞内增殖，进而随血液或由神经末梢上行至中枢神经系统，在神经细胞内增殖并引起中枢神经系统病理性损伤，之后，病毒又沿传出神经扩散至唾液腺及其他组织。

（4）潜伏期　一般为1~3个月，也有短至几天或长达数年才出现症状者。

（5）临床表现　狂犬病俗称疯狗病，临床表现以恐水、畏光、吞咽困难、狂躁等为主要症状。发病早期，首先有咬伤部位出现蚁行感、痛感，继而出现发热、头痛、焦虑、流涎等。发作期典型的临床表现为神经兴奋性增高，躁动不安，吞咽或饮水时喉头肌肉发生痉挛，甚至闻水声或其他轻微刺激均可引起痉挛发作，故又称恐水病。兴奋期持续3~5天后，转入麻痹期，最后因昏迷、呼吸和循环衰竭而死亡。

（6）病死率　狂犬病是迄今唯一一种病死率高达100%的急性传染病。《中华人民共和国传染病防治法》将狂犬病列为乙类传染病。

请你想一想

随着人们生活水平的提高，饲养宠物成了风尚，但却为人们的生命健康带来了隐患，如果家里养了宠物狗，应该如何加强管理？

3. 防治原则　狂犬病的病死率极高，因此，预防是关键，主要措施如下。

（1）一般性预防　捕杀野犬，加强家犬管理，注射犬用疫苗。

（2）冲洗伤口　人被病犬咬伤后，应立即用20%的肥皂水反复冲洗伤口，再用2%碘液及70%乙醇涂擦。

（3）注射抗病毒血清　用高效价抗狂犬病毒免疫血清做伤口周围与底部浸润注射。

（4）接种疫苗　应及早接种狂犬疫苗，于伤后1、3、7、14、28天各肌内注射1针，免疫效果好，可大大降低发病率。

实例分析

实例　患者，女，65岁，患病毒性心肌炎伴细菌感染，高热、疲乏、心慌、气短，在抗病毒药物治疗的同时给予大剂量的抗生素。半个月后，患者口腔黏膜出现破溃，黏膜上附有点状白膜，经检查，该患者得了鹅口疮。

问题　1. 患者的鹅口疮与什么感染有关？
　　　2. 应该如何预防？

任务三　认识其他病原性微生物

PPT

一、病原性真菌

（一）概述

真菌是一类真核细胞型微生物，有细胞壁和细胞核，由菌丝体和孢子组成。在自然界分布广泛，有10万多种，多数对人有利，如用于酿酒、生产抗生素、酶类等。能引起人类疾病的真菌不足10种，按致病部位的不同，可分为浅部真菌和深部真菌。

1. 生物学特性

（1）形态与结构　真菌按形态可分为单细胞型真菌和多细胞型真菌两大类。单细胞真菌呈圆形或卵圆形，常见的有酵母菌或类酵母菌，对人致病的主要有新型隐球菌和白假丝酵母菌（白色念珠菌），这类真菌以出芽方式繁殖。多细胞真菌有菌丝和孢子，随真菌种类不同而异，其菌丝伸长分支、交织成团，称丝状菌，又称霉菌。多细胞真菌的构造包括菌丝和孢子。

①菌丝。真菌的孢子以出芽方式繁殖。在环境适宜的情况下，由孢子长出芽管，逐渐延长呈丝状，称为菌丝。菌丝又可长出许多分枝，交织成团，称菌丝体。有的菌丝伸入培养基内吸收营养，称为营养菌丝；有的向上生长，称为气中菌丝；气中菌丝产生孢子的，称为生殖菌丝。菌丝具有多种形态，包括螺旋状、球拍状、结节状、鹿角状、梳状等（图6-18）。不同种类的真菌有不同形态的菌丝，故菌丝形态有助于鉴别真菌。

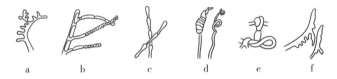

图6-18　真菌菌丝形态

a. 鹿角状菌丝；b. 结节状菌丝；c. 关节状菌丝；d. 球拍状菌丝；e. 螺旋状菌丝；f. 梳状菌丝

②孢子。为真菌的繁殖器官，一条菌丝可长出多个孢子。在适宜条件下，孢子可发芽伸出芽管，发育成菌丝。真菌孢子分为有性孢子和无性孢子两大类。有性孢子的繁殖是通过两个细胞融合形成。病原性真菌大多数是通过形成无性孢子而繁殖。孢子形态各异（图6-19）。

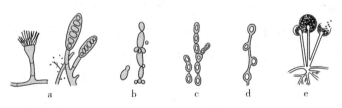

图6-19　真菌孢子形态

a. 分生孢子；b. 芽生孢子；c. 关节孢子；d. 厚膜孢子；e. 孢子囊孢子

（2）培养特性　大多数真菌的营养要求不高，只需供给水、无机盐、简单的碳源及氮源即可生长，常用沙保培养基培养，最适 pH 为 4~6，最适温度为 22~28℃，深部真菌为37℃，但需要较高湿度与氧气。多数病原性真菌生长缓慢，需培养 1~4 周才能形成典型菌落。真菌菌落主要有：①酵母型菌落，如新型隐球菌；②类酵母菌落，如白假丝酵母菌；③丝状型菌落，是多数真菌的菌落形式。

（3）**抵抗力** 真菌对日光、紫外线、干燥及普通消毒剂都不敏感。经过 1 小时 60℃的加热，孢子死亡。对 2.5%碘伏、0.1%升汞、2%苯酚及 10%甲醛均敏感。青霉素、链霉素等抗生素不能杀死真菌，酮康唑、克霉唑及制霉菌素等可用来抑制真菌的繁殖，效果很好。

2. 致病性 病原性真菌的致病机理尚未十分清楚。其致病作用可能是真菌在组织内顽强生长、繁殖而产生的机械性刺激作用，也可能是真菌在代谢过程中产生的代谢产物引起的炎症和组织病变。不同真菌的致病方式不同，真菌引起的疾病可归纳为以下几种。

（1）**致病性真菌感染** 为外源性感染。根据感染部位可分为浅部真菌感染和深部真菌感染。

（2）**条件致病性真菌感染** 为内源性感染。与机体抵抗力降低或菌群失调有关，如白假丝酵母菌感染。

（3）**真菌超敏反应性疾病** 某些真菌的孢子及其代谢产物会污染空气，敏感患者经吸入或皮肤黏膜接触可患荨麻疹、接触性皮炎、哮喘等各种超敏反应性疾病。

（4）**真菌性中毒症** 有些真菌在粮食或饲料上生长并产生毒素，人、畜误食后可发生急性或慢性中毒。

（5）**真菌毒素与肿瘤** 近年来，不断发现有些真菌毒素与肿瘤有关，其中研究最多的是黄曲霉毒素，其毒性很强，小剂量即有致癌作用。

3. 防治原则 皮肤癣菌病的预防主要是注意卫生，保持鞋袜干燥，避免直接或间接与患者接触。提高机体免疫力、不过度使用抗生素是预防条件致病性真菌感染的主要措施。应加强农作物市场监管，严禁出售过期的及发霉的食品。治疗选用制霉菌素、克霉唑、灰黄霉素等药物。

（二）常见病原性真菌

1. 浅部感染性真菌 浅部感染性真菌主要指皮肤癣菌。皮肤癣菌具有嗜角质蛋白的特性，侵犯部位仅限于角化的表皮、毛发和指（趾）甲，可引起各种癣症，如手足癣、体癣、股癣等，常因间接接触或直接接触而引起。

2. 深部感染性真菌 深部感染性真菌是指能侵犯深部组织、内脏以及全身的真菌，大多为外源性感染，致病性强。引起慢性肉芽肿样炎症、溃疡和坏死。以新型隐球菌比较常见。

（1）**新型隐球菌** 主要传染源为鸽子，在鸽粪中大量存在。在正常人的体表、口腔、粪便中也可分离到该菌。该菌是隐球菌中唯一致病的真菌，对人类而言是条件致病菌，可侵犯皮肤、黏膜、淋巴结、骨、内脏等。

（2）**白假丝酵母菌** 即白色念珠菌，通常存在于人的体表与腔道中，当菌群失调或机体的抵抗力降低时则引起疾病，属于条件致病菌。白色念珠菌可侵犯人体许多部位，引起全身感染，如侵犯皮肤、黏膜、肺、肠、肾、脑等。

二、致病性放线菌

放线菌是介于细菌和真菌之间的一类原核细胞型微生物。放线菌以裂解方式繁殖，呈分枝状或丝状，革兰染色阳性。广泛存在于土壤中，多数为腐物寄生菌，是制造抗生素如链霉素、氯霉素等的重要菌株来源。对人致病的放线菌主要是伊氏放线菌和星形诺卡菌。

1. 伊氏放线菌

（1）致病性　伊氏放线菌多存在于正常人口腔、齿垢、齿龈周围、扁桃体和咽等部位，属正常菌群。机体免疫力下降或拔牙、口腔黏膜损伤时引起内源性感染，导致慢性或亚急性肉芽肿性炎症、坏死性脓肿及多发性瘘管。

大约50%的放线菌病的初发病灶在面颈部，累及面部、颈部、舌或下颌；约有20%的病例，其病变主要在肺部（肺部放线菌病），有脓肿或脓胸；约有20%的初发病灶在盲肠、阑尾或盆腔脏器，并有多个瘘管。

（2）病理诊断　在患者病灶组织和脓样物质中可找到肉眼可见的黄色小颗粒，称为硫磺样颗粒。将硫磺样颗粒压片或做组织切片，在显微镜下可见菌丝向四周放射呈菊花状，故名放线菌。

（3）预防和治疗　放线菌病的预防应重视口腔卫生，及时治疗牙病及口腔破损。治疗可用青霉素、四环素及磺胺类药物，对于脓肿、瘘管应及时手术切除。

2. 星形诺卡菌

（1）致病性　主要通过呼吸道进入人体，引起人的原发性、化脓性肺部感染，患者可出现肺结核的症状，如咳嗽、发热、寒战、胸痛、纳差和体重减轻，但这些症状都是非特异性的。约1/3的病例可发生转移性脑脓肿。肺部病灶可转移至皮下组织，形成脓肿、溃疡和多发性瘘管，也可扩散到其他脏器。

（2）治疗　局部治疗主要为手术清创，切除坏死组织。各种感染应用磺胺类药物治疗，有时还可加用环丝氨酸。

实例分析

实例　患者，男，19岁，学生。在小河游泳后，高热三天，体温39℃，结膜充血，腹股沟淋巴结可触摸到。

问题　1. 该病的病原体可能是什么？

2. 该病是如何传播的？

三、衣原体

1. 生物学特征　衣原体是一类严格细胞内寄生、有独特发育周期、能通过细菌滤器的原核细胞型微生物。衣原体有独特的发育周期，其原体存在于细胞外，具有高度感染性。

2. 致病机制　当原体吸附在易感细胞上时，通过吞饮作用进入细胞内，宿主细胞膜形成空泡将原体包围，此时原体增大并分化成始体（或网状体），始体以二分裂方式繁殖而变成原体，受感染细胞破裂，大量原体释放到细胞外，再感染新的细胞。衣原体完成一次发育周期约48～72小时。

3. 所致疾病　衣原体广泛寄生于人、哺乳动物和禽类体内，仅少数有致病性，其中能引起人类疾病的衣原体主要有沙眼衣原体、肺炎衣原体和鹦鹉热衣原体等。

不同衣原体所致疾病不同，具体见表6－8。

表6－8　致病性衣原体的传播方式及所致疾病

病原体	主要传播方式	致病要点	
沙眼衣原体	眼—手—眼	沙眼：流泪、结膜充血、黏液脓性分泌物、滤泡增生、乳头增生、角膜血管翳、结膜瘢痕、眼睑内翻、角膜损害、致盲等	
		包涵体结膜炎：滤泡、大量渗出物等	
	两性接触	男性：非淋菌性尿道炎、泌尿生殖道感染	
		女性：尿道炎、阴道炎、宫颈炎、盆腔炎、输卵管炎等	
	两性接触	慢性淋巴肉芽肿	男性：化脓性淋巴结炎、性病淋巴肉芽肿
			女性：会阴—肛门—直肠瘘及狭窄
肺炎衣原体	呼吸道	上呼吸道感染、肺炎	
鹦鹉热衣原体	呼吸道	鹦鹉热	

4. 防治原则

（1）预防　沙眼的预防主要是大力加强卫生宣教，注意个人与公共卫生，不共用毛巾、面盆、浴巾；生殖道衣原体的预防主要是取缔嫖娼；鹦鹉热的预防则应控制禽畜的感染及避免与患鸟接触。

（2）治疗　可用利福平、四环素、红霉素等。

实例分析

实例　患者，女，12岁。既往体质尚好，无反复呼吸道感染史。间断发热一周余，伴咳嗽4天。于入院10天前受凉后发热，体温最高39℃，口服头孢氨苄、磺胺无效。拍胸片显示，双肺纹理增粗，右上肺有片状阴影，血清肺炎支原体IgM抗体阳性，诊断为支原体肺炎。

问题　1. 支原体肺炎好发于什么年龄段？

　　　　2. 需要对患儿进行隔离吗？应该选择什么药物进行治疗？

四、支原体

1. 生物学特征　支原体是一类缺乏细胞壁、具有高度多形性、能通过细菌滤器并能在无生命培养基中独立生长繁殖的最小的原核细胞微生物。支原体无细胞壁，故呈球形、分枝状或颗粒状（图6－19）。

2. 致病性 支原体在自然界中分布广泛，对人类致病的主要有支原体属的肺炎支原体和解脲支原体。

（1）肺炎支原体 主要引起人的间质性肺炎，有时并有支气管肺炎。传染源是患者或带菌者，主要经飞沫通过呼吸道传播。常发生于夏末秋初，青少年多见。临床表现为头疼、发热、咳嗽、胸痛、淋巴结肿大等，重者还可出现心血管症状和中枢神经系统症状。治疗可用红霉素、氯霉素等。

（2）解脲支原体 通过性接触传播，引起非淋病性尿道炎，此外也可引起阴道炎、盆腔炎、宫颈炎、输卵管炎、慢性前列腺炎等；也可通过胎盘感染胎儿，引起流产、早产及低体重儿，或经产道引起新生儿呼吸道感染。治疗首选药物为阿奇霉素，也可用罗红霉素、多西环素等。

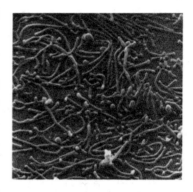

图 6 – 20 支原体电镜图片

五、立克次体

立克次体是一类专性细胞内寄生的革兰阴性原核生物型微生物，主要寄生于节肢动物如蚤、虱、蜱、螨等体内。为纪念首先发现斑疹伤寒病原体并为之而牺牲的美国病理学家霍华德·泰勒·立克次（Howard Taylor Ricketts）而命名。

1. 生物学特征 ①含有 DNA 和 RNA 两种核酸；②专性细胞内寄生，以二分裂方式繁殖；③细胞呈球状、杆状或丝状等，革兰染色阴性；④大小介于细菌与病毒之间，光学显微镜下可见；⑤对抗生素敏感。

2. 致病性 在我国常见的有普氏立克次体、莫氏立克次体和恙虫病立克次体，其致病性见表 6 – 9。

表 6 – 9 我国常见立克次体的传播方式及所致疾病

病原体	传播方式	所致疾病	致病要点
普氏立克次体	人虱叮咬	流行性斑疹伤寒	高热、头疼、肌肉疼、皮疹并伴有神经系统、心血管系统及其他实质性器官损害症状
莫氏立克次体	鼠蚤叮咬	地方性斑疹伤寒	
恙虫病立克次体	恙螨幼虫叮咬	恙虫病	高热，叮咬局部有焦痂、皮疹、全身淋巴结肿大、循环系统以及肺、肝、脾、脑等损害症状

3. 防治原则

（1）预防 灭虱、灭蚤、灭鼠、灭螨，注意个人卫生，改善环境卫生。加强个人防护，防止恙螨幼虫叮咬。

（2）治疗 可用氯霉素、四环素等。

六、螺旋体

螺旋体是一类细长、柔软、弯曲呈螺旋状、运动活泼的原核细胞型微生物。结构与细菌相似，广泛分布在自然界和动物体内。可分为 2 科 7 属，能致病的有 3 个属。①钩端螺旋体属；②密螺旋体属，主要有梅毒螺旋体；③疏螺旋体属，主要有伯氏螺旋体、回归热螺旋体。我国常见的病原性螺旋体为钩端螺旋体和梅毒螺旋体。

（一）钩端螺旋体

1. 致病性　钩端螺旋体又称钩体，主要引起钩端螺旋体病（简称钩体病）。钩体病是人畜共患病。

（1）传染源和传播途径　鼠和猪是主要的传染源和储存宿主，动物感染钩体后呈带菌状态，钩体在其肾脏内繁殖，随着尿液排出，钩体污染水和土壤，人与水和土壤接触，钩体侵入皮肤或黏膜。钩体偶尔可经胎盘垂直传播，感染胎儿，引起流产。

（2）临床表现　多样，早期主要表现为寒热、酸痛、乏力、红眼、腓肠肌压痛、淋巴结肿大等；后期可出现黄疸、肝肾功能不全、肺出血、肠胃出血等症状，其中肺大出血最为凶险，常引起死亡。

2. 免疫性　钩体病痊愈后，患者可获得对同型钩体的持久免疫力，主要是体液免疫。

3. 防治原则

（1）预防　对钩体病的防治以防鼠、灭鼠为主，应做好带菌家畜的管理。易感人群可注射多价死疫苗。

（2）治疗　首选青霉素。

（二）梅毒螺旋体

1. 所致疾病　梅毒螺旋体主要引起人类梅毒，梅毒是危害较严重的一种性病。患者是唯一的传染源，通过性接触或血液传播引起获得性梅毒，通过胎盘传播引起胎儿先天性梅毒。

先天性梅毒可导致胎儿流产、早产、死产或胎儿畸形。获得性梅毒在临床上主要分为三期，Ⅰ期梅毒主要为外生殖器出现无痛性硬下疳；Ⅱ期梅毒主要为全身皮肤和黏膜出现梅毒疹、淋巴结肿大，可累及骨关节等器官；Ⅲ期梅毒多发生于感染后两年，为晚期梅毒，病变累及全身各组织器官，主要表现为全身皮肤黏膜坏死和内脏器官肉芽肿肉瘤。

2. 免疫性　机体对梅毒的免疫以细胞免疫为主，为传染性免疫，免疫与感染同时存在。

3. 防治原则

（1）预防　梅毒的预防以性健康教育为主，还包括及时控制传染源，孕前体检，阻断母婴传播。

（2）治疗　首选青霉素。

两种致病性螺旋体的主要特征比较见表 6-7。

表 6 - 7 两种致病性螺旋体的主要特征比较

	钩端螺旋体	梅毒螺旋体
形态与染色	螺旋数目较多，较密螺旋体更细密而规则，菌体一端或两端弯曲呈钩状，大小为 $0.15\mu m \times$（$6 \sim 12$）μm，革兰染色阴性	螺旋细密而规则，两端尖直，大小为 $0.2\mu m \times$（$6 \sim 15$）μm，革兰染色阴性
抵抗力	对干燥、热的抵抗力弱，56℃10 分钟即死亡。夏季在中性的湿土中能存活 20 天以上，对常用消毒剂敏感	极弱，对温度和干燥特别敏感。离体后干燥 $1 \sim 2h$ 或 50℃5 分钟即死亡。在血液中，4℃放置 3 天即死亡。对化学消毒剂敏感
致病物质	①溶血素 ②内毒素样物质 ③细胞毒性因子	①细胞表面多糖和唾液酸 ②透明质酸酶
所致疾病	钩体病，表现为发热、全身酸痛、眼结膜充血、腓肠肌剧痛、淋巴结肿大等。为人畜共患传染病，鼠和猪是主要的传染源和储存宿主。通过破损的皮肤黏膜感染	梅毒，早期表现为无痛性硬下疳，后期累及皮肤和内脏。人是唯一的传染源，通过性接触和血液传播引起获得性梅毒。通过垂直传播传给胎儿，引起先天性梅毒
预防	①消灭传染源，切断传播途径 ②注射疫苗	①早期确诊，彻底治疗 ②避免不洁性行为
治疗	选择青霉素 G、庆大霉素、氟罗沙星等抗菌药物	选择青霉素 G、庆大霉素、氟罗沙星等抗菌药物。剂量要足

目标检测

一、单项选择题

1. 正常情况下为无菌的部位是（ ）

　　A. 鼻咽腔　　　　　B. 淋巴液　　　　　C. 泌尿生殖道　　　D. 口腔

　　E. 肠道

2. 可经产道感染的细菌是（ ）

　　A. 淋病奈瑟菌　　　　　　　　　B. 伤寒沙门菌

　　C. 结核分枝杆菌　　　　　　　　D. 百日咳鲍特菌

　　E. 脑膜炎奈瑟菌

3. 与细菌侵袭力无关的物质是（ ）

　　A. 菌毛　　　　　　B. 芽孢　　　　　　C. 血浆凝固酶　　　D. 荚膜

　　E. 透明质酸酶

4. 链球菌不能引起下列哪种疾病（ ）

　　A. 猩红热　　　　　B. 淋病　　　　　　C. 脓疱疮　　　　　D. 淋巴管炎

　　E. 风湿热

5. 淋病奈瑟菌的主要传播途径是（ ）

　　A. 呼吸道传播　　　　　　　　　B. 消化道传播

　　C. 性接触传播　　　　　　　　　D. 节肢动物叮咬

　　E. 创伤感染

6. 破伤风特异性治疗可用（　　　）
A. 抗毒素　　　　　B. 类毒素　　　　　C. 外毒素　　　　　D. 细菌素
E. 抗生素

7. 下列毒素中毒性最强的是（　　　）
A. 痢疾杆菌内毒素　　　　　　　　B. 肉毒毒素
C. 破伤风痉挛毒素　　　　　　　　D. 霍乱肠毒素
E. 白喉外毒素

8. 引起人类传染病最常见的微生物是（　　　）
A. 病毒　　　　　B. 细菌　　　　　C. 支原体　　　　　D. 衣原体
E. 真菌

9. 构成病毒核心的化学成分是（　　　）
A. 肽聚糖　　　　　B. 类脂　　　　　C. 蛋白质　　　　　D. 磷酸
E. 核酸

10. HIV 的传播途径不包括（　　　）
A. 性接触　　　　　B. 输血　　　　　C. 垂直传播　　　　　D. 握手
E. 静脉注射毒品

11. 人体感染 HBV 后，在血清中不易查到的是（　　　）
A. HBsAg　　　　　B. HBcAg　　　　　C. HBeAg　　　　　D. PreS1
E. PreS2

12. 沙眼的病原体是（　　　）
A. 放线菌　　　　　B. 衣原体　　　　　C. 病毒　　　　　D. 立克次体
E. 支原体

13. 下列哪种微生物具有独特的发育周期（　　　）
A. 支原体　　　　　B. 立克次体　　　　　C. 病毒　　　　　D. 螺旋体
E. 衣原体

二、思考题

1. 比较细菌内毒素与外毒素的主要区别。
2. 正常菌群转化为条件致病菌的条件有哪些？
3. 简述破伤风梭菌的致病条件。

书网融合……

　　e 微课　　　　　划重点　　　　　自测题

项目七　人体免疫基础知识

学习目标

知识要求

1. **掌握**　免疫、抗原、抗体的概念以及抗原的特性、抗体的结构和功能。
2. **熟悉**　人类常见抗原；人体免疫系统的组成、功能、抗体产生规律和五种免疫球蛋白的主要特性。
3. **了解**　决定抗原免疫原性的条件；免疫应答、体液免疫、细胞免疫的概念。

能力要求

1. 能利用免疫学的基础知识解释免疫现象。
2. 能利用抗体产生规律指导预防接种。

任务一　免疫的基本概念　📱微课

PPT

实例分析

实例　某患儿，男，1岁，因发热和皮疹就诊。体格检查显示，体温38.5℃，胸、腹背部有米粒至豌豆大的圆形水疱，周围明显红晕，有水疱的中央呈脐窝状。皮疹呈向心性分布，斑丘疹、水疱疹、结痂这些不同形态皮疹同时存在。询问病史得知患儿2周前与水痘患者有接触史。诊断为水痘。

问题　1. 水痘的病因是什么？

　　　　2. 为什么人一生只患一次水痘？

一、免疫的概念

在人类同传染病做斗争的漫长历史中，人们逐渐认识到，机体具有抵抗外界微生物感染的能力。例如，患过天花的人就不会再患天花，人们将这种能力称为"免疫"，即免除瘟疫、免除疫病。随着对免疫的认识逐步深入，人们发现，除了微生物之外，机体也可以对各种抗原性异物做出识别和排斥。由此，人们对"免疫"这一概念的理解也在不断发展和深化。在现代免疫的概念中，免疫是机体的一种保护性反应，是识别和排斥抗原性异物，以维持机体内环境平衡和稳定的一种生理性防御功能。可见，免疫这一概念是随着抵抗微生物感染而发展起来的，而后又逐渐突破了这一局限，被赋予了新的内涵。

二、免疫的特性

免疫具有三个基本特性，分别是识别自身和非自身、特异性以及免疫记忆。

（一）识别自身和非自身

免疫系统的识别功能对维持机体健康非常重要。例如，免疫系统可以识别外来的、非己的病原微生物，如果识别功能降低就会减弱或丧失对病原微生物或肿瘤的防御能力；如果免疫系统的识别功能紊乱，则会导致严重的功能失调，把自身的正常组织细胞当作非己的物质而引起自身免疫病。

（二）特异性

机体免疫系统在抗原的刺激下产生的一系列免疫应答具有高度的特异性。例如，我们注射了破伤风疫苗，只能预防破伤风这种疾病，而不能预防其他传染病。这是因为免疫系统能对抗原做出精准识别，在这种抗原刺激下产生的抗体，也只能和这种抗原相结合。抗原和抗体这种一一对应的关系就是特异性。

（三）免疫记忆

机体免疫系统对某一抗原曾产生免疫应答，当同一抗原再次刺激免疫系统时，免疫系统可产生更迅速、更强烈的免疫反应，这一现象被称为免疫记忆。例如，患过水痘的人通常就不会再患水痘。这是因为免疫系统在受到某抗原（水痘病毒）第一次刺激时，除了产生特异性抗体外，还能够产生免疫记忆细胞。免疫记忆细胞能够使机体形成长期的免疫力，当同一抗原再次刺激机体时，免疫记忆细胞就会迅速反应，清除抗原。

三、免疫的功能

免疫的功能是指免疫系统在识别和排除抗原性异物过程中所发挥的各种生物学效应的总称。具体而言，主要是以下三种功能：免疫防御、免疫自稳和免疫监视。在正常情况下，免疫的功能可以维持机体内环境的平衡和稳定，是对机体有利的。在异常情况下，免疫的功能也可以造成机体的损伤，是对机体有害的。

（一）免疫防御

免疫防御是指免疫系统抵抗病原微生物及其毒素，保护机体免受感染，即抗感染免疫。如果免疫防御功能过于强烈或持续时间过长，在清除抗原的同时，也会引发超敏反应，对机体造成损伤。如果免疫防御功能缺失或者过低，则不能有效保护机体抵抗感染，会发生免疫缺陷病。

（二）免疫自稳

免疫自稳是指免疫系统维持机体内环境平衡和稳定的生理功能。在正常情况下，免疫自稳可以及时清除自身损伤、衰老和凋亡的细胞，而对其他正常细胞和组织不产生免疫应答，保持免疫耐受的状态。在异常情况下，免疫自稳功能失调，免疫功能变得过强或过弱，就会引发自身免疫病。

你知道吗

系统性红斑狼疮是一种多发于青年女性的、累及多脏器的自身免疫性炎症性结缔组织病。常见症状有：皮肤出现蝶形红斑或盘状红斑，关节疼痛，可累及心、肺、肾等多器官，出现心肌炎、胸膜炎、肺间质病变、肾炎等症状，严重时可危及生命。

该病的病因至今尚未完全明确，但大量研究显示，其与遗传、内分泌、感染、免疫异常、环境等因素有关。在免疫异常相关因素的作用下，患者免疫系统异常地产生大量自身抗体，这些抗体一方面与自身抗原结合形成免疫复合物，沉积在皮肤、关节、血管、肾小球等部位，并进一步引起慢性炎症和组织坏死；另一方面，这些抗体直接攻击自身细胞，引起细胞破坏和死亡，从而导致机体多器官或多系统受损。

在治疗上，免疫抑制剂是一类重要药物，可以抑制抗体的异常产生和相应作用，从而减轻症状，达到治疗目的。

（三）免疫监视

免疫监视是指免疫系统识别、清除机体内突变细胞的生理功能。如果免疫监视功能过低，则可能导致肿瘤的发生或病原微生物的持续性感染。

各类免疫功能在正常和异常情况下的作用见表7-1。

表7-1 免疫的功能

免疫功能	正常情况	异常情况
免疫防御	抵抗传染病	免疫缺陷/超敏反应
免疫自稳	清除自身损伤、衰老、凋亡的细胞	自身免疫病
免疫监视	识别、清除突变的细胞	肿瘤

四、免疫的分类

免疫可以分为非特异性免疫和特异性免疫两类（图7-1）。

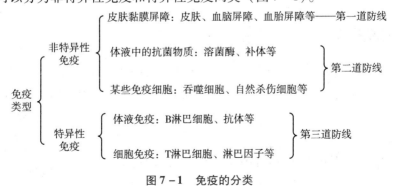

图7-1 免疫的分类

（一）非特异性免疫

非特异性免疫是在长期进化中逐渐形成的，在个体出生时就已具备，由遗传获得，作用范围广，对抗原无特异性，亦无免疫记忆。因此，非特异性免疫也称为固有免疫或天然免疫。非特异性免疫在机体防御机制中具有重要作用，是机体防御微生物感染的重要防线，主要组成包括：皮肤黏膜的生理屏障结构、体液中的抗菌物质（如溶菌酶、补体系统等）、参与非特异性免疫的效应细胞（如吞噬细胞、自然杀伤细胞等）。

两种免疫类型的比较见表 7 - 2。

（二）特异性免疫

特异性免疫是个体后天获得的，在受到抗原刺激后产生的，对某一特定抗原有高度特异性抵抗力，且具有免疫记忆的一种免疫类型。因此，特异性免疫也被称为获得性免疫或适应性免疫。特异性免疫具有特异性、记忆性、多样性等特点。如果病原微生物突破了非特异性免疫的防御，就会刺激机体启动特异性免疫。特异性免疫包括体液免疫和细胞免疫，B 淋巴细胞和 T 淋巴细胞分别是体液免疫和细胞免疫中重要的免疫细胞，它们在受到抗原刺激后，会发生一系列免疫应答，最终产生效应分子和效应细胞以清除抗原，同时产生记忆细胞以获得免疫记忆。特异性免疫在机体最终清除病原微生物、防止再感染过程中发挥主导作用。

表 7 - 2　两种免疫类型的比较

项目	非特异性免疫	特异性免疫
获得方式	天生获得，遗传而来	后天获得
主要组成	皮肤黏膜、体液中抗菌物质、吞噬细胞、自然杀伤细胞等	B 淋巴细胞、T 淋巴细胞、抗原呈递细胞、抗体、淋巴因子等
作用对象	对多种病原微生物都有防御作用	只对某一特定抗原有作用
作用特点	无特异性、作用弱、时间短、无记忆效应	高度特异性、作用强、时间长、有记忆效应
二者联系	特异性免疫是在非特异性免疫基础上形成的，并起主要作用；二者共同负责机体防御功能	

五、免疫系统

免疫系统是机体执行免疫应答、实现免疫功能的生理结构基础，是机体防御病原微生物感染的有效武器。免疫系统能够识别和清除抗原性异物，与机体其他系统相互协调，共同维持机体内环境的平衡和稳定，但是，如果免疫系统功能失调也会对自身细胞和组织产生伤害。

免疫系统由免疫器官、免疫细胞和免疫分子组成（图 7 - 2）。

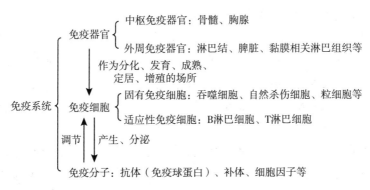

图 7-2　免疫系统的组成

（一）免疫器官

根据功能的不同，可将免疫器官分为中枢免疫器官和外周免疫器官。中枢免疫器官是免疫细胞产生、分化、发育和成熟的场所，主要包括骨髓和胸腺。禽类还有腔上囊（法氏囊）。骨髓和胸腺分别是 B 淋巴细胞和 T 淋巴细胞分化、发育和成熟的场所。外周免疫器官是成熟的免疫细胞定居、增殖、产生免疫应答的场所，主要包括淋巴结、脾脏、黏膜相关淋巴组织（如扁桃体、阑尾等）。

1. 中枢免疫器官

（1）骨髓　是人体的造血器官，也是各种免疫细胞的发源地。骨髓中含有分化潜力很强的多能造血干细胞，可以分化为髓系干细胞和淋巴系干细胞。前者能制造红细胞、血小板和各种白细胞。后者能发育为淋巴细胞系，其中一部分发育成熟为 B 淋巴细胞，自然杀伤细胞也是在骨髓直接衍化成熟而释放到外周血中的；另一部分淋巴干细胞则进入胸腺继续发育。因此，骨髓不但是造血器官，还是重要的免疫器官。如果骨髓功能受损，将严重损害机体的造血功能和免疫功能。

（2）胸腺　位于胸骨后面，紧靠心脏，呈灰赤色，扁平椭圆形，分左、右两叶，由淋巴组织构成。青春期前发育良好，青春期后逐渐退化，为脂肪组织所替代。骨髓中的淋巴干细胞经血液循环进入胸腺后，在胸腺激素影响下，最终分化为成熟的 T 淋巴细胞，随后进入血液循环。

2. 外周免疫器官

（1）淋巴结　是淋巴细胞定居、增殖的场所，也是产生免疫应答的基地。人体有 500~600 个淋巴结，分散在全身各处淋巴回流的通路上，如颈、腋下、腹股沟、腘、肘、肠系膜等处。淋巴结与淋巴管相连通，是淋巴回流的重要滤器，也是机体产生免疫应答的重要场所。通常，淋巴结中为 75% 的 T 淋巴细胞和 25% 的 B 淋巴细胞。当病原体、异物等有害成分侵入机体内部浅层结缔组织时，这些有害成分很容易随组织液进入遍布全身的毛细淋巴管，随淋巴回流到达淋巴结。定居于此的 T 淋巴细胞和 B 淋巴细胞在接受抗原刺激后，能活化、增殖、分化，发生免疫应答，绝大多数抗原被清除或局限在淋巴结中，有效地防止了有害成分进入血液循环而侵害机体的其他部位。

淋巴结的主要功能是滤过和清除来自淋巴液的抗原物质。

（2）脾脏　位于人体左上腹，是人体最大的外周免疫器官，占全身淋巴组织总量的25%。脾脏能清除血液中的异物、病菌以及衰老死亡的细胞，特别是红细胞和血小板。脾脏中，B淋巴细胞占60%，T淋巴细胞占40%，是产生抗体的主要部位。来自血液的抗原物质进入脾脏后，刺激B淋巴细胞和T淋巴细胞活化、增殖、分化，发生免疫应答并将其清除。切除脾脏会降低机体的免疫力。

（3）黏膜相关淋巴组织　主要包括扁桃体、阑尾和消化道、呼吸道、泌尿生殖道黏膜下分散的淋巴组织。这些组织中均分布有各类免疫细胞，包括B淋巴细胞和T淋巴细胞，是全身免疫系统的重要组成部分。

（二）免疫细胞

免疫细胞是执行免疫功能的功能单元。根据功能不同，可将免疫细胞分为固有免疫细胞和适应性免疫细胞。固有免疫细胞主要包括吞噬细胞、自然杀伤细胞、粒细胞、肥大细胞等。适应性免疫细胞主要包括B淋巴细胞和T淋巴细胞。固有免疫细胞是机体在长期进化中形成的免疫细胞，主要进行非特异性免疫，能对病原微生物产生迅速的免疫应答。适应性免疫细胞主要进行特异性免疫，B淋巴细胞和T淋巴细胞分别发挥着体液免疫和细胞免疫效应，它们在受到抗原刺激后，会发生一系列免疫应答，最终产生效应分子和效应细胞从而清除抗原，同时产生记忆细胞从而获得免疫记忆（图7-3）。

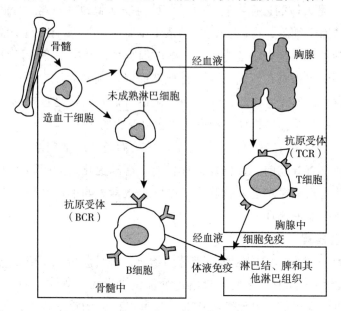

图7-3　B淋巴细胞和T淋巴细胞的分化

1. T淋巴细胞　在胸腺中发育成熟的淋巴细胞，称为胸腺依赖性淋巴细胞。这些细胞起源于骨髓中的淋巴干细胞。在胚胎期或出生后，T淋巴细胞离开胸腺，经血流到达外周免疫器官，主要在淋巴结和脾脏的T淋巴细胞依赖区集聚，同时不断地进入血液循环和淋巴液中。T淋巴细胞由淋巴结经输出淋巴管→胸导管→血管→毛细血管又回到淋巴结，如此循环往复，称为淋巴细胞再循环。淋巴细胞的再循环有利于免疫活性细胞与抗原的广泛接触，从而增加识别并排除抗原的概率。正常人外周血中 T 淋巴细胞的含量占淋巴细胞总量的 60%～70%。成熟的 T 淋巴细胞，其细胞膜上有识别特异性抗原的受体（TCR），能接受相应抗原的刺激并产生免疫应答，在细胞免疫中发挥着重要作用。

2. B 淋巴细胞　在骨髓中发育成熟的，称为骨髓依赖性淋巴细胞。成熟的 B 淋巴细胞离开骨髓，迁移到外周免疫器官和组织中，发挥体液免疫的作用。B 淋巴细胞遇到抗原刺激后，形体逐渐增大，可分化发育为浆母细胞，并进一步分化为浆细胞，分泌五种不同类别的抗体。其中，小部分 B 淋巴细胞在此阶段停止分化，成为记忆细胞。正常人外周血中 B 淋巴细胞的含量占淋巴细胞总量的 30%～40%。B 淋巴细胞表面有抗原受体（BCR），该受体是 B 淋巴细胞膜表面的免疫球蛋白，它能与抗原物质特异性结合，激活 B 淋巴细胞，启动体液免疫应答。每一个 B 淋巴细胞表面只含一种抗原受体，只能识别并结合相应的抗原决定簇，进而产生针对该抗原的抗体。

3. 自然杀伤细胞（natural killer cell，NK 细胞）　自然杀伤细胞来源于骨髓，主要存在于血液和淋巴组织，如脾脏和淋巴结中。其表面无抗原受体，无须经抗原刺激活化就能杀伤抗原靶细胞，其作用具有早期、直接、广泛等特点。在特异性抗体和效应 T 细胞形成之前，NK 细胞可有效地杀伤带病毒的靶细胞，发挥早期抗病毒感染作用。抗体产生后，抗体与抗原靶细胞发生特异性结合，此时 NK 细胞也可以结合到抗体上，此结合可激发 NK 细胞的活性，杀伤靶细胞。这种需要抗体辅助的杀伤细胞作用，称为抗体依赖性细胞介导的细胞毒作用（ADCC）（图 7 - 4）。此外，NK 细胞还可以非特异性地杀伤肿瘤细胞，被认为是消灭癌变细胞的第一道防线，是发挥机体免疫监视作用的重要免疫细胞。

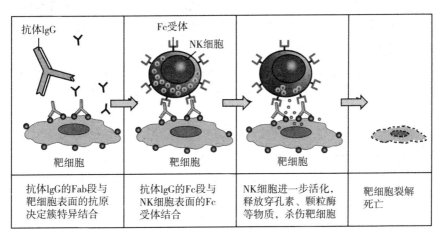

图 7 - 4　抗体依赖性细胞介导的细胞毒作用（ADCC）

4. 抗原提呈细胞（APC）　抗原提呈细胞是指能捕获、加工处理抗原，并将处理后的抗原肽传递给 T 淋巴细胞的一类免疫细胞。抗原提呈细胞主要包括单核巨噬细胞、树突状细胞和 B 淋巴细胞。抗原提呈细胞通过吞噬、胞饮的方式摄取抗原，并对抗原进行加工处理，将其降解为抗原肽，抗原肽被转运至细胞表面，供 T 淋巴细胞识别、结合，从而引发免疫应答（图 7 − 5）。

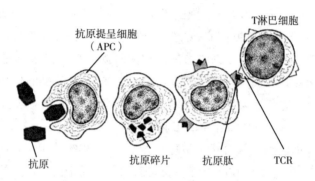

图 7 − 5   抗原提呈细胞对抗原的提呈

（三）免疫分子

免疫分子是由免疫细胞或其他相关细胞产生、分泌，参与免疫应答或免疫调节的蛋白质及多肽类物质，主要包括抗体（免疫球蛋白）、补体、细胞因子、黏附分子等。

1. 抗体   B 淋巴细胞在抗原刺激下分化、增殖、成熟为浆细胞，浆细胞产生抗体，抗体可以与相应抗原发生特异性结合，并激活补体，产生一系列生物学效应，最终清除抗原。抗体在特异性免疫中发挥重要作用。

2. 补体   是存在于人和动物血清中的一组具有酶活性的球蛋白，因在特异性抗体和抗原结合反应中，有协助、补充和加强抗体作用的能力，故称为补体。补体具有溶解或杀伤靶细胞、促进吞噬细胞吞噬作用等功能。

3. 细胞因子   是一类由免疫细胞和某些非免疫细胞经活化后合成并分泌的一组小分子多肽或蛋白质，具有调节免疫细胞生长、调节免疫应答、抑制肿瘤细胞生长等作用。细胞因子主要包括白细胞介素、肿瘤坏死因子、干扰素等。

4. 黏附分子   是一类介导细胞与细胞、细胞与细胞外基质间黏附作用的膜表面糖蛋白，在胚胎发育和分化、正常组织结构的维持、炎症反应与免疫应答、伤口修复、肿瘤转移等过程中均有重要作用。

你知道吗

据记载，早在宋朝（公元 11 世纪）就已有用吸入天花痂粉预防天花的传统。到明代，即公元 17 世纪 70 年代左右，方有接种"人痘"预防天花的正式记载。这种方法传至欧亚各国，在天花流行时期，种过痘的人群的死亡率只有未接种人群死亡率的 1/5 至 1/10。人痘的发明是我国对世界医学的一大贡献。继人痘之后，18 世纪末，英国医生 Edward Jenner 发明了牛痘，是免疫学发展史上最重要的成就之一。1979 年 10 月 26 日，世界卫生组织（WHO）在肯尼亚首都内罗毕宣布，全世界已经消灭了天花病，该事件具有划时代的伟大意义。

任务二　抗原和抗体

PPT

实例分析

实例　2020年初，一种新型的传染病"新型冠状病毒肺炎"在全球肆虐，这是一种新出现的病毒性传染病，可导致肺部病理改变、呼吸窘迫、休克甚至死亡。在抗疫一线，许多新冠肺炎康复者踊跃、无私地捐献血液，用于帮助治疗其他患者。为什么康复者的血液能够有助于治疗疾病？原来，康复者血清中含有一种被称为抗体的物质，抗体能够"打败"新型冠状病毒。

问题　1. 对人类来说，新型冠状病毒和病毒抗体，哪个是敌人？哪个是朋友？

　　　　2. 为什么康复者血液中含有抗体？

　　　　3. 抗体是如何"打败"新型冠状病毒的？

一、抗原

抗原是免疫学中重要的概念，也是引发机体免疫应答的重要原因。

（一）抗原的概念

抗原（antigen，Ag）是一类能够刺激机体发生免疫应答，诱导产生抗体或致敏淋巴细胞，并能与其特异性结合的物质。抗原具有免疫原性和反应原性两种基本特性。

1. 免疫原性　是指抗原刺激机体发生免疫应答，诱导产生抗体或致敏淋巴细胞的能力。这一过程是抗原与免疫细胞相互作用的结果，抗原进入机体后，经过一系列的免疫应答而被B淋巴细胞和T淋巴细胞所识别，在抗原作用下，B淋巴细胞和T淋巴细胞发生分化，产生抗体或致敏淋巴细胞。

2. 反应原性　是指抗原能与其诱导产生的抗体或致敏淋巴细胞发生特异性结合的能力。这一过程是抗原与抗体之间、抗原与细胞表面抗原受体之间相互作用的结果，且这种相互作用具有高度的特异性。

既有免疫原性又有反应原性的物质称为完全抗原，如病原微生物。只有反应原性而无免疫原性的物质称为半抗原或不完全抗原，一般是相对分子质量较小的简单有机物，如青霉素等药物。半抗原进入机体后，可与机体蛋白质发生结合，形成相对分子质量较大的复合物，此时便具有免疫原性，成为完全抗原。

（二）抗原的性质

1. 异物性　异物性即"非己"，非自身物质的特性。异物性是决定抗原免疫原性的核心条件。免疫系统具有识别自身物质与非自身物质的能力，对自身物质一般不产生免疫应答。抗原在化学结构上与机体自身正常组织成分有差异，会被免疫系统识别为"非己"成分，引起免疫应答。一般来说，抗原与机体的亲缘关系越远，抗原的免疫原性越强。例如，在器官移植中，供体与受体的亲缘关系越远，产生的排斥反应就越强。在一些特殊情况下，机体的自身物质也可能成为抗原，引发生理性自身免疫应答，但只有超出一定范围才会发展成自身免疫病。

2. 相对分子质量较大 抗原的免疫原性与其相对分子质量的大小有直接关系，一般相对分子质量越大，免疫原性越强。有免疫原性的物质，其相对分子质量通常都在10kD 以上，小于 10kD，免疫原性就会减弱，小于 4kD 则基本无免疫原性。这是因为，相对分子质量越大，其表面的抗原决定簇越多，而且化学结构更加稳定，不易被机体分解或排除，有更多的机会与机体接触，可以持续刺激机体产生免疫应答。

3. 化学组成与分子结构复杂 一般来说，化学组成与分子结构越复杂的物质，其免疫原性越强。蛋白质分子若在化学组成上含有大量芳香族氨基酸，尤其是富含酪氨酸的蛋白质，其免疫原性较强；而以非芳香族氨基酸为主的蛋白质，其免疫原性相对较弱。在分子结构上，具有直链结构的物质一般缺乏免疫原性，而具有多支链结构的物质容易成为抗原；球形分子比线形分子的免疫原性强。

请你想一想

为什么有人对鸡蛋、牛奶、海鲜过敏，而没听说对有人对馒头、米饭过敏呢？

4. 特异性 是指抗原刺激机体产生免疫应答，与其相应的免疫应答产物作用的专一性。抗原的特异性同时表现在免疫原性和反应原性两个方面。例如，伤寒沙门菌刺激机体产生的抗体只能与伤寒沙门菌结合，不能与志贺菌结合；伤寒沙门菌也不能与志贺菌刺激机体产生的抗体相结合。抗原的特异性是由抗原决定簇决定的。抗原决定簇是指抗原分子表面的一些特殊化学基团，它们既是免疫细胞识别的"标志"，又是与相应抗体进行结合的部位。抗原决定簇的性质、数目和空间构型决定了抗原的特异性。

（三）抗原的类型

抗原的分类方法很多，通常根据抗原某方面的性质，采用不同方法对抗原进行分类。

1. 根据抗原的基本特性分类

（1）完全抗原 是指既有免疫原性又有反应原性的物质。大多数蛋白质、细菌及其外毒素、病毒、动物免疫血清都是完全抗原。

（2）半抗原 是指没有免疫原性而只具有反应原性的物质。这类抗原多为小分子物质，如多糖、类脂、某些药物等。

2. 根据免疫应答分类

（1）胸腺依赖性抗原 这一类抗原也被称为 T 细胞依赖性抗原，即抗原需要在 T 淋巴细胞的参与下才能激活 B 淋巴细胞产生抗体。这一类抗原多数由蛋白质组成，其相对分子质量大，化学结构复杂，抗原决定簇种类多。例如细菌、血清蛋白等都是这一类抗原。

（2）非胸腺依赖性抗原 这一类抗原也被称为非 T 细胞依赖性抗原，即抗原不需要 T 淋巴细胞的参与，直接就可以激活 B 淋巴细胞产生抗体。这一类抗原多数为大分子聚集体，例如细菌荚膜多糖、脂多糖等都是这一类抗原。

3. 根据抗原与机体亲缘关系的远近分类

（1）异种抗原　是指来自另一种属生物的抗原。物种亲缘关系越远，抗原的免疫原性越强。对人类而言，病原微生物及其毒素、动物免疫血清等都是异种抗原。

（2）同种异型抗原　是指来自同一种属不同基因型个体的抗原。例如，人 ABO 血型抗原属于同种异型抗原，不同血型之间输血，会引发输血反应。

（3）自身抗原　在正常情况下，自身正常的细胞组织不能引起自身免疫应答。但在一些病理情况下，机体变性的自身成分或原本隐蔽的自身成分与免疫细胞接触，就会引发免疫应答，而成为自身抗原。

4. 根据抗原的来源分类

（1）天然抗原　即天然存在的抗原物质。天然抗原可进一步分为自身抗原和非己抗原。

①自身抗原。能够引起免疫应答的自身组织成分。

②非己抗原。从机体外部侵入机体的、非己性的抗原物质。主要包括以下三种。a. 异种抗原，如病原微生物。b. 同种异型抗原，如人 ABO 血型抗原。c. 异嗜性抗原，指不同种属的生物组织间

> **请你想一想**
>
> 1. 输血前为什么要鉴定血型，要同型输血？
> 2. 溶血性链球菌感染后为什么易发肾小球肾炎？

的共同抗原，例如，溶血性链球菌的多糖抗原和蛋白质抗原与人心脏瓣膜、肾小球基膜有共同抗原，当溶血性链球菌刺激机体产生抗体时，抗体在结合溶血性链球菌的同时，也会结合心脏瓣膜、肾小球基膜，造成组织损伤，引发风湿性心脏病、肾小球肾炎。

（2）人工抗原　指人工制备的、含有已知抗原决定簇的抗原。根据制备方法不同，可分为人工结合抗原、人工合成抗原和基因工程抗原等。

你知道吗

我们常说的 ABO 血型是根据红细胞表面有无特异性抗原（凝集原）A 和 B 来进行划分的。红细胞表面只有凝集原 A 的为 A 型血，其血清中有抗 B 凝集素（抗体）；红细胞表面只有凝集原 B 的为 B 型血，其血清中有抗 A 凝集素；红细胞表面有 A、B 两种凝集原的为 AB 型血，其血清中无抗 A、抗 B 凝集素；红细胞表面无 A、B 两种凝集原的为 O 型血，其血清中有抗 A、抗 B 两种凝集素（图 7-6）。

凝集原作为抗原，会与相应的凝集素结合。输血时，血型不合会使红细胞间发生凝集，引起血管阻塞和血管内大量溶血，造成严重后果。所以，在输血前必须做血型鉴定。正常情况下，只有 ABO 血型相同者可以相互输血。在缺乏同型血源的紧急情况下，因 O 型红细胞无凝集原，不会被凝集，可输给任何其他血型的人。AB 型的人，血清中无凝集素，可接受任何型的红细胞。但是当异型输血的输入量大时，输入血中的

凝集素未能被高度稀释，有可能使受血者的红细胞凝集，所以大量输血时仍应采用同型血。

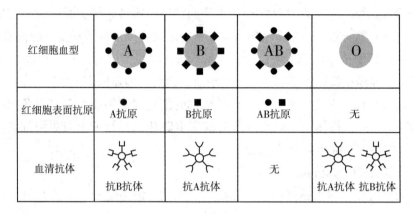

图 7 – 6　人 ABO 血型抗原与抗体

（四）重要的微生物抗原物质

1. 细菌抗原　主要包括菌体抗原、荚膜抗原、鞭毛抗原和菌毛抗原（图 7 – 7）。

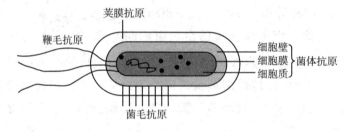

图 7 – 7　细菌抗原

（1）菌体抗原　是指细胞壁、细胞膜和细胞质中的抗原物质。特别是革兰阴性细菌，其细胞壁中含有脂多糖成分，是最常见的菌体抗原，通常称为 O 抗原。脂多糖由最内层的类脂 A、中间层的核心多糖和最外层的特异性多糖（O – 特异性侧链）组成。特异性多糖在成分组成、顺序和空间构型上有菌株特异性，决定了 O 抗原的特异性。

（2）荚膜抗原　位于细菌细胞壁外的一层黏性物质，大多数细菌荚膜的成分都是多糖，具有抗原性。不同种属的细菌，其所含荚膜多糖各有差异，决定了荚膜抗原的特异性。荚膜抗原多与细菌致病性有关。

（3）鞭毛抗原　也被称为 H 抗原。鞭毛是细菌的运动器官，由蛋白质组成，具有很强的抗原性。不同种属的细菌，其鞭毛抗原具有特异性，是细菌血清学鉴定的依据之一。

（4）菌毛抗原　某些细菌，特别是革兰阴性细菌具有菌毛结构。菌毛的主要成分也是蛋白质，具有很强的抗原性。菌毛抗原与细菌致病性有着密切关系，在细菌学诊断上也极其重要。

2. 病毒抗原

（1）病毒表面抗原　是指包膜病毒的包膜抗原，其抗原特异性主要来自包膜表面的刺突。例如，流感病毒包膜上的血凝素和神经氨酸酶都是此类抗原，有高度的特异性。目前，很多用于预防和治疗流感的药物，其作用位点都为表面抗原（图7-8）。

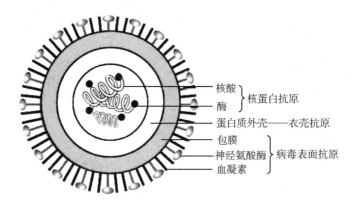

核酸
酶　} 核蛋白抗原
蛋白质外壳——衣壳抗原
包膜
神经氨酸酶　} 病毒表面抗原
血凝素

图 7-8　流感病毒抗原

（2）病毒衣壳抗原　病毒的蛋白质外壳含有抗原决定簇，是病毒的衣壳抗原，使病毒具有抗原特异性。

（3）核蛋白抗原　是指病毒的蛋白质-核酸复合体。病毒在复制过程中释放核蛋白抗原，可引起免疫应答。

3. 毒素抗原　某些细菌，特别是革兰阳性细菌，能够产生抗原性很强的外毒素，可刺激机体产生抗体，这种抗体称为抗毒素。外毒素经 0.3% ～ 0.4% 甲醛处理后，失去毒性，但仍然保留免疫原性，称为类毒素。类毒素无毒性，却同样能刺激机体产生抗毒素，因此可将病原微生物或其毒素经减毒、脱毒处理后制成疫苗，用于传染病预防。例如，百白破混合疫苗是由百日咳死菌苗、白喉类毒素、破伤风类毒素混合精制而成，主要用于儿童，可预防百日咳、白喉、破伤风三种传染病。

4. 寄生虫抗原　由于细胞、组织和生活史的复杂性，寄生虫抗原可来自虫体的不同发育阶段、不同结构和部位。另外，寄生虫为适应寄生环境的变化，可产生遗传变异。基于上述多种原因，寄生虫抗原较细菌抗原和病毒抗原更为复杂，但其免疫原性通常较弱。在化学组成上，寄生虫抗原多为蛋白质及多肽、脂蛋白、糖蛋白等。在抗原物质来源上，寄生虫抗原包括体抗原和代谢抗原。例如，虫体结构中的角蛋白、胶原蛋白属于体抗原，而寄生虫分泌物和排泄物属于代谢抗原。虫体表膜抗原和代谢抗原与宿主直接接触，引发免疫应答，可表现为一定的免疫保护作用，但也可引起组织的免疫病理改变，是免疫学上重要的寄生虫抗原。

二、抗体

抗体也是免疫学中重要的概念，是特异性免疫中的重要免疫分子。

（一）抗体的概念

抗体（antibody，Ab）是指免疫系统在抗原的刺激下，由 B 淋巴细胞增殖分化成浆细胞，再由浆细胞产生的、能与抗原特异性结合的球蛋白。免疫球蛋白（immunoglobulin，Ig）是指具有抗体活性或化学结构与抗体相似的球蛋白。抗体是生物学功能上的概念，免疫球蛋白是化学结构上的概念。所有的抗体均属免疫球蛋白，但免疫球蛋白并非都是抗体。

目前已知有五种抗体，分别是 IgG、IgA、IgM、IgD 和 IgE，它们主要存在于血液（血清）、淋巴液、组织液、外分泌液和某些细胞膜表面。因为抗体主要存在于体液中，将抗体介导的免疫应答称为体液免疫。

（二）免疫球蛋白的结构

免疫球蛋白分子的基本结构是一个 "Y" 字形，由四条肽链，即两条相同的重链（heavy chain，H 链）和两条相同的轻链（light chain，L 链）通过二硫键连接而成。免疫球蛋白这一基本结构又被称为免疫球蛋白单体（图 7 - 9）。

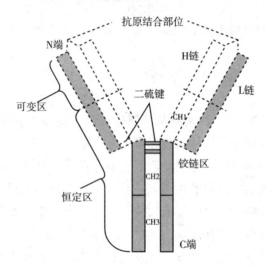

图 7 - 9　免疫球蛋白的基本结构

1. 重链和轻链

（1）重链　免疫球蛋白分子中，两条相同的长链称为重链，由 450 ~ 550 个氨基酸残基组成，相对分子质量为 50 ~ 75kD，其上结合着数量不同的糖基，属于糖蛋白。根据重链上氨基酸种类、数量、排序和二硫键数目与位置的不同，可将重链分成五类，分别是 γ 链、α 链、μ 链、δ 链、ε 链，这五类重链分别与轻链组成完整的免疫球蛋白分子，分别为 IgG、IgA、IgM、IgD 和 IgE。

（2）轻链　免疫球蛋白分子中，两条相同的短链称为轻链，由约 214 个氨基酸残基组成，相对分子质量约为 25 kD。根据轻链结构和免疫原性的不同，可将轻链分成两型，分别为 κ 链和 λ 链，相应的，由 κ 链和 λ 链组成的免疫球蛋白被分成 κ 型和 λ 型。

天然的免疫球蛋白单体，其两条重链同类，两条轻链同型。

免疫球蛋白单体中，两条重链和两条轻链两端游离的氨基或羧基的方向是一致的，分别称为氨基端（N 端）和羧基端（C 端）。

2. 可变区和恒定区

（1）可变区　免疫球蛋白单体中，每条多肽链均有一个氨基端和一个羧基端。靠近氨基端，重链的 1/4 和轻链的 1/2 区域内，氨基酸的组成和排列高度可变，称为可变区（variable region，V 区），是与抗原特异结合的部位。重链和轻链的 V 区分别称为 VH 和 VL。

（2）恒定区　靠近羧基端，重链的 3/4 和轻链的 1/2 区域内，氨基酸的组成和排列较为稳定，称为恒定区（constant region，C 区）。该区域赋予抗体激活补体、增强吞噬细胞吞噬功能等诸多生物学效应。重链和轻链的 C 区分别称为 CH 和 CL。其中，重链的三个恒定区从氨基端向羧基端排列为 CH1、CH2、CH3，分别具有不同的功能。

3. 铰链区　位于 CH1 和 CH2 之间，该区域富含脯氨酸，富有弹性，易发生伸展及一定程度的转动，可改变免疫球蛋白"Y"形两臂之间的距离，使可变区抗原结合部位更好地与抗原结合，同时暴露出补体结合位点，为激活补体创造条件。铰链区可被木瓜蛋白酶和胃蛋白酶分解成不同片段。IgG、IgA 和 IgD 有铰链区，而 IgM 和 IgE 无铰链区。

4. 功能区　免疫球蛋白分子的重链与轻链可通过链内二硫键折叠成若干球形结构，这些球形结构称为功能区。VH 和 VL 是抗原结合部位。CH1 和 CL 具有部分同种异型的遗传标志。IgG 的 CH2 和 IgM 的 CH3 是补体结合位点，IgG 的 CH2 还与通过胎盘屏障有关，IgG 的 CH3 可与巨噬细胞、自然杀伤细胞等免疫细胞表面 IgG 的 Fc 受体结合，产生相应的生物学效应。

（三）免疫球蛋白的水解片段

免疫球蛋白可被木瓜蛋白酶或胃蛋白酶水解成不同片段，这些片段有其各自的性质和特点。IgG 水解片段的两种情况如图 7 - 10。

1. 木瓜蛋白酶水解片段　木瓜蛋白酶可将 IgG 水解成 3 个片段：两个相同的抗原结合片段（Fab）和一个可结晶片段（Fc）。Fab 片段含有完整的轻链和重链的一部分（VH 和 CH1），它能与抗原结合，是单价的，即一个 Fab 片段只能结合一个抗原决定簇。Fc 片段只含有两条重链的部分，不能与抗原发生结合，但具有与补体结合、调理吞噬作用、通过胎盘等许多生物活性。

2. 胃蛋白酶水解片段　胃蛋白酶水解可将 IgG 重链间二硫键近 C 端处切断，使其分解成一个大分子片段和若干小分子多肽碎片。其中，大分子片段被称为 F(ab')2 片段，若干小分子多肽碎片被称为 pFc'片段。F(ab')2 片段由两个相连的 Fab 片段及铰链区构成，是双价的，可以同时结合两个抗原决定簇。F(ab')2 片段保留了与抗原特异性结合的能力，又避免了 Fc 片段免疫原性可能引起的副作用，因而被广泛用作生物制品。例如，用动物血清制备的白喉或破伤风抗毒素，经胃蛋白酶作用后，可除去部分 Fc 片段，保留 Fab 片段，经过这样处理即为精制抗毒素，使用时可减少过敏反应的发生。

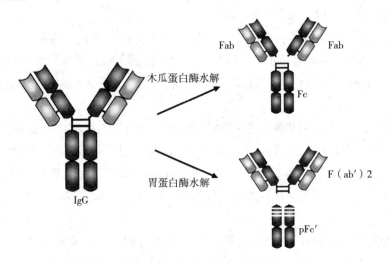

图 7-10　免疫球蛋白的水解片段

（四）抗体的生物学功能

1. 特异性结合抗原　抗体最显著的生物学特点是能够特异性地与相应的抗原结合，其结合部位在可变区。比如相应的抗体与外毒素、病毒结合后，外毒素、病毒上与易感细胞受体结合的位点被封闭，不能进入细胞内，丧失了毒害和感染细胞的作用。当黏膜表面的抗体与细菌特异性结合后，可以阻止细菌与黏膜细胞的结合，阻断细菌的定居，加快对细菌的排除。

2. 激活补体　抗体与相应抗原结合后，抗体分子构型发生变化，使 CH2 功能区补体结合位点暴露，通过经典途径激活补体（图 7-11）。补体激活后能发挥溶菌、杀菌和调理作用。

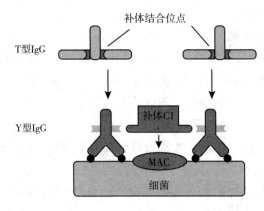

图 7-11　补体的激活

3. 结合 Fc 受体 不同细胞表面具有不同免疫球蛋白的 Fc 受体，当免疫球蛋白与相应抗原结合后，由于构型的改变，其 Fc 段可与具有相应受体的细胞结合，发挥不同的作用。

（1）调理吞噬作用 单核巨噬细胞的细胞膜上有 IgG 的 Fc 受体，当 IgG 与细菌结合后，其 Fc 段即可与单核巨噬细胞上的 Fc 受体结合，激活细胞内的调控机制，增强巨噬细胞对细菌的吞噬作用，即抗体的调理作用（图 7 – 12）。

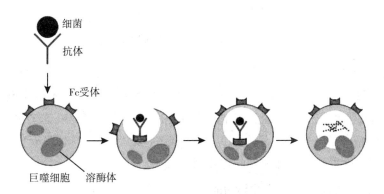

图 7 – 12 调理吞噬作用

（2）抗体依赖细胞介导的细胞毒作用（ADCC） 自然杀伤细胞（NK 细胞）的细胞膜上有 IgG 的 Fc 受体，当 IgG 与带有相应抗原的靶细胞结合后，其 Fc 段即可与 NK 细胞上的 Fc 受体结合，激活 NK 细胞，引发抗体依赖细胞介导的细胞毒作用（图 7 – 13）。

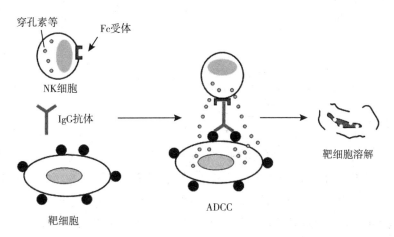

图 7 – 13 抗体依赖细胞介导的细胞毒作用

（3）介导 I 型超敏反应 肥大细胞和嗜碱性粒细胞的细胞膜上有 IgE 的 Fc 受体，当 IgE 与相应的 Fc 受体结合后，可刺激肥大细胞脱颗粒、释放组胺等物质，引起 I 型超敏反应（图 7 – 14）。

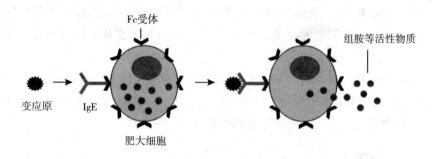

图 7－14　IgE 介导的 I 型超敏反应

4. 通过胎盘和黏膜　IgG 是唯一可通过胎盘从母体转移给胎儿的免疫球蛋白。IgG 能选择性地与胎盘母体一侧的滋养层细胞结合，然后通过胎盘进入胎儿血液，对新生儿抗感染具有重要作用。黏膜固有层中的浆细胞产生的分泌型免疫球蛋白（SIgA），可进入黏膜上皮细胞并连接分泌片形成完整的 SIgA，之后转运到黏膜表面的分泌液中，是呼吸道、消化道等黏膜局部免疫的重要因素。

（五）五类免疫球蛋白的特性与功能

前已述及，人体血清中有五类免疫球蛋白，分别是 IgG、IgA、IgM、IgD 和 IgE，其中 IgG 是人体血清免疫球蛋白的主要组成成分（图 7－15）。

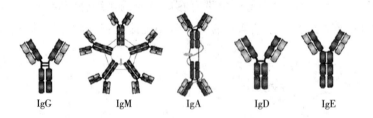

图 7－15　五类免疫球蛋白

1. IgG　人和动物血清中含量最多的免疫球蛋白，约占血清免疫球蛋白总量的 75%～80%。IgG 主要由脾脏和淋巴结中的浆细胞产生，以单体形式存在，大多分布于血液中，少量分布于组织液和淋巴液中。IgG 是自然感染和人工主动免疫后机体产生的主要抗体，在出生 3 个月就开始合成，3～5 岁接近成人水平，不仅含量高而且持续时间最长，在机体抗感染免疫中发挥着"主力军"的作用。IgG 与抗原结合后，具有中和作用、调理作用、ADCC 以及激活补体作用等。IgG 也是唯一能够通过人胎盘的抗体，在新生儿抗感染中起重要作用。

2. IgM　个体发育中最早合成的抗体，在胚胎发育晚期就已能合成。成人 IgM 占血清免疫球蛋白总量的 5%～10%。IgM 主要由脾脏中的浆细胞产生。IgM 有膜结合型和分泌型两种。膜结合型 IgM 以单体形式存在于 B 淋巴细胞表面，构成 B 淋巴细胞抗原受体（BCR）；分泌型 IgM 以五聚体形式存在于血清中，不能通过血管壁，是分子量最大的免疫球蛋白，因此又被称为巨球蛋白。五聚体 IgM 含有 10 个抗原结合片段

（Fab），是一种高效能的抗体，对病毒、红细胞等抗原具有很强的结合能力。天然的血型抗体为 IgM，血型不符的输血可导致严重的溶血反应。五聚体 IgM 含有 5 个可结晶片段（Fc），比 IgG 更容易激活补体。IgM 是机体体液免疫最早产生的免疫球蛋白，但是持续时间短，在抗感染早期发挥着重要作用。

3. IgA 有血清型和分泌型两种。血清型 IgA 为单体，由肠系膜淋巴组织中的浆细胞产生，主要分布于血清中，占血清免疫球蛋白总量的 10% ~ 20%；其免疫作用较弱。分泌型 IgA 为二聚体，由呼吸道、消化道、泌尿生殖道等部位的黏膜固有层中的浆细胞产生，主要分布于呼吸道、消化道、泌尿生殖道的外分泌液中以及初乳、唾液和泪液等外分泌液中，在脑脊液、羊水、腹水和胸膜液中也有存在，在黏膜局部抗感染中起着重要作用。

4. IgE 血清中含量最少的免疫球蛋白，约占血清免疫球蛋白总量的 0.02%，由黏膜下淋巴组织中的浆细胞产生，以单体形式存在。IgE 的重链比 IgG 多一个功能区 CH4，该区间具有亲细胞性，能与组织中的肥大细胞和血液中的嗜碱性粒细胞结合，当特异性抗原再次进入机体后，结合在细胞上的 IgE 又能与抗原结合，引起这些细胞脱颗粒，释放组胺等活性介质，引起 I 型超敏反应。此外，IgE 还在抗寄生虫感染中具有重要作用。

5. IgD 由扁桃体、脾脏中的浆细胞产生，以单体形式存在，有血清型 IgD 和膜结合型 IgD 两种类型。血清型 IgD 在血清中含量很低，约占血清免疫球蛋白总量的 1%，而且极不稳定，容易被降解。膜结合型 IgD 是 B 淋巴细胞分化成熟的标志，未成熟的 B 淋巴细胞表面仅结合 IgM，成熟的 B 淋巴细胞表面同时结合 IgD 和 IgM，在识别抗原、调节免疫应答中发挥重要作用。

五类免疫球蛋白的比较见表 7 - 3。

表 7 - 3 五类免疫球蛋白的比较

特性	IgG	IgM	IgA	IgD	IgE
分子量（kD）	150	950	160	184	190
重链	γ链	μ链	α链	δ链	ε链
抗原结合价	2	5	2 或 4	2	2
占血清 Ig 总量	75% ~ 85%	5% ~ 10%	10% ~ 15%	0.03%	0.002%
主要存在形式	单体	五聚体	单体或二聚体	单体	单体
开始形成时间	出生后 3 个月	胚胎末期	出生后 4 ~ 6 个月	随时	较晚
半衰期（日）	16 ~ 24	5	6	3	3
通过胎盘	+	-	-	-	-
经典途径激活补体	+	+ +	-	-	-
旁路途径激活补体	+ （IgG4）	-	+	+	+
结合吞噬细胞	+	-	-	-	-
结合肥大细胞、嗜碱性粒细胞	-	-	-	-	+

（六）抗体形成的一般规律

1. 初次应答 当抗原第一次进入机体时，需要经过一定的潜伏期（1~2周）才能产生抗体，且抗体产生的量也不多，在体内维持的时间也较短。主要是 IgM 类抗体，亲和力低。

初次应答潜伏期长，不能及时产生抗体，机体对抗原的清除能力弱，故病原微生物第一次侵入机体时引起疾病的可能性大。

2. 再次应答 当相同抗原第二次进入机体后，开始表现为抗体暂时性降低。这是因为原有抗体中的一部分与再次进入的抗原结合，消耗了部分抗体。

经 1~2 日后，抗体的含量迅速增加，最初产生 IgM 类抗体，随后产生 IgG，抗体总量比初次应答时多几倍到几十倍，并以 IgG 为主，在体内持续时间长。这是由于初次应答时体内已产生记忆细胞，保留了抗原信息，当抗原再次刺激时，记忆细胞迅速增殖分化，合成并分泌大量的 IgG（图 7 – 16）。

再次应答中，机体对抗原的免疫应答快，迅速产生大量抗体，对抗原的清除能力强，故病原微生物再次侵入机体时引起疾病的可能性小。

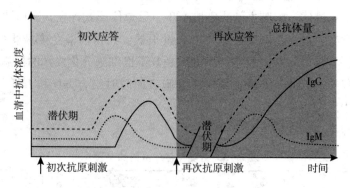

图 7 – 16 抗体形成的一般规律

3. 抗体形成规律的应用 抗体形成的规律对于医学实践具有重要意义。

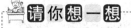

请你想一想

> 按照 0、1、6 方案接种 3 次乙肝疫苗的依据是什么？

（1）在预防接种中 一般都需要二次或多次接种，以形成二次应答，可以产生数量更多、持续时间更长的抗体。

（2）在免疫血清制备过程中 对动物多次注射抗原，诱导产生高效价抗体。

（3）在疾病诊断中 根据几类抗体出现的先后规律，可以进行早期快速诊断。

你知道吗

2020 年初，一场突如其来的新型冠状病毒肺炎疫情席卷全球，严重威胁人类生命健康。在抗疫战斗中，我国科学家钟南山院士带领团队成功研发出一种针对新型冠状病毒感染的快速免疫球蛋白 M（IgM）检测试纸，在患者感染的第 7 天或发病的第 3 天就能检测出 IgM 抗体，对于病毒早期感染的诊断具有重要意义。病毒入侵人体后，最早出现的是 IgM 抗体，IgM 抗体多在发病 3 ~ 5 天以后出现阳性反应，而 IgG 抗体的产生时间相对较晚。所以，通过检测人体内是否存在并非注射疫苗所得的相应抗体，便可以间接鉴别人体感染与否。IgM 抗体阳性表示近期的感染，而 IgG 抗体阳性表示患者感染时间较长或者是既往的感染。

（七）人工制备的抗体

抗体因其生物学功能而在血清学鉴定、免疫标记技术、疾病诊断治疗中发挥着重要作用，人类对抗体的需求日益增加。人工制备抗体是获得大量抗体的重要途径。目前，根据人工制备抗体的方法和原理不同，可分为多克隆抗体、单克隆抗体和基因工程抗体。

1. 多克隆抗体　传统的人工制备抗体的主要方法是以某种天然抗原免疫动物，获得抗血清。由于天然抗原具有多种不同的抗原决定簇，同时，抗血清也未经纯化，所以抗血清是多种抗体的混合物，称为多克隆抗体。其优点在于来源广泛、容易制备、作用全面；缺点是特异性不高、容易发生交叉反应且用于人体时可能出现过敏反应。因此，其应用受到一定限制，目前多用于实验室研究。

2. 单克隆抗体　由单一杂交瘤细胞产生的，针对某种单一抗原具有特异性结合能力的抗体称为单克隆抗体。小鼠骨髓瘤细胞能够无限增殖，却不能产生抗体；免疫的 B 淋巴细胞能产生抗体，却不能无限增殖。将免疫的小鼠脾细胞与小鼠骨髓瘤细胞融合后产生杂交瘤细胞，杂交瘤细胞继承了两个亲代细胞的特点，既能够像骨髓瘤细胞一样无限增殖，又能够像 B 淋巴细胞一样产生抗体。杂交瘤细胞可按人们意愿生产出结构均一、特异性高的大量单克隆抗体，已被广泛应用于医学和生物学各领域（图 7 - 17）。

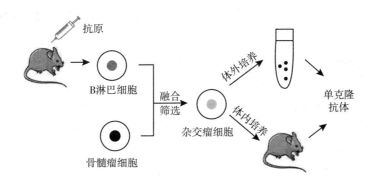

图 7 - 17　单克隆抗体的制备

3. 基因工程抗体　利用基因重组技术和蛋白质工程技术，按照人们意愿在基因水平上对免疫球蛋白进行切割、拼接或修饰，重新设计、组装成新型抗体分子。基因工程抗体不仅保留了天然抗体的特异性和主要生物学活性，又去除或减少了无关结构，赋予了抗体分子新的生物学活性。迄今人类已成功构建了多种基因工程抗体，有人 - 鼠嵌合抗体、改型抗体、小分子抗体、噬菌体抗体等。

任务三　免疫应答

PPT

实例分析

实例　某男，55岁，近日因低热、乏力、消瘦、咳嗽、咳痰、胸痛、胸闷等症状就医。其中一项检查结果为血中抗 PPD-IgG（结核菌素纯蛋白衍生物特异性抗体）阳性，结合其他检查结果，确诊为肺结核。

问题　1. 结核菌侵入机体后，免疫系统将如何反应以清除病原微生物？
　　　　2. 血中抗 PPD-IgG 对于疾病的诊断有什么意义？

一、免疫应答的概念

免疫应答是指机体免疫系统在受到抗原刺激后，免疫细胞识别抗原，并产生一系列免疫反应，表现出一定的生物学效应的过程。这一过程包括抗原提呈细胞对抗原的处理、加工和提呈，B淋巴细胞和T淋巴细胞对抗原的识别以及分化和成熟，并产生免疫效应分子、细胞因子以及免疫效应细胞，最终清除抗原。

二、免疫应答的类型

免疫应答有非特异性免疫应答和特异性免疫应答两种类型，其中特异性免疫应答又分为体液免疫应答和细胞免疫应答。

（一）非特异性免疫

非特异性免疫也被称为固有免疫或天然免疫，是机体在长期进化过程中逐渐形成的天然防御机能，具有如下特点。①天生具有，与生俱来，可遗传；②免疫作用无特异性，对多种病原微生物和异物都有作用；③免疫反应发生迅速，在抗原进入机体时，非特异性免疫即刻发挥作用；④有种属特异性而无个体差异性，例如，人对鸡霍乱弧菌天然不感染，鸡对炭疽杆菌也天然不感染。

非特异性免疫是特异性免疫的基础，包括机体正常生理屏障作用、细胞因素和体液因素的作用。

1. 生理屏障

（1）皮肤黏膜屏障　正常的皮肤黏膜构成机体的第一道防线，起着重要的防御作用，具体表现如下。①机械阻挡作用：机体表面覆盖着的完整的皮肤是阻挡微生物入侵的有效屏障。鼻孔中的鼻毛可以阻挡、过滤空气中的微生物，呼吸道表面的纤毛摆动可以排出异物。②分泌抑菌或杀菌物质：皮肤和黏膜可以分泌多种抑菌和杀菌物质。例如，皮肤汗腺分泌的乳酸，皮脂腺分泌的脂肪酸，胃黏膜分泌的胃酸，唾液、泪液、乳汁中的溶菌酶等都对病原微生物有抑制或杀灭作用。③正常菌群的拮抗作用：寄居在正常人体表面以及与外界相通的腔道中的微生物，一般情况下对人体无害，甚至有益，这些微生物称为正常菌群。它们能阻止外来微生物的定居和繁殖，对一些病原微生物的生长具有拮抗作用，而且能刺激机体产生天然抗体。长期、大量使用抗生素会导致正常菌群失调，而使某些耐药的病原微生物大量繁殖，引起感染。

（2）血脑屏障 防止中枢神经系统发生感染的防御结构，主要由软脑膜、脑毛细血管壁和包在血管壁外的由星状胶质细胞形成的胶质膜构成。这些组织结构紧密，可以阻挡病原微生物及其有害代谢产物或某些药物从血流进入脑组织或脑脊液。血脑屏障是随个体发育而逐渐成熟的，婴幼儿由于血脑屏障尚未发育完全，容易发生脑膜炎等中枢神经系统感染。

（3）血胎屏障 保护胎儿免受感染的一种防御结构，由母体子宫内膜的基蜕膜和胎儿的绒毛膜共同组成，可以阻挡母体血液中的病原微生物进入胎儿体内，保护胎儿免受感染。血胎屏障在妊娠的前3个月尚未发育完全，当母体感染某些病毒，特别是风疹病毒，可通过胎盘感染胎儿，影响胎儿的正常发育，造成畸形或死胎。

2. 细胞因素 参与非特异性免疫的细胞主要有吞噬细胞、自然杀伤细胞、肥大细胞等。

（1）吞噬细胞 一类存在于血液、体液或组织中，能进行变形虫运动，并能吞噬、杀死和消化病原微生物等异物的白细胞。吞噬细胞包括大吞噬细胞和小吞噬细胞两类，大吞噬细胞主要是血液中的单核细胞和遍布全身组织器官的巨噬细胞；小吞噬细胞主要是血液中的中性粒细胞。当病原微生物穿过皮肤黏膜的屏障侵入机体内部时，吞噬细胞可以从毛细血管渗出，在趋化因子（病原微生物代谢产物、补体活化片段、活化的淋巴细胞产物等）的作用下，向病原微生物做定向运动。当吞噬细胞接触到病原微生物后，细胞膜内陷，伸出伪足包裹病原微生物，将其吞噬并进行消化（图7-18）。

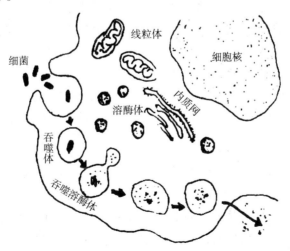

图7-18 吞噬细胞吞噬细菌的过程

（2）自然杀伤细胞（NK 细胞）　主要分布于外周血和脾脏中，是一类能够在无抗体、无补体或无抗原致敏的情况下，直接地、非特异性地杀伤靶细胞的淋巴细胞。所以，其在特异性抗体和效应 T 细胞形成之前，即可有效地杀伤带病毒的靶细胞，具有早期、直接、广泛等特点，发挥早期抗病毒感染作用。

3. 体液因素　机体正常的血液和组织液中含有多种抑菌、杀菌、增强吞噬细胞作用的物质，如补体、干扰素、溶菌酶等，它们与其他因素相互配合而发挥作用。

（1）补体（complement，C）　存在于人和动物血清中的一组具有酶活性的球蛋白，正常情况下以酶原的形式存在，与抗体结合后被激活而产生免疫效应。因在特异性抗体和抗原结合反应中有协助、补充和加强抗体作用的能力，故被称为补体。补体主要由肝细胞和巨噬细胞产生，包括 9 种成分，分别命名为 C1 ~ C9，其中，C1 又由三个亚单位 C1q、C1r 和 C1s 组成。因此，整个补体系统包含 11 种蛋白质。

补体的生物学作用如下。①溶解或杀伤细胞：当抗体与抗原发生特异性结合时，抗体构象改变，暴露出补体结合位点，激活补体。补体激活后，有溶解靶细胞、溶菌、杀菌和灭活病毒的作用。②调理作用：补体激活后，能非特异性地促进吞噬细胞的吞噬作用及参与器官移植排斥反应等。③趋化作用：补体激活后的产物都具有趋化因子的作用，能吸引吞噬细胞向病原微生物入侵部位聚集、发挥吞噬作用。

（2）干扰素（interferon，IFN）　机体在病毒或其他诱导剂刺激下产生的一种能够干扰、抑制病毒复制的糖蛋白，是广谱的抗病毒物质。干扰素可以分为 I 型干扰素和 II 型干扰素两类。I 型干扰素又包括 α 干扰素和 β 干扰素，分别由白细胞和成纤维细胞产生。II 型干扰素又被称为 γ 干扰素，主要由 T 淋巴细胞产生。当机体受到病毒感染时，主要产生的是 α 干扰素和 β 干扰素，用以抵抗病毒，其抗病毒作用无特异性。干扰素还可以增强自然杀伤细胞的杀伤能力，具有抑制肿瘤细胞增殖及免疫调节的作用。

（3）溶菌酶　一种小分子碱性蛋白酶，主要来源于吞噬细胞，广泛分布于血清、泪液、唾液、乳汁和肠道分泌液中。溶菌酶能够水解细菌细胞壁的主要成分——肽聚糖，即水解 N - 乙酰葡萄糖胺和 N - 乙酰胞壁酸之间的 β - 1，4 糖苷键，使细菌破裂崩解。溶菌酶对大多数革兰阳性细菌作用较强，对革兰阴性细菌作用较弱。因为革兰阴性细菌细胞壁在肽聚糖外还有一层外膜，阻碍了溶菌酶与肽聚糖的接触。但是，若经抗体与补体的作用，破坏了外膜，则溶菌酶亦可对革兰阴性细菌发挥溶菌作用。

（二）特异性免疫

1. 特异性免疫的概念　特异性免疫是指 B 淋巴细胞或 T 淋巴细胞在抗原的刺激下，发生一系列免疫应答，最终产生效应分子和效应细胞、清除抗原的过程。特异性免疫是个体在后天生长中与抗原物质接触后建立起来的免疫，在机体清除抗原异物的过程中起主要作用，其效果具有针对性，比非特异性免疫的作用强。

2. 特异性免疫应答的基本过程　可分为三个阶段：感应阶段、反应阶段和效应阶段（图 7 - 19）。

　　（1）感应阶段　主要进行的是抗原的提呈与识别，因此也被称为抗原提呈与识别阶段。抗原进入体内后，由吞噬细胞、树突状细胞等抗原提呈细胞对其进行识别、捕获、加工和提呈，并将抗原信息传递给 B 淋巴细胞和 T 淋巴细胞。

　　（2）反应阶段　又称增殖分化阶段。B 淋巴细胞和 T 淋巴细胞识别抗原后进行增殖与分化，B 淋巴细胞分化、成熟为浆细胞，T 淋巴细胞分化、成熟为效应 T 细胞。此过程中，有少量的 B 淋巴细胞和 T 淋巴细胞停止分化，成为记忆细胞。记忆细胞再次接触相应抗原后，可以迅速增殖、分化为浆细胞和效应 T 细胞。

　　（3）效应阶段　浆细胞产生抗体，抗体与抗原特异性结合从而清除抗原。效应 T 细胞直接杀伤靶细胞，或通过释放细胞因子发挥清除抗原的作用。

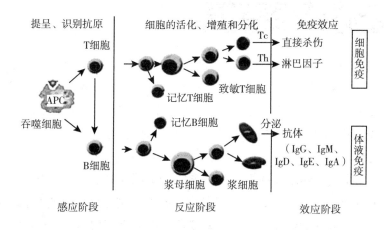

图 7 - 19　特异性免疫应答的基本过程

　　3. 特异性免疫应答的类型　包括由 B 淋巴细胞介导的体液免疫和由 T 淋巴细胞介导的细胞免疫。

　　（1）体液免疫　B 淋巴细胞在抗原刺激下，分化、成熟为浆细胞和记忆 B 细胞。浆细胞产生抗体，由抗体发挥特异性免疫效应，清除抗原。记忆 B 细胞寿命长，对相应抗原保持识别功能，同类抗原再次进入机体后，记忆 B 细胞能够迅速活化、增殖并分泌抗体，发挥免疫效应。

　　体液免疫主要针对体液中细胞外的抗原物质发挥免疫效应。抗体与相应抗原结合后，对抗原的影响因抗原的性质而不同。有些抗原如外毒素、病毒等，与抗体结合后，直接失去生物学活性。有些抗原与抗体结合后，其生物学性质不受影响，还需要联合其他免疫成分，如发挥抗体的调理吞噬作用、介导 ADCC 作用、激活补体等功能，才能清除抗原物质。

　　（2）细胞免疫　T 淋巴细胞在抗原刺激下，分化、成熟为效应 T 细胞（Tc 细胞），通过 Tc 细胞的细胞毒作用及 Th1 细胞分泌细胞因子发挥细胞免疫效应。细胞免疫主要针对机体细胞内的抗原物质发挥免疫效应，在抗肿瘤、器官移植排斥反应中也发挥着重要作用。

　　①Tc 细胞的细胞毒作用。Tc 细胞与抗原细胞表面的抗原决定簇结合后，引起 Tc

细胞分泌穿孔素，击穿靶细胞，释放颗粒酶进入靶细胞内，水解蛋白质和 DNA，致使靶细胞死亡。Tc 细胞杀伤抗原细胞时，自身不被损伤，可以反复杀伤多个靶细胞。

②Th1 细胞释放细胞因子发挥作用。a. 干扰素 γ（IFN－γ）：可以活化单核－巨噬细胞，增强其吞噬能力；也可以活化 NK 细胞。b. 白细胞介素 2（IL－2）：可以促进 T 细胞增殖、活化为 Tc 细胞；也可以刺激 Th 细胞增殖、分化，进一步分泌细胞因子；还可以增强 NK 细胞和吞噬细胞的杀伤活性。c. 肿瘤坏死因子 β（TNF－β）：可以产生炎症作用和杀伤靶细胞；可以发挥抗病毒作用；也可以激活中性粒细胞。

任务四　超敏反应

PPT

人体的免疫系统是一把"双刃剑"，正常情况下可以保护机体，抵抗病原微生物的入侵。但在一些特殊情况下，如在遗传因素和抗原因素的作用下，可引发组织损伤和疾病，超敏反应就是其中之一。超敏反应又称变态反应，是机体受到相同的抗原或半抗原再刺激时所发生的生理功能紊乱或组织损伤的病理性免疫应答，是机体免疫功能过高的异常表现。

超敏反应的发生主要涉及两方面的因素。①抗原物质的刺激：凡能诱发超敏反应的抗原均称为过敏原或变应原，它可以是完全抗原，例如微生物、花粉、寄生虫、异种动物血清等；也可以是半抗原，例如青霉素、磺胺等药物和一些化学制剂。过敏原可以是外源性的，也可以是内源性的，例如，有时变性的自身成分也可以成为过敏原。②机体对抗原的反应性：抗原物质可以引起超敏反应，但是接触某种抗原后发生超敏反应者只占少数。这表明超敏反应的发生与机体的反应性密切相关。因此，超敏反应的发生可取决于过敏原的性质、剂量及进入机体的途径，更取决于机体免疫功能的状态。

超敏反应发生的原因不一，临床表现各异，根据其发生机制可分为四型，分别是Ⅰ型（速发型或过敏型）、Ⅱ型（细胞溶解型或细胞毒型）、Ⅲ型（免疫复合物型）、Ⅳ型（迟发型）。其中Ⅰ型、Ⅱ型和Ⅲ型由抗体介导，属于病理性体液免疫应答；Ⅳ型由效应 T 细胞介导，属于病理性细胞免疫应答。

实例分析

实例　某女，25 岁，因支气管肺炎到医院注射青霉素。注射前，常规皮试阴性，注射后观察 30 分钟，无不良反应。2 小时后，出现胸闷、口唇青紫、呼吸困难、血压下降、脉搏细弱，同时合并大小便失禁。临床诊断为青霉素过敏性休克。紧急抢救，最终转危为安。

问题　1. 青霉素皮试为阴性，为什么还会出现青霉素过敏性休克？

2. 如何预防超敏反应？

一、Ⅰ型超敏反应

Ⅰ型超敏反应最为常见，其过敏原在生活中几乎随处可见。接触过敏原后，短则几分钟至几十分钟内发作，长则数小时内发作。

（一）参与反应的成分

1. 过敏原 包括某些药物或化学物质，如青霉素、磺胺、普鲁卡因、有机碘化合物；吸入性过敏原，如花粉颗粒、尘螨排泄物、真菌菌丝和孢子、动物皮毛等；食物过敏原，如奶、蛋、鱼虾、蟹贝等食物蛋白。它们可以通过吸入、食入、注入或直接接触等途径致敏。

2. 抗体 IgE 是介导Ⅰ型超敏反应的抗体。IgE 抗体由鼻咽、扁桃体、支气管、胃肠黏膜等处固有层的浆细胞产生，这些部位也是过敏原入侵和该型超敏反应好发的部位。正常人血清中，IgE 含量甚微，哮喘、湿疹、季节性鼻炎、严重的食物过敏症者、寄生虫病等患者血清中 IgE 含量高出正常人数倍至数十倍。IgE 不能通过胎盘，因此母体的 IgE 不能被动地致敏胎儿。IgE 抗体通过 Fc 段结合到肥大细胞和嗜碱性粒细胞表面的相应受体上，使机体对过敏原处于致敏状态。另外，反复接触过敏原易使机体中特异性 IgE 水平增高。

3. 肥大细胞和嗜碱性粒细胞 肥大细胞受刺激时，可合成和释放多种生物活性物质，如组胺、肝素、前列腺素、5 - 羟色胺、白三烯及多种酶类；嗜碱性粒细胞受刺激，可释放组胺、白三烯、血小板激活因子及各种酶类。

（二）发生机制

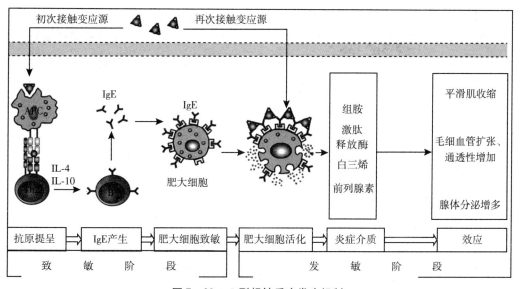

图 7 - 20 Ⅰ型超敏反应发生机制

1. 致敏阶段 过敏原进入机体后，刺激 B 淋巴细胞产生 IgE 抗体，IgE 抗体通过其 Fc 片段结合于靶细胞（肥大细胞和嗜碱性粒细胞）上，使靶细胞处于致敏状态。

2. 发敏阶段　当过敏原再次进入已经处于致敏状态的机体后，与已经结合在靶细胞上的 IgE 抗体发生特异性反应，使靶细胞脱颗粒、合成和释放各种生物活性物质。

3. 效应阶段　由靶细胞释放的生物活性物质作用于其靶器官和组织，引发病理变化。如平滑肌收缩痉挛导致呼吸困难、腹痛腹泻；毛细血管扩张、通透性增加导致局部水肿、血压下降甚至休克；黏膜腺体分泌增加导致流涕流泪等。

（三）主要特点

（1）由结合在肥大细胞和嗜碱性粒细胞上的 IgE 抗体所介导，可以通过患者的血清把致敏状态转移给正常人。

（2）反应迅速、强烈，消退亦快，通常不遗留组织损伤，故也称速发型超敏反应。

（3）有明显的个体差异和遗传倾向。

请你想一想

　　春天来了，百花盛开，面对如此春光美景，24 岁的小燕却很痛苦，因为她会打喷嚏、流清鼻涕，并伴有眼痒、流泪、眼部充血等一系列的不适症状。

　　请分析：小燕可能患了什么病，怎样预防？

（四）常见疾病

1. 过敏性休克　以药物过敏性休克、血清过敏性休克最为常见，是发生最为迅速和最为严重的一种超敏反应，通常在再次接触过敏原后数秒至数分钟内发生，主要表现为烦躁不安、胸闷、呼吸困难、恶心呕吐、脉搏细速、四肢厥冷、血压下降，以致意识障碍和昏迷、抽搐，严重者可因休克而死亡。

（1）**药物过敏性休克**　以青霉素引起的最为常见，此外，头孢菌素、链霉素、普鲁卡因、安替比林等也可引起。青霉素本身无抗原性，但其降解产物青霉烯酸与体内组蛋白结合后，可刺激体内产生 IgE 抗体而致敏。当再次接触青霉素时，可触发过敏性休克。偶见少数个体在初次接触青霉素时也可发生过敏性休克现象，这可能与曾经使用被青霉素污染的医疗器材或吸入空气中的青霉菌孢子而引起致敏所致。

（2）**血清过敏性休克**　临床上应用动物免疫血清如破伤风抗毒素、白喉抗毒素治疗或紧急预防时，可能引发过敏性休克。这是因为这些个体曾经注射相同的血清制剂而被致敏，再次注射时发生过敏性休克。

2. 呼吸道过敏反应　常因吸入花粉、尘螨、真菌、动物皮毛或呼吸道感染所致。最常见的典型疾病是过敏性鼻炎和支气管哮喘。

（1）**过敏性鼻炎**　又称花粉症或枯草热，主要因吸入植物花粉致敏引起，因此具有明显的季节性和地区性特点。患者眼结膜充血、鼻咽部黏膜水肿且分泌物增多，表现为鼻咽发痒、流泪、流涕和打喷嚏等症状。

（2）**支气管哮喘**　常因吸入过敏原或呼吸道病毒感染引起。其主要病理变化是小支气管平滑肌痉挛，肺部毛细血管扩张、通透性增加，黏膜腺体分泌增多，患者胸闷、呼吸困难，发生哮喘，并出现大量黏性分泌物。哮喘病程长短不一，短者为数分钟至数小时，长者可达数日。

3. 皮肤超敏反应　主要表现为皮肤荨麻疹、特应性皮炎和血管性水肿。一般可在15～20分钟或数小时后消失。可由药物、食物、花粉、肠道寄生虫或冷热刺激等引起。

（1）荨麻疹　俗称风疹块，其大小形态不一，可为圆形、环形或不规则形，扁平，中心因水肿而变得苍白，与周围皮肤界限清楚。临床特点是剧烈瘙痒，发生快，消失亦快，可反复发作，消退后一般不留痕迹。

（2）特应性皮炎　病变以皮疹为主，多发生于腘窝、肘窝、颈部和面部，特点是剧烈瘙痒。特应性皮炎分为三型：婴儿型特应性皮炎又称婴儿湿疹，多在出生后4～6个月发病；儿童型多见于4～10岁，病变较为局限，以四肢曲侧为主；成人型多在青年期发病，表现为泛发的融合性扁平丘疹，病损皮肤增厚、苔藓化。特应性皮炎对理化刺激因素敏感，可间歇发作。

4. 消化道超敏反应　少数人在进食鱼、虾、蛋、乳等食物或服用某些药物后，可能出现恶心、呕吐、腹痛、腹泻等症状。

（五）防治原则

Ⅰ型超敏反应的防治应考虑过敏原和机体免疫状态两个方面。一方面，尽可能查出过敏原，使过敏者避免与之接触；另一方面，根据Ⅰ型超敏反应的发生机制，有针对性地切断或干扰其中某些环节。

1. 查明过敏原，避免接触　预防Ⅰ型超敏反应最有效的方法。

（1）询问病史　询问患者及家庭成员有无过敏史，如已查明患者对某种物质过敏，则应避免再次接触。

（2）皮肤试验　皮肤试验是临床检测中常用的方法，以皮内试验应用最为广泛。具体方式是取可疑过敏原稀释后，取0.1ml在受试者前臂掌侧做皮内注射，15～20分钟后观察结果。若注射部位出现红晕、风团，且直径大于1cm，则皮试阳性，表示受试者接触该物质可发生超敏反应。临床常用的皮试试验有青霉素皮试和抗毒素血清皮试。

2. 脱敏疗法或减敏疗法　该疗法是将特异性过敏原制成不同浓度的提取液，给患者反复注射，剂量由小变大，浓度由稀到浓，以提高患者对该种过敏原的耐受能力。

3. 药物治疗　使用某些药物干扰或切断超敏反应发生过程中的某些环节，以达到治疗的目的。

（1）抑制活性介质合成和释放的药物　阿司匹林、色甘酸二钠、肾上腺素、异丙肾上腺素、麻黄碱及前列腺素E等，能抑制致敏细胞脱颗粒、释放活性介质。

（2）活性介质拮抗药　苯海拉明、扑尔敏、异丙嗪等组胺受体竞争剂，发挥抗组胺作用；阿司匹林对缓激肽有拮抗作用；多根皮苷酊磷酸盐为白三烯的拮抗剂。

（3）改善效应器官反应性的药物　肾上腺素能使小动脉、毛细血管收缩，降低血管通透性，常用于抢救过敏性休克，此外，还具有使支气管舒张以解除支气管平滑肌痉挛的作用。葡萄糖酸钙、氯化钙、维生素C等，除具有解痉、降低血管通透性的作用外，也可减轻皮肤和黏膜的炎症反应。

二、Ⅱ型超敏反应

Ⅱ型超敏反应是发生于细胞膜上的抗原－抗体反应，会导致细胞破坏，故又称细胞溶解型或细胞毒型超敏反应。

（一）参与反应的成分

1. 过敏原

（1）同种异型抗原　如人类 ABO 血型抗原、Rh 血型抗原。

（2）自身细胞成分　自身细胞受到某些因素（如辐射、药物、化学品等）影响，其表面结构改变，形成自身抗原。

（3）细胞表面吸附外来抗原或半抗原　在一些特殊情况下，某些药物（半抗原）与体内蛋白质结合形成完全抗原，刺激机体产生相应抗体，药物与抗体形成抗原－抗体复合物并吸附于细胞表面，进而引发超敏反应。

2. 抗体　参与Ⅱ型超敏反应的抗体主要为 IgG 和 IgM。

（二）发生机制

过敏原初次进入机体，刺激机体产生相应抗体，使机体致敏。当过敏原再次进入机体时，抗体与靶细胞表面抗原或靶细胞表面吸附的抗原、半抗原结合，继而通过三种不同途径杀伤靶细胞：①激活补体，溶解靶细胞；②通过调理作用、免疫黏附作用，促进吞噬细胞吞噬靶细胞；③通过自然杀伤细胞（NK 细胞）发挥 ADCC 作用，杀伤靶细胞（图 7－21）。

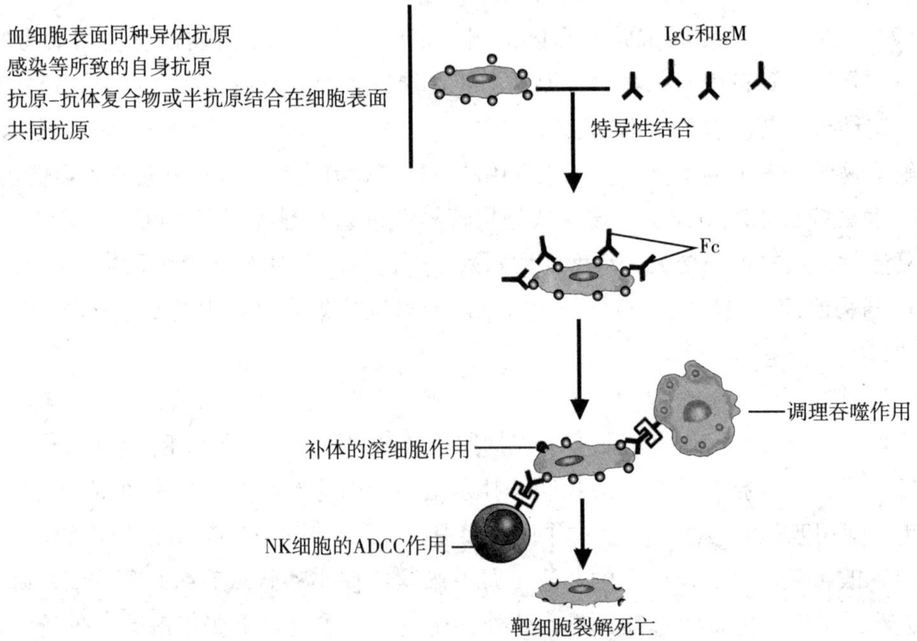

图 7－21　Ⅱ型超敏反应发生机制

（三）主要特点

（1）导致靶细胞溶解。

（2）参与的抗体为 IgG 和 IgM，参与的细胞是单核 – 巨噬细胞、NK 细胞、中性粒细胞，有补体参与。

（四）常见疾病

1. 输血反应　多发生于 ABO 血型不符的输血，供血、受血者间血型不符，则红细胞与同族血细胞凝集素结合，补体被激活，红细胞被破坏，出现溶血、血红蛋白尿等现象。

2. 新生儿溶血病　由母子血型抗原不同引起。母亲为 Rh^-，胎儿为 Rh^+，分娩时，胎儿 Rh^+ 红细胞进入母体，可刺激母体产生抗 Rh^+ 抗体。若第二胎又为 Rh^+，母体内的抗 Rh^+ 抗体可通过胎盘进入胎儿，并与胎儿 Rh^+ 红细胞结合，导致胎儿红细胞溶解。

3. 自身免疫性溶血性贫血　服用甲基多巴类药物或患某些疾病如 EB 病毒感染后，红细胞膜表面的成分可发生改变，成为自身抗原，从而刺激机体产生自身抗体，该种抗体与具有自身抗原的红细胞结合后，引起红细胞溶解。

4. 药物过敏性血细胞减少症　一些药物如磺胺、安替比林、奎尼丁或解热镇痛药能吸附于红细胞、白细胞、血小板、粒细胞的细胞膜上，刺激机体产生抗体，抗体与血细胞膜上的抗原结合后，引起血细胞溶解。

实例分析

实例　患者张某，男，30 岁。主诉尿色加深、乏力、浮肿六七天。半个月前，张某曾有过咽炎、扁桃体发炎史。尿检化验：尿中出现红细胞、白细胞，蛋白尿、管型尿均呈阳性。血液测定：检测免疫复合物呈阳性。诊断：急性肾小球肾炎。

问题　1. 该患者所得疾病与半个月前的扁桃体发炎史有无关系？

2. 患者尿色加深的原因是什么？

3. 为什么患者血液中免疫复合物测定呈阳性？患者所得的急性肾小球肾炎与免疫复合物有怎样的关系？

三、Ⅲ型超敏反应

Ⅲ型超敏反应是抗原进入机体，刺激机体产生相应抗体（IgG、IgM、IgA），相应抗体与进入的抗原结合后形成免疫复合物，在某些条件下，免疫复合物没有被及时清除而沉积于毛细血管壁等组织，通过激活补体，吸引中性粒细胞及其他细胞，引起血管及周围组织炎症反应和损伤，故又称免疫复合物型超敏反应或血管炎症超敏反应。

（一）参与反应的成分

1. 过敏原　诱发Ⅲ型超敏反应的过敏原多为游离存在于机体内的可溶性抗原，常见的有可溶性病毒、细菌的降解产物或代谢产物、血清蛋白质、药物等外来抗原，也可能是自身变性的 IgG 等内源性抗原。

2. 抗体　参与Ⅲ型超敏反应的抗体主要是 IgG 和 IgM。

（二）发生机制

抗原-抗体复合物的沉积是诱发Ⅲ型超敏反应的根本原因。抗原和抗体的比例不同，所形成的复合物的大小也不同：当比例适宜时，形成不溶性的大分子复合物，易被吞噬细胞吞噬清除；当抗原较多时，形成可溶性小分子复合物，易通过尿液排出；只有当抗原稍多于抗体时，才能形成中等大小的复合物，既不易被吞噬细胞吞噬，也不易随尿排出，可较长时间存在于血液中，易沉积于血管基底膜、肾小球基底膜、关节滑膜等处。

免疫复合物继而通过三种不同途径损伤细胞和组织。①激活补体，吸引中性粒细胞在局部浸润，释放溶酶体，损伤邻近组织；②促使血小板局部聚集并活化，造成炎症反应；③活化凝血系统，导致微血栓形成（图7-22）。

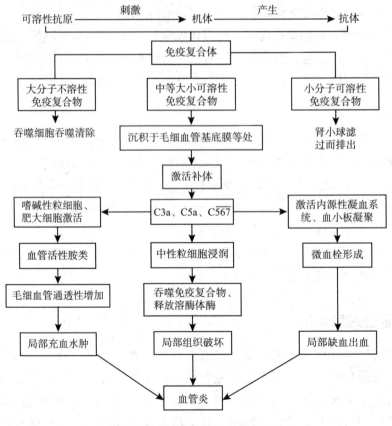

图7-22　Ⅲ型超敏反应发生机制

（三）主要特点

（1）由中等大小可溶性免疫复合物沉积于血管基底膜等处引起。

（2）参与的抗体主要是 IgG 和 IgM，参与的细胞主要是中性粒细胞，有补体参与。

（四）常见疾病

1. 免疫复合物型肾小球肾炎 常发生于 A 群链球菌感染后 2～3 周，多数在急性扁桃体炎后。链球菌感染机体后，机体产生相应抗体，链球菌抗原与相应抗体结合，形成的免疫复合物沉积于肾小球毛细血管基底膜，导致基底膜炎症反应，患者可出现蛋白尿、血尿和浮肿等临床表现。其他病原体如葡萄球菌、肺炎双球菌、乙型肝炎或疟原虫感染后也可引发此种肾小球肾炎。

2. 血清病 通常在初次大量注射抗毒素 1～2 周后发生，主要临床症状是发热、全身麻疹、淋巴结肿大、关节痛和一过性蛋白尿。其原因是患者体内抗毒素抗体已经产生，而抗毒素尚未完全排除，二者结合形成中等大小的可溶性免疫复合物。

3. 类风湿关节炎 病因尚未明确，可能是某种因素使自身 IgG 发生变性而成为自身抗原，刺激机体产生抗变性 IgG 的自身抗体，这种自身抗体以 IgM 为主，称为类风湿因子。自身抗体与变性 IgG 结合形成免疫复合物，反复沉积于小关节滑膜，引起关节损伤。

4. 局部免疫复合物病 抗原物质进入机体局部，并与体内已产生的相应抗体结合形成免疫复合物，导致抗原入侵局部发生病变。如胰岛素依赖型糖尿病患者，局部反复注射胰岛素后可刺激机体产生相应的 IgG 类抗体，再次注射胰岛素时，注射部位可出现红肿、出血和坏死等。

四、Ⅳ型超敏反应

Ⅳ型超敏反应属于 T 细胞介导的免疫应答，没有抗体和补体参与，所导致的组织损伤是以单核细胞浸润并伴有细胞变性坏死为主的炎症反应。由于该型超敏反应的发生比 Ⅰ、Ⅱ、Ⅲ型缓慢，一般于再次接触抗原后 24～72 小时出现炎症反应，故又称迟发型超敏反应。

（一）参与反应的成分

参与Ⅳ型超敏反应的过敏原多为胞内寄生菌、病毒和某些真菌，以及油漆、农药、染料、塑料等小分子物质，异体组织器官也可以作为过敏原。

无抗体和补体的参与，主要由效应 T 细胞参与反应。

（二）发生机制

当机体受到某种过敏原的刺激时，T 淋巴细胞分化增殖，形成大量致敏淋巴细胞，而使机体致敏。当相同抗原再次进入机体时，部分致敏淋巴细胞直接杀伤靶细胞；另一部分致敏淋巴细胞释放出淋巴因子，其中有的淋巴因子能吸引单核细胞吞噬过敏原，有的淋巴因子能使血管通透性增加，引起局部充血水肿。巨噬细胞还可以释放出溶酶体，损伤邻近组织细胞，造成病理损伤。

Ⅳ型超敏反应与细胞免疫应答基本一致。前者主要引起组织损伤，后者则以清除病原体或异物为主，二者可以同时存在，一般来说，免疫应答越强烈，炎症损伤就越严重（图7-23）。

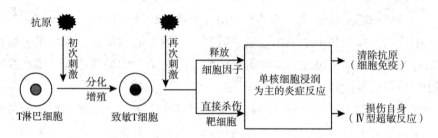

图7-23 Ⅳ型超敏反应发生机制

（三）主要特点

（1）发生缓慢（再次接触抗原后24～72小时），消退也慢。

（2）由致敏T细胞介导，无抗体或补体参与，属于细胞免疫应答。

（3）病变特征是以单核细胞、T淋巴细胞浸润为主的炎症反应。

（四）常见疾病

1. 传染性超敏反应 当胞内寄生菌（如结核分枝杆菌）、病毒或某些真菌感染时，病原体可刺激机体产生Ⅳ型超敏反应，这种超敏反应是在传染过程中发生的，因此又称传染性超敏反应。

2. 接触性皮炎 某些个体在皮肤接触某些小分子物质后24小时左右出现皮炎，48～72小时达到高峰，局部皮肤出现红肿、硬结、水泡，严重者出现剥脱性皮炎。其发病机制为小分子物质与皮肤角质蛋白结合形成完全抗原，刺激T细胞致敏，再次接触后在皮肤局部引起Ⅳ型超敏反应。引起接触性皮炎的常见物质有油漆、农药、染料、化妆品等。

3. 移植排斥反应 在进行同种异体组织器官移植时，如果供体与受体之间的组织相容性抗原不一致，供体组织器官进入受体后，可刺激受体产生致敏淋巴细胞，引起Ⅳ型超敏反应，数周后移植物被排斥、坏死、脱落。

四类超敏反应的比较见表7-4。

表7-4 四类超敏反应的比较

超敏反应类型	参与的分子和细胞	发生机制	病种举例
Ⅰ型超敏反应	①IgE ②肥大细胞、嗜碱性粒细胞	①IgE吸附于肥大细胞或嗜碱性粒细胞表面 ②过敏原与细胞表面的IgE桥联 ③脱颗粒，释放活性物质 ④活性物质引起毛细血管扩张、通透性增大，平滑肌收缩，腺体分泌增加	①过敏性休克 ②支气管哮喘 ③过敏性鼻炎 ④食物过敏症 ⑤荨麻疹

续表

超敏反应类型	参与的分子和细胞	发生机制	病种举例
Ⅱ型超敏反应	①IgG 或 IgM、补体 ②巨噬细胞、NK 细胞	①抗体与细胞表面的本身的抗原或吸附在细胞表面的抗原、半抗原结合，或抗原 – 抗体复合物吸附于细胞表面 ②补体参与，引起细胞溶解或损伤 ③巨噬细胞吞噬、杀伤靶细胞 ④NK 细胞和其他具有 Fc 受体的吞噬细胞发挥 ADCC 作用	①异型输血反应 ②新生儿溶血症 ③药物过敏性血细胞减少症（如贫血）、血小板减少性紫癜、粒细胞减少症
Ⅲ型超敏反应	①IgG、IgM 或 IgA、补体 ②肥大细胞、嗜碱性粒细胞、血小板	①中等大小的抗原 – 抗体复合物沉积于血管基底膜或其他组织间隙 ②激活补体、嗜碱性粒细胞、肥大细胞和内源性凝血系统，导致局部组织破坏、充血水肿或缺血出血	①血清病 ②免疫复合物型肾小球肾炎 ③类风湿关节炎 ④局部免疫复合物病 ⑤系统性红斑狼疮
Ⅳ型超敏反应	致敏 T 细胞	①抗原使机体致敏，形成致敏 T 细胞 ②致敏 T 细胞直接杀伤靶细胞或释放细胞因子，引起炎症反应	①传染性迟发型超敏反应 ②接触性皮炎 ③移植排斥反应

任务五　应用免疫学

PPT

实例分析

实例　某女，5 岁，因被犬咬伤到医院就诊，经伤口清理和包扎后，注射了狂犬病疫苗，按医嘱还应于 3 天后、7 天后、14 天后和 28 天后注射疫苗。

问题　1. 为什么注射狂犬病疫苗能够预防狂犬病的发生？

2. 狂犬病疫苗属于哪一类生物制品？

随着免疫学理论和技术的不断发展，人们越来越深入地理解到免疫学与疾病之间的关系，免疫学的应用已从最初的对传染病进行预防逐渐延伸到疾病的预防、治疗和诊断等各个环节，在医学和药学领域发挥着越来越重要的作用。

一、免疫学防治

免疫学防治是指使用各种生物或非生物制剂来诱导建立、增强或抑制机体免疫应答，调节免疫系统功能，达到预防、治疗疾病的目的。最初的免疫学防治主要是对传染病进行预防，随着免疫学的发展，免疫学防治已经扩展到对其他疾病的防治，如超敏反应、自身免疫病、器官移植后的排斥反应和肿瘤等。目前，免疫学防治已成为临床医学和预防医学的重要组成部分。

（一）人工免疫的概念和种类

根据特异性免疫的获得方式不同，可将特异性免疫分为自然免疫和人工免疫两种类型。自然免疫是指个体通过自然感染，或先天由遗传获得的免疫性；人工免疫是指有计划性、有目的性地用人工接种的方法给机体输入抗原性物质或者抗体，使机体免疫系统产生特异性免疫力，达到预防和治疗疾病的目的。人工免疫是免疫学防治中的主要方法。根据输入机体的是抗原还是抗体，将人工免疫进一步分为人工主动免疫和人工被动免疫两种类型。

（二）人工主动免疫

人工主动免疫是指用人工接种的方法给机体输入抗原性物质（疫苗、类毒素），刺激机体产生特异性免疫应答从而获得免疫力的方法，也称为预防接种。

1. 人工自动免疫生物制品

（1）疫苗　用微生物制成的、用于预防某些传染病的抗原性生物制品称为疫苗。接种疫苗就是将减毒或杀死的病原微生物（细菌、病毒、立克次体等）或其代谢产物脱毒处理后，注入机体，刺激机体产生特异性体液免疫和细胞免疫，同时产生记忆细胞。当相应的病原微生物再次感染接种的机体后，记忆细胞就可以迅速引起免疫应答，产生大量抗体和效应 T 细胞，清除和杀灭入侵的病原微生物，使机体免于患病。少数情况下，如入侵病原微生物致病力较强或数量较多时，机体由于接种疫苗产生的免疫力虽不足以将其消灭而发病，但症状一般较轻。

习惯上，将用细菌制备的生物制品称为菌苗，用病毒、立克次体、衣原体或螺旋体等制备的生物制品称为疫苗，这两类制剂也可统称为疫苗。疫苗有活疫苗和死疫苗两类。

①活疫苗。用人工定向诱导的方法或从自然界筛选出的毒力高度减弱或基本无毒的微生物制成的预防制剂，也称减毒活疫苗。研制活疫苗常在非自然宿主的基质细胞中培养微生物，可导致微生物的毒力减弱。如麻疹病毒可在鸡胚细胞中传代减毒，风疹病毒可在家兔细胞中传代减毒。常用的活疫苗有卡介苗、鼠疫疫苗、炭疽疫苗、脊髓灰质炎疫苗和麻疹疫苗。在消灭天花上发挥巨大作用的牛痘苗也是一种活疫苗。

活疫苗除致病能力高度减弱外，其他性质仍与原微生物相近，接种后，微生物在机体内有一定的生长繁殖能力，可引起类似隐性感染或轻微感染的症状。其优点是通常只需接种 1 次，用量少，免疫效果好，且持续时间长，一般可达 3~5 年。活疫苗的缺点是不易保存，须存放于冰箱中，且有效期短。如脊髓灰质炎活疫苗耐冷怕热，服用时不宜用热水送服，在 4℃冰箱中可保存 5 个月，在室温下可保存 12 天，在 30~32℃条件下只能保存 2 天。

②死疫苗。将病原微生物用物理、化学方法杀死后制成的用于预防某些传染病的生物制剂。常用的死疫苗有百日咳、伤寒、霍乱、流脑、乙型脑炎、森林脑炎、钩端螺旋体、斑疹伤寒和狂犬病的疫苗等。死疫苗的微生物不能在体内繁殖，故接种剂量大，次数多，引起的不良反应也较大。其优点是易于制备、较稳定、易保存、使用安全。活疫苗和死疫苗的区别要点见表 7-5。

表 7 - 5 活疫苗和死疫苗的比较

区别要点	活疫苗	死疫苗
制备特点	活的无毒或减毒株病原微生物	死的病原微生物
接种量及次数	1 次，剂量小	2~3 次，量较大
不良反应	较轻	较重（发热、局部或全身反应）
免疫效果	较好，维持 3~5 年甚至更长	较差，维持半年至 1 年
保存	不易保存，4℃冰箱中数周失效	易保存，4℃条件下有效期为 1 年

你知道吗

狂犬病疫苗是由著名的法国微生物学家路易斯·巴斯德发明的。在对狂犬病毒的研究中，巴斯德将狂犬病毒注射到家兔的体内，让病毒在家兔体内增殖传代，待从家兔脊髓中获得病毒后，再将病毒注射到健康狗的体内。巴斯德发现狗不仅不会发病，且能对狂犬病毒产生免疫力。这一动物实验取得成功后，巴斯德将从家兔脊髓中获得的病毒进行自然干燥，研成乳化剂，制成了第一支狂犬病疫苗。随科学技术不断发展，虽然巴斯德制备疫苗的方法早已不再使用，但是他的功勋会被后人永远铭记！

（2）类毒素　细菌外毒素经甲醛处理后失去毒性，但仍保留其免疫原性，即为类毒素。在纯化的类毒素中加入适量氢氧化铝或磷酸铝等吸附剂（佐剂），即制成精致吸附类毒素。吸附剂可延缓类毒素在体内的吸收，能较长时间刺激机体产生相应的抗体（抗毒素），以增强免疫效果。常用的类毒素有白喉类毒素和破伤风类毒素。类毒素也可与死疫苗混合后制成联合疫苗，如百白破混合疫苗即为百日咳疫苗、白喉类毒素和破伤风类毒素混合制成，一次注射可预防三种疾病。

（3）自身疫苗　是指用从患者自身病灶中分离出来的微生物制成的疫苗。自身疫苗只注射给患者自身，用以治疗反复发作而抗生素治疗无效的慢性感染性疾病。自身疫苗可用来治疗葡萄球菌引起的慢性反复发作的化脓性感染和大肠埃希菌引起的慢性肾盂肾炎等。

（4）新型疫苗　随着免疫学的发展，人们陆续研发出新型疫苗，解决了某些死疫苗副作用大、活疫苗稳定性差等问题。

①亚单位疫苗。病原微生物中能使机体产生免疫力的成分只占菌体的一小部分，其余部分无免疫效应，甚至使机体产生不良反应。从病原微生物中提取免疫有效成分制成的疫苗称为亚单位疫苗。此种疫苗不仅能提高免疫效果，还可以减少接种疫苗后的不良反应。目前研制成功的亚单位疫苗有肺炎球菌和脑膜炎球菌荚膜多糖疫苗、流感病毒血凝素和神经氨酸酶亚单位疫苗、腺病毒衣壳亚单位疫苗和霍乱毒素 B 亚单位疫苗等。

②合成疫苗。免疫系统对许多细菌表面的多糖结构辨识不佳。如果将这层结构连接上许多特殊物质，例如特殊结构的蛋白质、毒素或糖类，可以增进免疫系统的判断力，这种方式已成功用于 B 型流感嗜血杆菌疫苗的制备。

③基因工程疫苗。借助载体将天然的或人工的遗传物质转移并插入至另一生物体基因组中，再通过基因重新组合获得相应的基因产物的一种技术。用基因工程方法制备的疫苗称为基因工程疫苗。

如基因工程乙肝疫苗，是一种乙型肝炎亚单位疫苗，系采用现代生物技术将乙肝病毒中表达表面抗原的基因克隆进入酵母菌中，通过培养这种重组酵母菌来获取HBsAg亚单位，经纯化、加佐剂吸附后制成。这种新一代乙肝疫苗具有安全、高效等优点。我国现在已应用基因工程成功研制出脊髓灰质炎、甲肝、乙肝等病毒的基因工程疫苗。

DNA重组技术的进展使人类在疫苗研制和生产技术上进入了新纪元。应用基因工程技术能制备不含感染性物质的亚单位疫苗、稳定的减毒疫苗及预防多种疾病的多价疫苗，也可生产制造疫苗所需的抗原成分。这为预防许多尚未能控制的疾病和发展比现有疫苗更为安全、有效、经济的预防制剂提供了希望。

2. 免疫接种后的异常反应和禁忌证 在使用生物制品的过程中，常出现轻重不等的局部或全身反应，局部反应包括注射部位出现红肿、破溃和坏死等；全身反应常见的有发热、头痛（晕）、全身不适和恶心、腹痛、腹泻等胃肠道反应，其中大部分属于正常反应，短期即可恢复正常，仅极少数属于异常反应。

（1）免疫接种后的异常反应 免疫接种后的异常反应可由生物制剂本身的原因引起，如疫苗的毒性（内毒素）或毒力减弱不够，被杂菌、病毒、毒素或异种蛋白污染，有时佐剂、保护剂也能引起异常反应。异常反应还与被接种者的机体免疫功能状态密切相关。患有免疫缺陷病或应用免疫抑制剂引起免疫功能低下，均可导致异常反应发生（表7-6）。

表7-6 疫苗接种后的异常反应

生物制品	可能发生的异常反应
伤寒、副伤寒、鼠疫、痢疾疫苗	严重的全身反应
脊髓灰质炎疫苗、卡介苗、痘苗	特异性同源性病症，如麻痹症、结核、全身痘
麻疹疫苗	亚急性硬化性全脑炎
痘苗、狂犬病疫苗、百日咳菌苗	脑脊髓炎
各种活疫苗（孕妇接种）	胎儿传染、畸形、损伤

（2）免疫接种禁忌证 具体如下。

①感染或重要脏器严重疾病。急性传染、高热、严重心血管疾病、肝肾疾病、活动性结核病、活动性风湿病、甲状腺功能亢进等患者以及机体免疫力低下者不宜进行预防接种。

②免疫缺陷。这类患者注射死疫苗或类毒素制剂后并无感染危险性，但不产生抗体，达不到免疫效果。接种活疫苗则可发生接种所致的感染，如接种脊髓灰质炎疫苗或卡介苗可能发生麻痹或结核病。

③过敏体质。过敏体质者在注射伤寒、副伤寒菌苗后，可发生过敏性休克，导致

猝死。如确实需要接种时，应先皮试，采取小剂量多次注射，并准备给予抗过敏药。

④免疫功能低下。该类患者可给予死疫苗、类毒素和抗毒素，但不能接种活疫苗。停止用药后 2~4 周方可接种活疫苗。

⑤血液病。白血病、淋巴瘤等患者对传染病极为易感，此类患者严禁接种疫苗。

⑥孕妇。孕妇禁忌接种活疫苗。

3. 国家免疫规划　是指按照国家或者省、自治区、直辖市确定的疫苗品种、免疫程序或者接种方案，在人群中有计划地进行预防接种，以预防和控制特定传染病的发生和流行。1978 年，我国全面实施计划免疫（图 7-24）。

（1）疫苗品种　由 1978 年最初的 4 种，至 2017 年已扩大到 14 种，用于预防 15 种传染病。

①乙肝疫苗：目前使用的有乙肝血源疫苗和基因工程乙肝疫苗两种，均用于预防乙型肝炎。

②卡介苗：采用无毒牛型结核杆菌制成，安全有效。婴儿出生后按计划接种，是预防结核病的一项可靠措施。

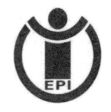

图 7-24　国家免疫规划标识

③脊髓灰质炎疫苗（简称脊灰糖丸）：一种口服疫苗制剂，白色颗粒状糖丸，接种安全。婴儿出生后按计划服用糖丸，可有效地预防脊髓灰质炎（旧称小儿麻痹症）。

④百白破混合疫苗：由百日咳菌苗、精制白喉类毒素及精制破伤风类毒素混合制成，可同时预防百日咳、白喉和破伤风三种传染病。

⑤白破疫苗：一种儿童疫苗，用于预防白喉、破伤风的发生。白破疫苗由白喉类毒素及破伤风类毒素混合精制而成。

⑥麻风疫苗：一种用于预防麻疹、风疹的疫苗。

⑦麻腮风疫苗：可用于预防麻疹、流行性腮腺炎、风疹三种儿童常见的急性呼吸道传染病。

⑧乙脑疫苗：将流行性乙型脑炎病毒感染地鼠肾细胞，培育后收获病毒液冻干制成的减毒活疫苗，用于预防流行性乙型脑炎。

⑨A 群脑膜炎球菌多糖疫苗：用 A 群脑膜炎双球菌以化学方法提取多糖抗原，冻干制成。专供预防 A 群脑膜炎球菌所引起的流行性脑脊髓膜炎之用。

⑩A 群 C 群脑膜炎球菌多糖疫苗：用 A 群及 C 群脑膜炎奈瑟菌培养液，经提取获得的 A 群及 C 群多糖抗原，用于预防 A 群及 C 群脑膜炎奈瑟菌引起的流行性脑脊髓膜炎。

⑪甲肝疫苗：将对人无害且具有良好免疫原性的甲型肝炎病毒减毒株接种于人二倍体细胞，培养后经抽提和纯化，溶于含氨基酸的盐平衡溶液，用于预防甲型病毒性肝炎。

⑫出血热疫苗：用于预防流行性出血热的疫苗。

⑬炭疽疫苗：用于预防炭疽，主要接种对象为牧民、兽医、屠宰牲畜人员、制革

及皮毛加工人员，炭疽流行区的易感人群及参加防治工作的专业人员。

⑭钩体疫苗：用于预防钩端螺旋体病。

（2）普及儿童免疫　儿童疫苗接种率不断提高，2013 年，以乡为单位的国家免疫规范疫苗接种率已达 90% 。自出生时开始接种乙肝疫苗和卡介苗，到 6 岁时可接种约 12 种疫苗（表 7 - 7）。

表 7 - 7　国家免疫规划疫苗儿童免疫程序（2016 年版）

疫苗各类		接种年（月）龄														
名称	缩写	出生时	1月	2月	3月	4月	5月	6月	8月	9月	18月	2岁	3岁	4岁	5岁	6岁
乙肝疫苗	HepB	1	2					3								
卡介苗	BCG	1														
脊灰灭活疫苗	IPV			1												
脊灰减毒疫苗	OPV				1	2								3		
百白破疫苗	DTaP				1	2	3				4					
白破疫苗	DT															1
麻风疫苗	MR								1							
麻腮风疫苗	MMR										1					
乙脑减毒活疫苗 JE-L	JE-L								1			2				
乙脑灭活疫苗 JE-I	JE-I								1、2			3				4
A群流脑多糖疫苗	MPSV-A							1		2						
A群C群流脑多糖疫苗	MPSV-AC												1			2
甲肝减毒活疫苗 HepA-L	HepA-L										1					
甲肝灭活疫苗 HepA-I	HepA-I										1	2				

（3）使可预防传染病的发病率降至历史最低　通过口服脊灰疫苗（"糖丸"），1995 年后，我国阻断了本土脊髓灰质炎病毒的传播，使成千上万的孩子避免了肢体残疾。普及儿童计划免疫前，白喉每年可导致我国数以万计的儿童发病；2006 年后，已无白喉病例报告。在乙脑发病率最高的年份，发病近 20 万例，死亡近 3 万例；2018 年，发病患者数降至 1800 例。通过免疫规划，我国实现无脊髓灰质炎、无白喉病例报告的目标，其他疫苗针对疾病的发病水平与发达国家接近，1 岁和 5 岁以下儿童的发病率和死亡率大大降低，提高了人均期望寿命。

请你想一想

你都接种过哪些免疫规划中的疫苗呢？

（4）相关法律法规不断完善　实施国家免疫规划的 40 多年来，国家陆续出台并实施了一系列法律法规，有力保障和支持了免疫规划的实行。例如，2016 年修订《疫苗流通和预防接种管理条例》，全面规范预防接种和疫苗管理工作。2019 年实施《中华人民共和国疫苗管理法》，这是一部为加强疫苗管理、保证疫苗质量和供应、规范预防接种、促进疫苗行业发展、保障公众健康和维护公共卫生安全而制定的法律。

（三）人工被动免疫

人工被动免疫是指给机体输入含有特异性抗体的免疫血清，使机体即刻获得免疫力的方法。这种免疫力是通过被动输入方式获得，而非由被接种者自身的免疫系统产生，故维持时间较短（2~3周），一般用于紧急治疗和紧急预防。

常用的人工被动免疫类生物制品有以下4种。

1. 抗毒素　一类用微生物外毒素免疫马后，取其含有抗体的血清精制而成的治疗用生物制品。常用的有破伤风精制抗毒素、白喉精制抗毒素及蛇毒抗毒素等。

2. 抗病毒血清　一类用病毒免疫动物后，取其含有抗体的血清精制而成的治疗用生物制品。抗病毒血清一般用于某些病毒感染的早期或潜伏期。

3. 抗菌血清　一类用菌体免疫动物后，取其含有抗体的血清精制而成的治疗用生物制品。现在主要用于一些耐药性细菌感染的治疗。

4. 免疫球蛋白制剂　由健康产妇胎盘血中提取的丙种球蛋白或由健康人血浆中提取的丙种球蛋白。该制剂中含有多种抗体，常用于免疫功能较低的个体。

人工主动免疫和人工被动免疫的特点比较见表7-8。

表7-8　人工主动免疫和人工被动免疫的特点比较

项目	人工主动免疫	人工被动免疫
输入的物质	抗原（疫苗、类毒素等）	主要是抗体
产生免疫力的时间	慢（2~3周）	快（输入即生效）
免疫力维持的时间	较长，数月至数年	2~3周
主要用途	预防传染性疾病	治疗和紧急预防

二、免疫学诊断

血清学反应是指抗原和相应的抗体在体外进行的特异性结合反应。由于抗体主要存在于血清中，进行这类反应时，一般都要用含有抗体的血清作为实验材料，所以把体外的抗原、抗体反应称为血清学反应。

这类反应的原理是：在一定条件（温度、pH、离子浓度）下，抗原与相应抗体在体外可发生特异性结合，并出现肉眼可见的现象。通过血清学反应，可用已知抗原检测未知抗体；也可用已知抗体来检测未知抗原，如鉴定病原微生物或协助诊断某种疾病。

常进行的血清学反应主要包括凝集、沉淀、补体结合及中和试验四种基本类型。

（一）凝集反应

颗粒性抗原（细菌、细胞）与相应抗体特异性结合后，在有适量电解质存在的条件下，出现肉眼可见的凝集现象。常见的凝集反应有直接凝聚反应、间接凝集反应、反向间接凝集反应、间接凝集抑制反应和协同凝集反应。下面对前两种进行介绍。

1. 直接凝集反应 颗粒性抗原与相应抗体直接结合出现的凝集反应。可用于传染病诊断，如用肥达氏反应诊断伤寒病，或利用血细胞凝集现象检查血型。例如 ABO 血型鉴定：在玻片上分别滴加 1 滴抗 B、1 滴抗 A 和 1 滴抗 A - 抗 B 血清，在每一滴血清上再加一滴红细胞悬浮液，轻轻摇动，使红细胞和血清混匀，观察有无凝集现象（图 7 - 25）。

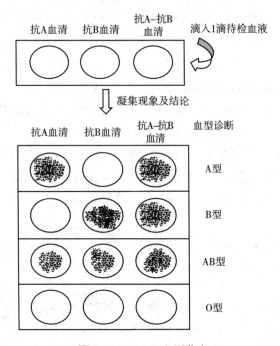

图 7 - 25 ABO 血型鉴定

2. 间接凝集反应 将已知可溶性抗原吸附或偶联在一种与免疫无关的载体颗粒表面，形成致敏颗粒，再与相应抗体作用，所呈现的凝集现象。该试验的载体物质主要有人 O 型红细胞、绵羊红细胞和聚苯乙烯乳胶颗粒等。本试验十分敏感，可测抗体，也可测抗原。如用 γ 球蛋白包被乳胶颗粒检测类风湿关节炎患者血清中的类风湿因子（图 7 - 26）。

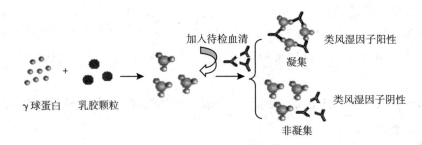

图 7 - 26 间接凝集反应

（二）沉淀反应

可溶性抗原与相应抗体结合，形成肉眼可见的沉淀现象，称为沉淀反应（precipitation）。该可溶性抗原称为沉淀原，抗体称为沉淀素。沉淀原可以是多糖、蛋白质、类脂等。沉淀反应是免疫检测的常用方法，主要有絮状沉淀反应、环状沉淀反应和琼脂扩散试验。下面对后两种进行介绍。

1. 环状沉淀　将已知抗血清放入小口径玻璃管底部，然后将适当稀释的可溶性抗原液小心地加在抗血清表面，使两种溶液分为界线清晰的两层。室温下静置数分钟后，若抗原与抗体相对应，在液面交界处即出现白色沉淀环，此为阳性反应。环状沉淀试验为定性试验，可用来鉴别血迹性质、测定媒介昆虫的嗜血性和对某些细菌进行鉴定。

2. 琼脂扩散试验　是在琼脂内进行的一种沉淀反应。可溶性抗原与抗体可以在琼脂中扩散，在电解质存在的条件下，适当比例的抗原与抗体相遇，可形成白色沉淀线（图7－27a）。

也可以将适当浓度的已知抗体加入熔化的琼脂中，混匀制成凝胶板，然后隔适当距离打孔，加入被测可溶性抗原，使其向四周扩散，经一段时间后，抗原与琼脂中的抗体相遇，即形成白色沉淀环（图7－27b）。抗原浓度越大，扩散范围越广，环的直径与抗原含量成正相关。该法可测定血清中抗体和补体的含量。

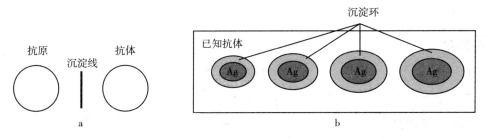

图7-27　琼脂扩散试验示意图

a. 双向；b. 单向

（三）补体结合反应

补体结合反应是以绵羊红细胞和溶血素（绵羊红细胞的抗体）作为指示系统，有补体参与的特异性抗原－抗体反应。其敏感性和特异性较高，常用来检测某些病毒、立克次体和螺旋体感染患者血清中的抗体。其检测方法是将已知抗原与待检抗体或已知抗体与待检抗原与一定量的补体一同放入试管中，作用一段时间。如果抗原与抗体相对应，二者发生特异性结合，免疫复合物可消耗和固定补体，这时，再加入绵羊红细胞和溶血素，由于缺乏补体，二者不发生溶血，此时为补体结合反应阳性；反之，如果抗原与抗体不相对应，二者则不发生特异性结合，补体没有被消耗和固定，这时，再加入绵羊红细胞和溶血素，二者发生溶血，此时为补体结合反应阴性（图7－28）。

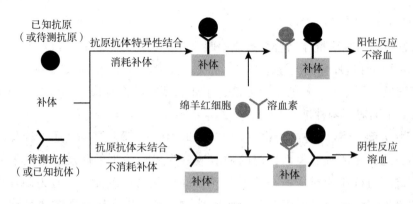

图 7 - 28　补体结合反应原理

（四）中和试验

相应抗体与毒素、酶、激素和病毒等结合，使之丧失生物学活性的现象称为中和反应，引起中和反应的抗体称为中和抗体。中和试验主要包括病毒和毒素的中和试验。病毒中和试验是病毒在活体内或细胞培养中被特异性抗体中和而失去感染性的一种试验，可用来检查患病后或人工免疫后机体血清中相应中和抗体的增长情况及鉴定病毒。毒素中和试验分体内和体外两种方法，体内试验主要有检测机体对白喉或猩红热是否易感的锡克（Schick）或狄克（Dick）试验，体外试验即抗链球菌溶血素 O 试验。

你知道吗

免疫标记技术

免疫标记技术是指用荧光素、酶、放射性同位素、发光剂或电子致密物质标记的抗体或抗原进行的抗原 - 抗体反应。主要包括酶免疫技术、荧光免疫技术、放射免疫技术等。这些技术具有特异、灵敏、快速、能够定性和定量甚至定位测定，且易于观察结果等很多优点。比如，在艾滋病、吸食毒品或服用兴奋剂的检测中，由于以上物质在机体中的含量极微，一般常用的方法是很难检测出来的。而免疫标记技术为这种检测提供了可能，因为它可以检测出毫微克（ng）、微微克（pg），甚至毫微微克（fg）的超微物质，此外还有特异性强、样品及试剂用量少、测定方法易于规范和自动化等多个优点。因此，免疫标记技术为各种微量蛋白质、激素和小分子药物及肿瘤标志物等的测定提供了一个高度灵敏的检测手段。

例如酶免疫吸附试验，其基本原理是将已知抗体（或抗原）包被于固相载体上，待测抗原（或抗体）以及酶标记的抗体与固相载体上已知抗体（或抗原）发生特异性结合，再加入酶的底物进行显色反应，根据显色反应所表现出的颜色深浅对待测物质进行定性或定量分析（图 7 - 29）。

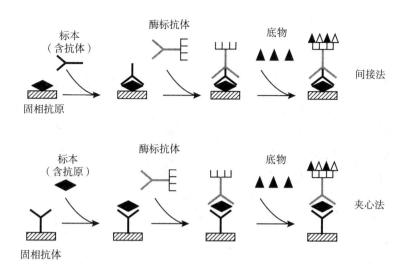

图 7 – 29 酶免疫吸附试验

目标检测

一、单项选择题

1. 下列对免疫的概念理解正确的是 (　　　)

　　A. 机体抵抗感染的防御功能

　　B. 机体清除侵入机体内的病原微生物的功能

　　C. 机体清除自身衰老、突变、凋亡的细胞的功能

　　D. 机体免疫系统识别和排除抗原性异物的功能

2. 某患者被确诊为肿瘤，请问该病与患者 (　　　) 功能低下有关

　　A. 免疫识别　　　　B. 免疫防御　　　　C. 免疫自稳　　　　D. 免疫监视

3. 抗原的免疫原性取决于 (　　　)

　　A. 抗原分子量的大小　　　　　　　　B. 抗原的异物性

　　C. 抗原的反应原性　　　　　　　　　D. 抗原进入机体的途径

4. 决定抗原与抗体反应特异性的物质基础是 (　　　)

　　A. 抗体　　　　B. B 淋巴细胞　　　　C. 抗原决定簇　　　D. T 淋巴细胞

5. 人类的中枢免疫器官是 (　　　)

　　A. 胸腺和淋巴结　　　　　　　　　　B. 脾脏和淋巴结

　　C. 胸腺和骨髓　　　　　　　　　　　D. 骨髓和黏膜免疫系统

6. B 淋巴细胞和 T 淋巴细胞分化成熟的场所分别是 (　　　)

　　A. 骨髓和胸腺　　　　　　　　　　　B. 胸腺和骨髓

　　C. 脾脏和淋巴结　　　　　　　　　　D. 淋巴结和脾脏

7. 可通过 ADCC 作用介导细胞毒作用的细胞是（　　　）

　　A. B 淋巴细胞　　　B. T 淋巴细胞　　　C. 浆细胞　　　　　D. NK 细胞

8. 血清中含量最多的免疫球蛋白是（　　　）

　　A. IgG　　　　　　　B. IgE　　　　　　　C. IgM　　　　　　　D. IgD

9. 唯一能通过胎盘的免疫球蛋白是（　　　）

　　A. IgG　　　　　　　B. IgE　　　　　　　C. IgM　　　　　　　D. IgD

10. 天然的 ABO 血型抗体是（　　　）

　　A. IgG　　　　　　　B. IgE　　　　　　　C. IgM　　　　　　　D. IgD

11. 对疾病早期诊断有价值的免疫球蛋白是（　　　）

　　A. IgG　　　　　　　B. IgE　　　　　　　C. IgM　　　　　　　D. IgD

12. 再次免疫应答产生的抗体主要是（　　　）

　　A. IgG　　　　　　　B. IgE　　　　　　　C. IgM　　　　　　　D. IgD

13. 介导 Ⅰ 型超敏反应的抗体是（　　　）

　　A. IgG　　　　　　　B. IgE　　　　　　　C. IgM　　　　　　　D. IgD

14. Ig 与抗原结合的部位是（　　　）

　　A. UL 区和 UH 区　　　　　　　　　B. CH1 区

　　C. 铰链区　　　　　　　　　　　　　D. CH1 区和 CH2 区

15. 下列有关非特异性免疫的说法错误的是（　　　）

　　A. 经遗传获得

　　B. 皮肤黏膜屏障是非特异性免疫的重要组成部分之一

　　C. 针对某种细菌具有抗感染能力

　　D. 对入侵的病原微生物最先发挥抗感染作用

16. 合成并分泌抗体的细胞是（　　　）

　　A. B 淋巴细胞　　　　　　　　　　　B. T 淋巴细胞

　　C. 浆细胞　　　　　　　　　　　　　D. NK 细胞

17. Th1 细胞分泌的细胞因子有（　　　）

　　A. IFN - γ　　　　　　　　　　　　　B. IL - 2

　　C. TNF - β　　　　　　　　　　　　　D. 以上都是

18. 血型不同引起的输血反应属于（　　　）超敏反应

　　A. Ⅰ型　　　　　B. Ⅱ型　　　　　　C. Ⅲ型　　　　　　D. Ⅳ型

19. 下列属于活疫苗的是（　　　）

　　A. 百日咳疫苗　　　　　　　　　　　B. 狂犬疫苗

　　C. 卡介苗　　　　　　　　　　　　　D. 伤寒疫苗

20. 可用于人工被动免疫的制剂是（　　　）

　　A. 抗毒素　　　　　　　　　　　　　B. 类毒素

　　C. 卡介苗　　　　　　　　　　　　　D. 流行性乙型脑炎疫苗

21. 预防脊髓灰质炎最有效的特异性预防措施是（　　　）

    A. 消灭蝇类　　　　　　　　　　B. 加强饮食卫生管理

    C. 加强粪便管理　　　　　　　　D. 注射丙种球蛋白

    E. 口服脊髓灰质炎减毒活疫苗糖丸

二、多项选择题

22. 有抗体参与的超敏反应是（　　　）

    A. Ⅰ型　　　　　B. Ⅱ型　　　　　C. Ⅲ型　　　　　D. Ⅳ型

    E. Ⅴ型

23. 下列属于人体产生的抗体是（　　　）

    A. IgA　　　　　B. IgB　　　　　C. IgC　　　　　D. IgD

    E. IgE

24. 常进行的血清学反应有（　　　）

    A. 凝集试验　　　　　　　　　　B. 沉淀试验

    C. 补体结合试验　　　　　　　　D. 中和试验

    E. 抗菌试验

25. 下列关于死疫苗的描述正确的是（　　　）

    A. 接种次数多、接种量较大　　　B. 不良反应较轻

    C. 免疫效果持续时间较长　　　　D. 容易保存

    E. 常用的死疫苗有百日咳、伤寒、霍乱疫苗等

26. 抗体的生物学功能有（　　　）

    A. 特异性结合抗原　　　　　　　B. 激活补体

    C. 结合 Fc 受体　　　　　　　　D. 穿越胎盘

    E. 杀伤靶细胞

三、思考题

1. 人体免疫系统的组成和功能是什么？

2. 特异性免疫应答的基本过程是什么？

书网融合……

    微课　　　　　　　　划重点　　　　　　　　自测题

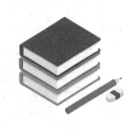

项目八 人体寄生虫基础知识

学习目标

知识要求

1. **掌握** 部分常见医学原虫、医学蠕虫、医学节肢动物的致病性和防治原则。
2. **熟悉** 部分常见医学原虫、医学蠕虫、医学节肢动物的形态和生活史。
3. **了解** 部分常见的抗寄生虫药物。

能力要求

能根据寄生虫病的特征，为寄生虫病患者提供用药指导服务。

　　寄生虫是寄生性低等动物的统称，包括医学原虫、医学蠕虫和医学节肢动物，是人类许多疾病的病原体，引起的疾病种类繁多。人体寄生虫学是研究与人类健康有关的寄生虫的形态结构、生活规律，阐明寄生虫与人体及外界因素的相互关系的科学。

　　我国幅员辽阔，人口众多，自然条件与人民生活习惯复杂多样，是寄生虫病严重流行的国家之一。特别在广大农村，寄生虫病一直是危害人民健康的主要疾病。其中，包虫病、肝吸虫病、黑热病、钩虫病等被列为严重危害人民身体健康、阻碍社会经济发展的重点寄生虫病。2016 年，国家卫计委等部门在《全国包虫病等重点寄生虫病防治规划（2016－2020 年）》中明确提出，到 2020 年底，要建立完善重点寄生虫病监测体系，基本控制包虫病流行，70% 以上的流行县人群包虫病患病率控制在 1% 以下，家犬感染率控制在 5% 以下；降低肝吸虫病等寄生虫病感染率，低流行区继续维持较低感染水平，其他流行区肝吸虫和土源性线虫感染率在 2015 年基础上分别下降 30%、20% 以上；减轻黑热病等其他寄生虫病危害。

　　许多寄生虫疾病一经确诊后，可用药物治愈。治疗寄生虫病的许多药物都是非处方药（OTC），故人体寄生虫基础知识是药学类专业学生应该掌握的知识。

任务一　认识医学原虫

PPT

实例分析

　　实例　某男性患者，被白蛉叮咬后，出现长期不规则发热、消瘦、肝脾大、淋巴结肿大，就诊，查体发现高球蛋白血症和全血细胞减少性贫血，骨髓穿刺涂片查见无鞭毛体。

　　问题　1. 该男性患的是什么疾病？

　　　　　　2. 引起该疾病的原因是什么？

原虫是单细胞真核动物，具有生命活动的全部生理功能。医学原虫是寄生在人体管腔、体液、组织或细胞内的致病及非致病性原虫，约40余种。本任务中主要认识鞭毛虫、阿米巴、纤毛虫、孢子虫等医学原虫。

一、鞭毛虫

鞭毛虫是以鞭毛作为运动细胞器的一类原虫，有一至数根鞭毛，以二分裂法繁殖。鞭毛虫寄生于人体的主要部位是消化道、泌尿道、血液及阴道。其中杜氏利什曼原虫、阴道毛滴虫对人体的危害最大。

（一）杜氏利什曼原虫 📱微课

1. 形态　杜氏利什曼原虫的生活史有前鞭毛体和无鞭毛体两个时期。前者寄生于节肢动物白蛉的消化道内，后者寄生于哺乳动物或爬行动物的单核 – 巨噬细胞内。无鞭毛体虫体呈卵圆形，大小为（2.9~5.7）μm×（1.8~4.0）μm，内有较大而明显的圆形核，动基体位于核旁，细小，杆状。前鞭毛体虫体呈梭形，大小为（14.3~20）μm×（1.5~1.8）μm，核位于中部，动基体位于前部，前端有长（15~28）μm的游离鞭毛，运动活泼（图8–1）。

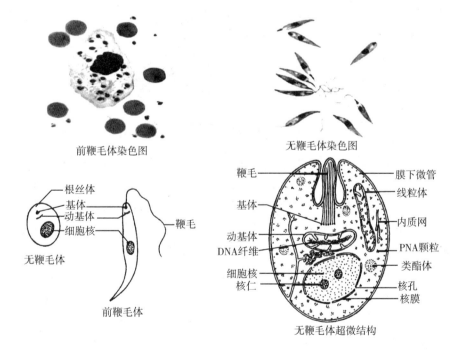

前鞭毛体染色图　　　　无鞭毛体染色图

图 8 – 1　杜氏利什曼原虫

2. 生活史　杜氏利什曼原虫的发育需要两个宿主——哺乳动物和白蛉。

（1）在白蛉体内的发育　雌性白蛉叮咬黑热病患者或感染动物时，宿主血液或组织液中含无鞭毛体的巨噬细胞可随血流一道被吸入白蛉胃内，巨噬细胞被消化，无鞭毛体散出，发育成前鞭毛体。3 天后，发育加速，以二分裂法大量繁殖，活动力增强，逐渐移向白蛉的前胃、食管和咽。第 7 天后，发育成熟的、具有感染力的前鞭毛体大量聚集在白蛉的口腔和喙。

（2）在哺乳动物体内的发育　带有成熟前鞭毛体的雌性白蛉叮刺健康的人或易感动物时，前鞭毛体随白蛉分泌的唾液被注入宿主的皮下。一部分前鞭毛体可被多核白细胞吞噬消灭，一部分被巨噬细胞吞噬。在巨噬细胞含虫空泡内的前鞭毛体很快转变成无鞭毛体，并能抵抗溶酶体的消化作用而生存下来，以二分裂法进行繁殖。大量的虫体导致巨噬细胞的破裂，散出的无鞭毛体又可被其他巨噬细胞吞噬，继续繁殖（图 8 - 2）。

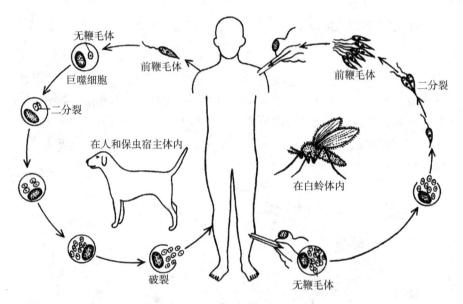

图 8 - 2　杜氏利什曼原虫生活史

3. 致病性　杜氏利什曼原虫感染人体后，主要寄生在肝、脾、骨髓、淋巴结等器官的巨噬细胞内，常经 3 ~ 5 个月的潜伏期后引起内脏利什曼病，因患者常有皮肤色素沉着和发热，故又称黑热病。黑热病在世界上分布很广，严重危害儿童健康，在我国主要流行于四川、甘肃、新疆的部分地区，近年来时有局部暴发，是我国重点控制的寄生虫病之一。

其主要临床表现为长期不规则发热，脾、肝、淋巴结肿大，贫血，全血细胞数减少。其中，脾肿大最为常见，出现率在 95% 以上，由于血小板减少还常出现鼻衄、齿龈出血等症状。患黑热病时会出现免疫缺陷，很少能自愈，易并发各种感染疾病，如不治疗常因并发病而导致患者死亡。

在我国，黑热病有时也能引起特殊的临床表现。如皮肤型黑热病患者的面部、颈部常出现结节，呈大小不等的肉芽肿，或呈暗色丘疹状，结节内可查到无鞭毛体。淋巴结型黑热病患者的局部淋巴结肿大，大小不一，位置较表浅，无压痛，无红肿，嗜酸性粒细胞增高，淋巴结活检可查到无鞭毛体（图 8 - 3）。

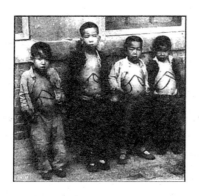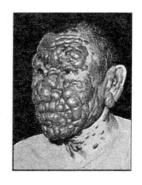

图 8 - 3　黑热病患者

4. 防治　从患者的脾、肝、骨髓或皮肤采取组织检查无鞭毛体，是确诊黑热病的最可靠的手段。黑热病患者经注射葡萄糖酸锑钠治疗，疗效可达 97.4% ，一般不会再次感染，可获得终生免疫。对于抗锑患者，可用戊烷脒或二脒替等芳香双脒剂治疗，或和五价锑合并使用。此外，捕杀病犬、杀灭白蛉能有效控制黑热病的传播。

（二）阴道毛滴虫

1. 形态　阴道毛滴虫的生活史仅有滋养体期，无包囊期。滋养体呈梨形或椭圆形，10 ~ 15μm 宽，无色透明，有折光性，有 4 根前鞭毛和 1 根后鞭毛，体外侧前 1/2 处有一波动膜，其外缘与向后延伸的后鞭毛相连（图 8 -4）。虫体柔软，体态多变，活动力强。

2. 致病性　阴道毛滴虫呈世界性分布，常寄生于人体阴道及泌尿道，主要引起滴虫性阴道炎，是以性传播为主的一种传染病。感染率各地不同，以女性 20 ~ 40 岁年龄组感染率最高，平均感染率为 28% 。传染源是滴虫性阴道炎患者和无症状带虫者，主要通过性交直接传播，亦可通过公共浴池、浴具、马桶等间接传播。

阴道毛滴虫的致病力随虫株及宿主生理状态的不同而不同。健康女性的阴道环境因乳酸杆菌的作用而呈酸性（pH3.8 ~ 4.4），可抑制虫体和细菌生长繁殖，

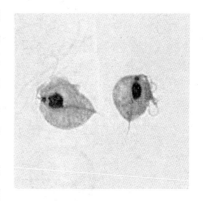

图 8 - 4　阴道毛滴虫

这称为阴道的自净作用。若泌尿生殖系统功能失调，如妊娠、月经后阴道内 pH 接近中性，有利于滴虫和细菌生长。虫体寄生阴道内消耗糖原，妨碍乳酸杆菌酵解作用、降低乳酸浓度，使得阴道内 pH 由原来的酸性转为中性或碱性，从而破坏阴道的自净作用，使滴虫得以大量繁殖并促进继发性细菌感染，造成阴道黏膜发生炎性病变。

大多数虫株的致病力较低，多数女性感染者并无临床表现或症状不明显；有临床症状者，常见白带增多，外阴瘙痒或烧灼感，合并细菌感染时，白带呈脓液状或为粉红色黏液状；滴虫侵犯尿道时可出现尿频、尿急、尿痛等症状。在分娩过程中，婴儿可受到感染，感染部位主要见于呼吸道和眼结膜。男性感染者虽然经常呈无临床表现

的带虫状态，但可导致配偶连续重复感染。

3. 防治原则 预防以注意个人卫生为主，尤其是经期卫生。取阴道后穹窿分泌物、尿液沉淀物或前列腺液，用生理盐水涂片法或涂片染色法（瑞氏或姬氏染色）镜检，若查得阴道毛滴虫滋养体即可确诊。发现无症状的带虫者及患者都应及时诊治，以减少和控制传染源，尤其夫妇双方必须同时用药方能根治。首选口服药物为甲硝唑，局部可外用滴维净。保持阴道酸性环境效果较好，可用1：5000 高锰酸钾液冲洗阴道。

二、阿米巴

阿米巴又称叶足虫，运动细胞器为宽大的叶状伪足，以二分裂法繁殖，生活史一般包括滋养体和包囊两个时期。有 7 种阿米巴寄生于人体的消化道内，其中仅溶组织内阿米巴具有致病性。阿米巴病呈世界性分布，热带和亚热带较普遍。下面主要介绍溶组织内阿米巴。

1. 形态 溶组织内阿米巴的滋养体直径为 10 ~ 60μm 不等，有定向运动的伪足，胞质可辨认透明的外质和富含颗粒的内质，内质含一典型泡状核，核膜下有核周染粒和居中的核仁。未成熟包囊往往可见糖原泡和棍棒状的拟染色体；成熟的包囊含四个圆形核，核膜下有排列整齐的核周染粒和小而居中的核仁（图 8 - 5）。

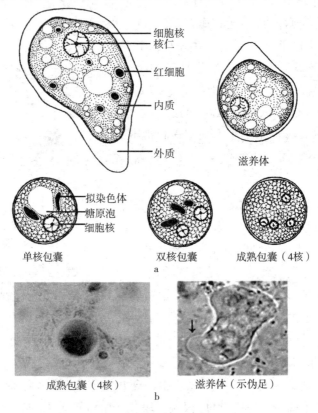

图 8 - 5 溶组织内阿米巴

a. 形态示意图；b. 染色图

2. 生活史　溶组织内阿米巴的生活史简单，感染期，包囊经口摄入后，在肠内酶类的作用下，包囊内虫体活动，脱囊而出；四核虫体经分裂后发育成 8 个子虫体，即摄食和以二分裂法增殖。在肠内下移过程中，受到环境变化的影响，虫体可以变圆，分泌囊壁，形成包囊，随粪便排出（图 8 - 6）。

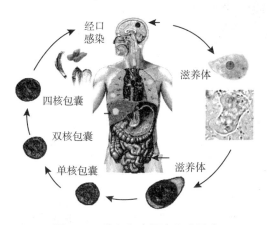

图 8 - 6　溶组织内阿米巴生活史

3. 致病性　溶组织内阿米巴主要寄生于结肠，引起阿米巴性结肠炎和痢疾，又称痢疾阿米巴。大滋养体使结肠黏膜层和疏松的黏膜下层的组织溶解坏死，形成口小底大的烧瓶状溃疡。轻者表现为慢性迁延性肠炎，常有腹胀、间歇性腹泻、消瘦等。重者为阿米巴痢疾，出现腹绞痛、里急后重、脓血便，每日排便次数增多（图 8 - 7）。此外，溶组织内阿米巴还能引起肠外阿米巴病，包括阿米巴肝脓肿、肺脓肿、脑脓肿及皮肤脓肿或溃疡等，肝脓肿较多，肺脓肿次之，其他较少见（图 8 - 8）。

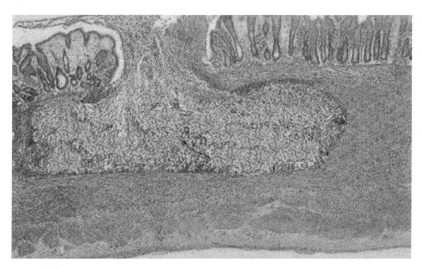

图 8 - 7　阿米巴痢疾患者肠病理切片（肠溃疡呈烧瓶状）

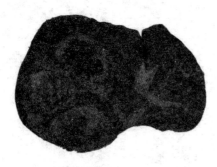

图 8-8　阿米巴肝脓肿

4. 防治原则　注意饮食卫生、个人卫生和环境卫生，防止病从口入。查治患者和带虫者可控制传染源，尤其是对饮食从业人员要定期进行检查和治疗；加强粪便管理及水源保护，杀灭其中包囊，防止粪便污染水源。从粪便中检出大、小滋养体和包囊，或从痰液、肝穿刺液、肠壁溃疡中查出大滋养体均可确诊。首选口服药物为甲硝唑。

三、纤毛虫

纤毛虫以纤毛作为运动细胞器，以二分裂法繁殖，生活史一般包括滋养体和包囊两个时期。纤毛虫种类繁多，多数营自生生活，少数寄生，其中仅结肠小袋纤毛虫具有致病性。下面主要介绍结肠小袋纤毛虫。

1. 形态　结肠小袋纤毛虫滋养体呈椭圆形，全身披有纤毛，无色透明或淡灰略带绿色，大小为（30~150）μm×（25~120）μm，是人体最大的寄生原虫。虫体极易变形，前端有一凹陷的胞口，下接漏斗状胞咽，颗粒食物通过胞口纤毛的运动进入虫体。包囊呈圆形，直径为 40~60μm，淡黄或淡绿色，囊壁厚而透明。

2. 致病性　结肠小袋纤毛虫是猪体内的常见寄生虫，通常认为人的感染来源于猪，人体感染主要是通过吞食被包囊污染的食物或饮水。寄生于人体结肠内，可侵犯宿主的肠壁组织，引起结肠小袋纤毛虫痢疾。患者出现腹痛、腹泻和黏液血便，并常有脱水及营养不良等。部分患者可排出虫体但无任何临床症状；有些患者主要表现为长期的周期性腹泻、粪便带黏液而无脓血。

3. 防治原则　注意个人卫生与饮食卫生，应管好人粪、猪粪，避免虫体污染食物和水源。患者可用甲硝唑或黄连素等治疗。

四、孢子虫

孢子虫全为寄生生活，细胞内寄生阶段一般无运动细胞器，生殖方式包括无性和有性两类。孢子虫有疟原虫、弓形虫、隐孢子虫、巴贝虫、肉孢子虫、微孢子虫等。对人体危害最严重的孢子虫是疟原虫。

（一）疟原虫

疟原虫寄生于多种哺乳动物，少数寄生于鸟类和爬行类动物，目前已知有 130 余种，有严格的宿主选择性。寄生于人体的疟原虫有间日疟原虫、三日疟原虫、恶性疟原虫和卵形疟原虫四种，在我国主要是间日疟原虫和恶性疟原虫。

1. 形态　疟原虫的基本结构为核、胞质和胞膜。环状体以后，各期尚有虫体消化分解血红蛋白后的终产物——疟色素。除了疟原虫本身的形态特征不同之外，被寄生的红细胞在形态上也可发生变化，红细胞形态有无变化以及变化的特点，对鉴别疟原虫很有帮助。如间日疟原虫和卵形疟原虫可使红细胞变大、变形、颜色变浅，常有明显的细小而呈红色的薛氏点；被恶性疟原虫寄生的红细胞大小正常，可见粗大的紫褐色茂氏点；被三日疟原虫寄生的红细胞有细尘样浅红色齐氏点。

2. 生活史　人体疟原虫的生活史都需要人和雌性按蚊作为宿主，并经历无性生殖和有性生殖两个世代的交替。人体四种疟原虫的生活史基本相同，下面以间日疟原虫为例介绍其生活史。

（1）在人体内发育的两个阶段　分为红细胞外期和红细胞内期。

①红细胞外期（简称红外期）。当唾液腺中带有成熟子孢子的雌性按蚊刺吸人血时，子孢子随唾液进入人体，在30分钟内随血流侵入肝细胞，子孢子在肝细胞内变成圆形滋养体，通过摄取肝细胞内营养进行发育和裂体增殖，变为成熟的红外期裂殖体。各种疟原虫在肝细胞内和红细胞内的发育时间和每个入侵的子孢子所产生的裂殖子数不同。感染肝细胞因虫体成熟而被胀破后，裂殖子释出。一部分被巨噬细胞吞噬，其余则侵入红细胞，开始红细胞内期的发育。目前认为，间日疟原虫和卵形疟原虫的子孢子具有遗传学上不同的两种类型，即速发型子孢子（TS）和迟发型子孢子（BS）。当子孢子进入肝细胞后，速发型子孢子继续完成红外期的裂体增殖；而迟发型子孢子视虫株的不同，经过一段或长或短（数月至年余）的休眠期后，才完成红外期的裂体增殖。处于休眠期的子孢子被称为休眠子。恶性疟原虫和三日疟原虫无休眠子。

②红细胞内期（简称红内期）。红外期的裂殖子从肝细胞中释放出来，进入血流后很快侵入红细胞，入侵的裂殖子先形成环状体，摄取营养，生长发育，分裂增殖，经大滋养体、未成熟裂殖体，最后形成含有一定数目裂殖子的成熟裂殖体。红细胞破裂后，裂殖子释出。一部分裂殖子被巨噬细胞消灭，其余裂殖子在数秒钟内即可侵入其他正常红细胞，重复其红内期的裂体增殖过程。疟原虫经几代红内期裂体增殖后，部分裂殖子侵入红细胞后不再进行裂体增殖而发育成雌、雄配子体。恶性疟原虫的配子体主要在肝、脾、骨髓等器官的血窦或微血管里发育，成熟后始出现于外周血液中，在无性体出现后7~10天才见于外周血液中。间日疟原虫的配子体则在红内期血症的2~3天后出现。配子体的进一步发育需在蚊胃中进行，否则在人体内经30~60天即衰老变性，继而被吞噬细胞吞噬。疟原虫无性期在人体内存活时间较长，其平均年龄，恶性疟原虫为9~12个月，间日疟原虫约2年，三日疟原虫约3年。

（2）疟原虫在按蚊体内的发育　当雌性按蚊叮咬患者或带虫者血液时，在红细胞内发育的各期原虫可随血液进入蚊胃，仅雌、雄配子体继续发育，其余各期原虫均被消化。在蚊胃内，雌、雄配子体发育成雌、雄配子。雄配子钻进雌配子体体内，受精形成合子。合子逐渐变长，可游动，成为动合子。动合子能穿过蚊胃壁，在胃弹性纤维膜下形成圆球形的卵囊。随着卵囊增大，囊内的核和胞质经反复分裂进行孢子增殖，生成成千上万个子孢子。子孢子随卵囊破裂释出，或由囊壁上的微孔逸出，随血淋巴集中于按蚊的唾腺。当受染蚊再次吸血时，子孢子即可随唾液进入人体，又开始在人体内发育（图8-9）。

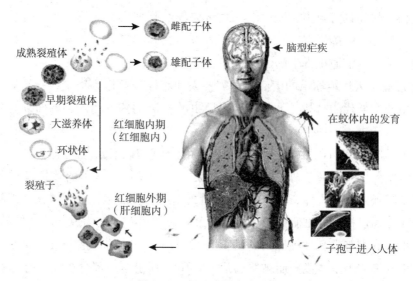

图 8 - 9　间日疟原虫生活史

3. 致病性　疟原虫是人体疟疾的病原体，人对疟原虫普遍易感。疟疾的传播媒介是按蚊，在全球的热带和亚热带地区流行，遍及 90 多个国家和地区，全世界约二分之一人口受威胁，是一种严重危害人体健康的寄生虫病。新中国成立前，疟疾流行狼狈猖獗，被称为我国五大寄生虫病之一。新中国成立后，经过数十年的不懈努力，我国疟疾的发病率大幅度下降。

（1）致病机制　与侵入的虫种、虫株及其数量和人体的免疫状态有关。

①潜伏期：指从疟原虫侵入人体到出现临床症状的间隔时间，包括红外期原虫发育的时间和红内期原虫经几代裂体增殖，裂殖子达到一定数量所需的时间。

②疟疾发作：典型的疟疾发作表现为周期性寒战、高热和出汗退热 3 个连续的临床症状。发作是由于红内期的裂体增殖所致。

③疟疾的再燃和复发：疟疾初发停止后，患者若无再感染，仅由于体内残存的少量红内期疟原虫在一定条件下重新大量繁殖，经数周至数月又引起的疟疾发作，称为疟疾再燃。再燃与宿主抵抗力和特异性免疫力的下降及疟原虫的抗原变异有关。疟疾复发指疟疾初发患者红内期疟原虫已被消灭，未经蚊媒传播感染，经过数周至年余，又出现疟疾发作。恶性疟原虫和三日疟原虫无迟发型子孢子，因而只有再燃而无复发；间日疟原虫和卵形疟原虫既有再燃又有复发。

（2）并发症　如下。

①贫血：疟疾发作数次后可出现贫血，尤以恶性疟为甚。

②脾肿大：因脾充血和单核 - 巨噬细胞增生而导致持续性脾肿大，最后出现"巨脾病"，又称热带巨脾综合征（TSS）（图 8 - 10）。

③脑型疟疾：恶性疟原虫感染后出现的最严重的并发症。

④黑水热：由于大量的血管内溶血和血红蛋白尿所致，患者可并发高热和出血性黄疸，一般在尿量呈酱油色时才被察觉，患者常死于肝肾衰竭。

⑤疟性肾病：多见于三日疟长期未愈者，主要表现为全身性水肿、腹水、蛋白尿和高血压，最后可导致肾衰竭。

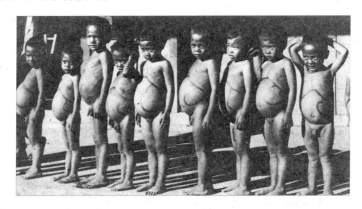

图 8 – 10　疟疾引起的儿童脾大

4. 防治原则　预防包括个体预防和群体预防。个体预防是针对疟区居民或短期进入疟区的个人，为了防蚊叮咬、不发病或减轻临床症状而采取的防护措施。群体预防是对高疟区、暴发流行区或大批进入疟区较长期居住的人群。

血涂片染色镜检，从患者周围血液中检出疟原虫是疟疾确诊的依据。应选择适宜的采血时间，恶性疟在发作开始时，间日疟在发作后数小时至十余小时采血。

抗疟药按治疗目的不同，可分为：①控制症状的抗疟药有氯喹、奎宁、甲氟喹、青蒿素、蒿甲醚；②控制复发和传播的药物有伯氨喹，常与氯喹或乙胺嘧啶合用以根治间日疟和控制疟疾传播；③病因性预防的抗疟药有乙胺嘧啶；④预防的抗疟药有氯喹，氯喹抗性恶性疟地区可选用哌喹合用磺胺多辛、乙胺嘧啶合用磺胺多辛。

（二）刚地弓形虫

刚地弓形虫于 1908 年在刚地梳趾鼠的肝、脾细胞内被发现，因虫体呈弓形，故命名为刚地弓形虫。它是重要的专性细胞内寄生的机会性致病原虫，可引起人兽共患的弓形虫病。

1. 形态　弓形虫生活史中有 5 个不同形态的阶段：即滋养体（速殖子、缓殖子）、包囊、裂殖体、配子体和卵囊。其中，滋养体与致病有关，包囊、卵囊与传播有关。

（1）滋养体　是指在中间宿主有核细胞内营分裂繁殖的虫体，又称速殖子。呈香蕉形或半月形，一端较尖，一端钝圆。

（2）包囊　呈圆形或椭圆形，具有一层富有弹性的坚韧囊壁，内含数个至数百个虫体，囊内的滋养体又称缓殖子，其形态与速殖子相似，但比速殖子小，核稍偏后。

（3）卵囊　刚从猫粪便中排出的卵囊为圆形或椭圆形，稍带绿色，具两层光滑透明的囊壁，内充满均匀小颗粒。

2. 生活史　弓形虫的发育过程需要两个宿主，猫是终宿主兼中间宿主。有性生殖只在猫科动物小肠上皮细胞内进行，此称肠内期发育；无性增殖在肠外组织细胞内进行，此称肠外期发育。在其他动物或人体内只进行无性增殖，这些动物是中间宿主。弓形虫对中间宿主的选择极不严格，绝大多数哺乳动物、家畜及家禽都是其易感中间宿主；对组织的选择也不严格，可寄生于网状内皮系统细胞和多种有核细胞内。

（1）在中间宿主体内的发育　当猫粪内的卵囊或动物肉类中的包囊或假包囊被中间宿主如人、羊、猪、牛等吞食后，在肠内分别逸出子孢子、缓殖子或速殖子，随即侵入肠壁，经血或淋巴进入全身各组织器官，当宿主细胞被胀破后，虫体又侵入新的宿主细胞，如此持续不断地循环。在免疫功能正常的机体，部分速殖子侵入细胞后，增殖速度减慢，转化为缓殖子，分泌成囊物质形成包囊。包囊在宿主体内可存活数月、数年，甚至终生。当机体免疫功能低下或长期应用免疫抑制剂时，组织内的包囊可破裂，释出缓殖子，进入血流和新的组织细胞继续发育增殖并转变为速殖子。

（2）在终宿主体内的发育　猫或猫科动物吞食卵囊、包囊或假包囊后，子孢子、缓殖子或速殖子分别在小肠内逸出，主要在回肠部位侵入小肠上皮细胞发育增殖，形成裂殖体，随后释出裂殖子，再侵入新的肠上皮细胞形成第二代裂殖体。经数代增殖后，部分裂殖子发育为雌、雄配子体，继续发育为雌、雄配子。雌、雄配子受精成为合子，最后发育成卵囊。卵囊从破裂的肠上皮细胞逸出，进入肠腔，随粪便排出体外，新排出的卵囊不具感染性，在适宜的温度、湿度环境条件下经 1～4 天即发育为具有感染性的卵囊。同时，弓形虫也可在终宿主猫的肠外组织中进行无性增殖（图 8-11）。

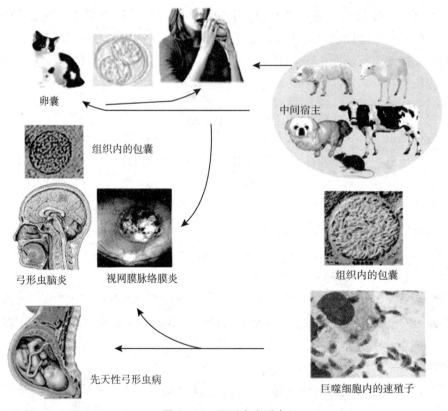

卵囊

中间宿主

组织内的包囊

弓形虫脑炎　　视网膜脉络膜炎　　　　　　组织内的包囊

先天性弓形虫病　　　　　　　　巨噬细胞内的速殖子

图 8-11　弓形虫生活史

3. 致病性 弓形虫病为动物源性疾病，分布于全世界五大洲的各地区，许多哺乳动物（约14种）、鸟类是本病的重要传染源，人群感染也相当普遍，胎儿和婴幼儿、肿瘤患者和免疫功能缺陷或受损患者更易感。据血清学调查，人群抗体阳性率为25%～50%，我国为5%～20%，多数属隐性感染。弓形虫病分先天性和获得性两类。

（1）先天性弓形虫病 孕期初次感染弓形虫的妇女，在母体出现原虫血症时，虫体可经胎盘感染胎儿。受染胎儿或婴儿多数表现为隐性感染，有的出生后数月甚至数年才出现症状，典型表现为脑积水、大脑钙化灶、视网膜脉络膜炎和智力低下、运动障碍等。也可造成孕妇流产、早产、畸胎或死产，尤以孕早期感染的畸胎发生率高。

（2）获得性弓形虫病 获得性弓形虫病可因虫体侵袭部位和机体反应性而呈现不同的临床表现。淋巴结肿大型是最常见的临床类型，颌下和颈后淋巴结肿大较多见。其次，弓形虫常累及脑、眼部，引起中枢神经系统异常表现，在免疫功能低下者身上，常表现为脑炎、脑膜脑炎、癫痫和精神异常。弓形虫眼病的主要特征以视网膜脉络膜炎为多见，成人表现为视力突然下降，婴幼儿可见手抓眼症，对外界事物反应迟钝，多为双侧性病变，视力障碍外常伴全身反应或多器官病损。

4. 防治原则 应加强对家畜、家禽和可疑动物的监测和隔离，加强饮食卫生管理，强化肉类食品卫生检疫制度；孕妇不宜密切接触猫，要定期做弓形虫血清学检查。病原学检查有涂片染色法和动物接种分离法，或通过细胞培养法查找滋养体，血清学试验是目前广泛应用的重要的辅助诊断方法。目前尚无理想的特效药物，乙胺嘧啶、磺胺类对增殖期弓形虫有抑制作用，这两类药物联合应用可提高疗效。常用制剂为复方新诺明，但孕妇的首选药物是毒性较小的螺旋霉素。

<u>你知道吗</u>

包虫病是棘球绦虫的幼虫寄生于人体组织所致的人兽共患慢性寄生虫病，主要流行于我国甘肃、宁夏、青海、新疆、陕西、内蒙古及四川西部等畜牧地区的350个县，受威胁人口约5000万，高原地区人群包虫病平均患病率为1.20%，局部高达12%以上。其中，泡型包虫病如未经及时治疗，10年病死率达90%以上，被称为"虫癌"。包虫病还严重影响畜牧业发展，造成畜牧经济的巨大损失，是我国重点控制的寄生虫病之一。

任务二 认识医学蠕虫

PPT

实例分析

实例 一患者，为长江下游农民，夏天在田间劳动后出现足部丘疹奇痒、畏寒、发热、肝大、肝区压痛等症状，查体发现肝纤维化、肝脾肿大、门静脉高压等体征。

问题 1. 此人患什么疾病？

2. 引起疾病的原因是什么？

蠕虫为多细胞无脊椎动物，借身体的肌肉收缩而做蠕形运动，故统称为蠕虫。在动物分类学史上，蠕虫曾被认为是独立的一类动物。但在分类学研究不断发展之后，人们发现蠕虫实际上包括扁形动物门、线形动物门和棘头动物门所属的各种动物。因此在分类学上，蠕虫这个名称已无意义，但习惯上仍沿用此词。具有医学意义的蠕虫种类几乎全部属于前两门，由蠕虫引起的疾病称为蠕虫病。本任务中主要认识吸虫、绦虫和线虫等医学蠕虫。

一、吸虫

吸虫属于扁形动物门的吸虫纲，现已发现的吸虫有 1 万种以上，可分为单殖目、盾腹目和复殖目三大类，在人体中寄生的吸虫都隶属于复殖目。吸虫多数为雌雄同体，生活史复杂，一般需 2 个中间宿主，生活史基本类型包括虫卵、毛蚴、胞蚴、雷蚴、尾蚴、囊蚴、后尾蚴和成虫，生殖方式包括在第一中间宿主体内进行的无性生殖和在终宿主体内进行的有性生殖。在我国，常见的吸虫有华支睾吸虫、血吸虫等。

（一）华支睾吸虫

华支睾吸虫是中华分支睾吸虫的简称，又称肝吸虫。华支睾吸虫感染主要分布于亚洲的中国、日本、朝鲜、印度、菲律宾、越南等国，国内发现 24 个省、市、自治区有本病流行。我国湖北江陵县先后在西汉古尸和战国楚墓古尸中查见华支睾吸虫虫卵，证明华支睾吸虫病在我国流行已有 2300 年以上的历史。

1. 形态 成虫红色，体形狭长，背腹扁平，大小一般为（10～25）mm×（3～5）mm。具口、腹吸盘，口吸盘略大于腹吸盘，后者居虫体前 1/5 处。1 对分枝状的睾丸，前后排列于虫体后 1/3 处。1 个分叶状卵巢居睾丸之前，其下方有椭圆形受精囊。

虫卵黄褐色，平均为 29μm×17μm，形似芝麻粒。一端有明显的卵盖，盖侧有稍厚隆起的肩峰，对端有 1 个疣状小结节，卵内含 1 个梨形的毛蚴（图 8-12）。

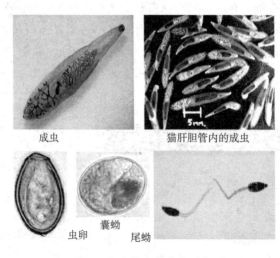

成虫　　　　　　　猫肝胆管内的成虫

虫卵　　囊蚴　尾蚴

图 8-12　华支睾吸虫形态

2. 生活史 成虫寄生于人或哺乳动物的肝胆管内，卵随胆汁进入消化道，随粪便排出体外。若虫卵落入水体如池塘、鱼塘等，被第一中间宿主赤豆螺、长角涵螺、纹沼螺等多种淡水螺食入，可在其体内孵出毛蚴，穿肠壁到肝脏，经胞蚴、雷蚴增殖发育形成许多尾蚴（长尾蚴）。成熟尾蚴从螺体逸出，在水中（存活 1～2 天）遇到第二中间宿主淡水鱼、虾即可侵入体内并发育为囊蚴。终宿主因食入含活囊蚴的生的或半生不熟的鱼虾而感染。囊蚴在十二指肠内脱囊，并沿胆道逆行向上至肝胆管，也可经血管或穿过肠壁经腹腔进入肝胆管内，通常需 1 个月左右发育为成虫。成虫寿命可长达 20～30 年（图 8 - 13）。

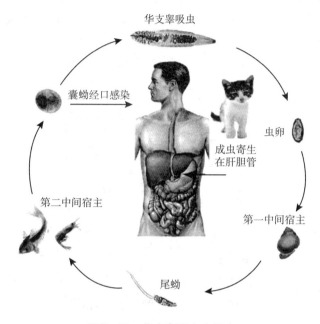

华支睾吸虫

囊蚴经口感染

成虫寄生
在肝胆管

虫卵

第二中间宿主

第一中间宿主

尾蚴

图 8 - 13 华支睾吸虫生活史

3. 致病性 成虫寄生于人体的肝胆管内，主要引起患者的肝受损，称为华支睾吸虫病，又称肝吸虫病。患者、带虫者及保虫宿主（猫、犬、猪、鼠等）都是重要的传染源。人体感染是由于食入生的或半生的含活囊蚴的淡水鱼、虾所致。肝吸虫病是胆管癌的明确致癌因素，主要流行于黑龙江、辽宁、广东、广西等省区，局部地区感染率高达 50% 以上，是我国重点控制的寄生虫病之一。华支睾吸虫病在一个地区流行的关键因素是当地人群有吃生的或未煮熟的鱼肉的习惯，如广东、辽宁等地有喜食生鱼粥、鱼生的习惯。

轻度感染时，无明显临床症状。重度感染时，胆管及门静脉周围结缔组织增生，同时虫体堵塞胆道，导致胆汁淤滞，出现阻塞性黄疸。如合并细菌感染，可引起肝管炎、胆囊炎，晚期重症患者可出现肝硬化。此外，国内外一些文献报道称，华支睾吸虫感染与胆管上皮癌、肝细胞癌有一定关系。临床症状以疲乏、上腹不适、消化不良、腹痛、腹泻、肝区隐痛、头晕等较为常见，但许多感染者并无明显症状。常见的体征有肝肿大。

4. 防治原则 改进烹调方法和改变饮食习惯，不食生的或半生的鱼、虾；加强粪便管理，结合鱼塘管理定期灭螺。检获虫卵是确诊的主要依据。用粪便直接涂片法检查容易漏检，多采用沉淀集卵法或十二指肠引流胆汁查虫卵。目前吡喹酮为首选治疗药物。

（二）血吸虫

血吸虫也称裂体吸虫，分布于亚洲、非洲及拉丁美洲。寄生于人体的血吸虫种类较多，其中以日本血吸虫、埃及血吸虫和曼氏血吸虫引起的血吸虫病危害最大（图 8 - 14）。在我国流行的仅是日本血吸虫，我国曾有 12 个省流行日本血吸虫病，其中湖南、湖北、江西集中了全国 85% 以上的血吸虫病患者。血吸虫病被称为我国五大寄生虫病之一。从湖北江陵西汉古尸体内检获的血吸虫卵，表明血吸虫病在我国的存在至少已有 2100 多年的历史。目前，急性血吸虫病在全国范围内基本得到消除。下面主要介绍日本血吸虫。

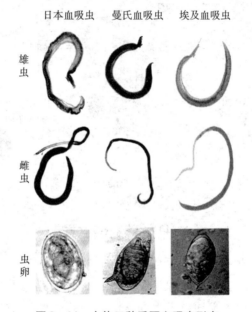

图 8 - 14 人体三种重要血吸虫形态

1. 形态 成虫在宿主体内呈雌雄合抱状态。雄虫乳白色，长 12 ~ 20mm，虫体扁平，前端有发达的口吸盘和腹吸盘，自腹吸盘以后，体壁两侧向腹面卷曲，形成抱雌沟。雌虫呈黑褐色，长 20 ~ 25mm，前细后粗，形似线虫，口、腹吸盘居前端。

虫卵椭圆形，淡黄色，卵壳厚薄均匀，无卵盖，卵壳一侧有一小刺。卵内含有一毛蚴，毛蚴与卵壳之间常有大小不等、圆形或长圆形、油滴状的头腺分泌物，为可溶性卵抗原（SEA），此抗原可通过卵壳上的微孔渗出到组织中。从卵内孵出的毛蚴，游动时呈长椭圆形，静止或固定后呈梨形，周身被有纤毛，为其运动器官。尾蚴属叉尾型，由体部及尾部组成，尾部又分尾干和尾叉。

2. 生活史 日本血吸虫生活史分虫卵、毛蚴、母胞蚴、子胞蚴、尾蚴、童虫、成虫 7 个阶段。血吸虫的合抱体逆血流至肠壁的小静脉，雌虫纤细的前端可伸展到肠黏膜下层的小血管产卵。早期产出的卵大部分顺血流进入肝脏，少部分沉积在肠壁的黏膜下层。约经 10 天，卵内毛蚴发育成熟。毛蚴头腺分泌的 SEA 开始渗入组织，引起周围组织的炎症反应，导致肠壁组织坏死，脓肿形成，坏死组织可破溃至肠腔，虫卵随粪便排出体外。含有虫卵的粪便污染水体，经 2 ~ 32 小时，孵出毛蚴。毛蚴在水中遇到中间宿主钉螺，在螺体内经母胞蚴、子胞蚴的无性繁殖产生数以千万计的尾蚴。尾蚴成熟后陆续逸出螺体，悬浮或游动于近岸浅水面下，当接触到人或哺乳动物皮肤时，最快可在 10 秒钟内侵入皮肤，尾蚴尾部脱落形成童虫。童虫在皮下组织停留短暂时间后，侵入小末梢血管或淋巴管内，随血流经右心到肺，再由左心入大循环，到达肠系膜上下动脉，穿过毛细血管进入肠系膜静脉，汇集于肝门静脉，在肝内经 8 ~ 10 天的生长，然后下行至肠系膜静脉寄居并发育为成虫。自尾蚴感染至宿主粪便排出虫卵约需 1 个月。成虫平均寿命为 4 ~ 5 年，长者可达 20 ~ 30 年（图 8 - 15）。

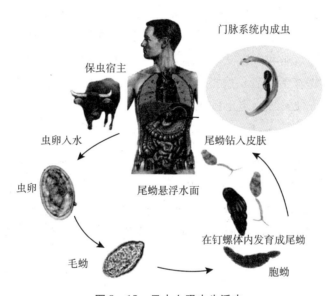

图 8 - 15 日本血吸虫生活史

3. 致病性 血吸虫病患者、病牛和病猪是主要的传染源。含有血吸虫卵的粪便污染水源，钉螺的存在以及群众接触疫水，是血吸虫病传播的三个主要环节。不论何种性别、年龄和种族，人类对日本血吸虫皆有易感性。

尾蚴、童虫、成虫和虫卵均可对宿主引起不同的损害和复杂的免疫病理反应。人的皮肤直接接触含有尾蚴的水后就会受到感染。成虫寄生于门脉 - 肠系膜静脉系统，虫卵主要沉积在人体的肝及结肠壁等处，引起的肉芽肿和纤维化是日本血吸虫病的主要病因。

根据患者的病程、损伤程度、损害部位不同，可将日本血吸虫病可分为以下四种。

（1）急性血吸虫病 常在接触疫水后 1 ~ 2 个月出现，表现为发热、腹痛、腹泻等，多发于夏秋季节，常误诊为重感冒。病程一般不超过 6 个月。

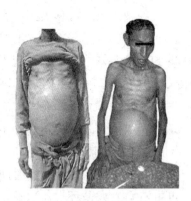

图 8 - 16　晚期血吸虫患者
主要表现为肝硬化腹水和腹壁静脉曲张

（2）慢性血吸虫病　虫卵持续对患者脏器造成损害，多数患者无明显症状和不适，仅部分病例有腹痛、腹泻、黏液血便、肝脾肿大、贫血、消瘦、乏力等症状。病程为半年以上。

（3）晚期血吸虫病　未经及时治疗，虫卵严重损害肝脏，造成肝硬化，表现为肝脾增大、腹水等症状（图 8 - 16）。

（4）异位血吸虫病　成虫在门脉系统以外的静脉内寄生，虫卵肉芽肿导致肝脏、肠道以外的器官或组织受损。常见的异位损害在脑和肺，可致严重的神经系统并发症、肺动脉炎等。

4. 防治原则　血吸虫病的诊断包括病原诊断和免疫诊断两大部分，粪便中查卵或孵化毛蚴、皮内试验、抗体检测都可作为确诊依据。我国日本血吸虫病流行严重、分布广泛、流行因素复杂，根据几十年来的防治实践和科学研究，国家制订了当前我国防治血吸虫病的防治策略和措施，并提出了血吸虫病防治要采取因地制宜、综合治理、科学防治的方针：①查治患者、病畜，消灭传染源，治疗药物首选吡喹酮；②控制和消灭钉螺；③加强粪便管理，防止污染水体，搞好个人防护。

你知道吗

　　人体感染血吸虫后，能产生抗再感染的保护性免疫，即宿主在初次感染血吸虫后，产生的免疫力对再感染时侵入的幼虫具有攻击作用。但初次感染后发育的成虫却不受免疫效应的作用，可长期在宿主体内存活并产卵。血吸虫成虫能逃避宿主的免疫攻击，因而能在已建立免疫应答的宿主血管内存活和产卵，这种现象称免疫逃避。

二、绦虫

　　绦虫又称带虫，属于扁形动物门中的绦虫纲，营寄生生活。虫体背腹扁平，左右对称，长如带状，大多分节，无口和消化道，缺体腔；除极少数外，均是雌雄同体。成虫绝大多数寄生在脊椎动物的消化道中，靠头节上的固着器官吸附在肠壁上，幼虫寄生于组织中。生活史需 1 ~ 2 个中间宿主，人可作为绦虫的终末宿主或中间宿主。寄生人体的绦虫有 30 余种。

（一）链状带绦虫

　　链状带绦虫又称猪带绦虫、猪肉绦虫或有钩绦虫，广泛分布于世界各地。成虫寄生在人体的小肠内，引起猪带绦虫病及囊虫病，是我国主要的人体寄生虫之一。

　　1. 形态　成虫乳白色、带状，长 2 ~ 4m，由头节、颈节及链体三部分构成。头节近似球形，直径0.6～1mm。头节上有4个杯状吸盘，顶端有顶突，其上有25～50个小钩，头节具有顶突和小钩是该虫种的重要特性。链体上的节片数为700～1000片。

虫卵呈球形，直径31～43μm。卵壳很薄，易脱落。卵黄褐色，胚膜较厚，上有放射状条纹，最内层为薄而透明的幼虫膜，紧包着六钩蚴，六钩蚴呈球状，具有三对小钩。

猪囊尾蚴又名猪囊虫，为圆形或卵圆形的无色透明囊泡，如黄豆大小，内含清亮液体（图8－17）。

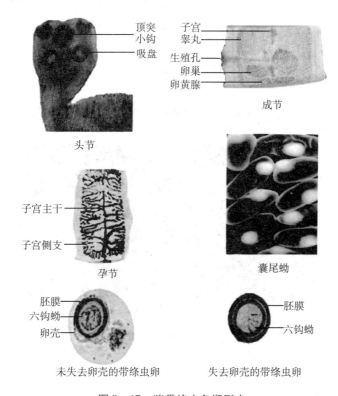

图8－17　猪带绦虫各期形态

2. 生活史　人是猪带绦虫唯一的终宿主。猪和野猪为此虫主要的中间宿主。

人因吃生的或未煮熟的含囊尾蚴的猪肉而被感染。囊尾蚴固着于十二指肠和空肠处，经2～3个月发育为成虫。虫体颈节不断地生长节片，而虫体后端的孕节常单独地或5～6节相连地从链体脱落，随粪便排出，被猪吞食后，虫卵在24～72小时后胚膜破裂，六钩蚴逸出，钻入小肠壁，经血循环或淋巴系统而到达宿主身体各处。

在寄生部位，虫体逐渐长大，中间细胞液化形成空腔，充满液体，约经10周后，猪囊尾蚴发育成熟（图8－18）。猪囊尾蚴在猪体寄生的部位以肌肉为最多，成熟的囊尾蚴呈椭圆形、乳白色、半透明。被囊尾蚴寄生的猪肉俗称"米猪肉"或"豆猪肉"（图8－19）。

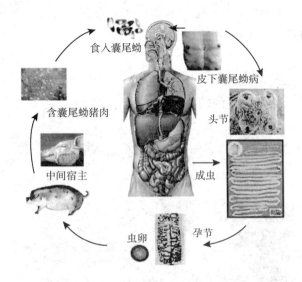

图 8-18 猪带绦虫生活史

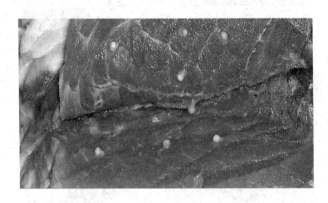

图 8-19 米猪肉

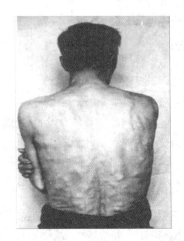

图 8-20 皮下及肌肉囊虫病

3. 致病性

（1）成虫 寄生于小肠内，引起黏膜损伤，损伤的黏膜可继发感染而引起肠炎，甚至腹膜炎。成虫大量吸取人体内的营养物质，引起营养失调。

（2）囊尾蚴 寄生于组织内，引起囊虫病，以脑、皮下组织和肌肉、眼为最常见（图 8-20）。

4. 防治原则 猪带绦虫病的流行主要是由于猪饲养不善、猪感染囊尾蚴和人食肉的习惯与方法不当。粪检虫卵，尤其是粪检孕节片是病原确诊的主要依据，囊虫病需严格检查有无皮下结节以确定诊断。各地防治猪带绦虫病的经验是要抓好"驱、管、检"的综合防治措施。

（1）驱 驱虫和杀虫治疗，以控制和消灭传染源。驱绦虫的药物较多，槟榔和南瓜子合剂疗法的效果良好。此外，阿的平、吡喹酮、甲苯咪唑、阿苯达唑等也有较好的驱虫效果。

（2）管 加强粪管和对猪的饲养管理，是切断传播途径的关键措施。

（3）检 严格执行肉类检疫制度，加强肉类检查，尤其要加强农贸市场上个体商贩出售的肉类的检验。

（二）肥胖带绦虫

肥胖带绦虫又称牛带绦虫、牛肉绦虫或无钩绦虫，在我国古籍中也被称作白虫或寸白虫。它的形态和发育过程与猪带绦虫相似，寄生在人体小肠，引起牛带绦虫病。

1. 形态

（1）成虫 乳白色，扁如带状，分节，长4~8m，最长可达25m。虫体前端较细，向后逐渐变宽，虫体肥厚，不透明。整个虫体由头节、颈节及链体三部分构成。头节略呈方形，其上有4个吸盘，但无顶突和小钩，这是牛带绦虫的重要特征。颈节内具有生发细胞，向后可长出链体部分，链体是虫体的主要部分，由1000~2000个节片组成。根据节片内生殖器官的发育成熟程度，将节片由前向后分为未成熟节片、成熟节片及妊娠节片三部分（图8-21）。

（2）成熟牛囊尾蚴 呈卵圆形，乳白色，半透明，囊内充满清亮的液体。囊壁外为皮层，内为间质层。间质层内有内陷的头节。头节上有4个吸盘，但无顶突和小钩。

（3）虫卵 呈球形，黄褐色，卵壳很薄，自孕节内散出后多已破裂而脱落。

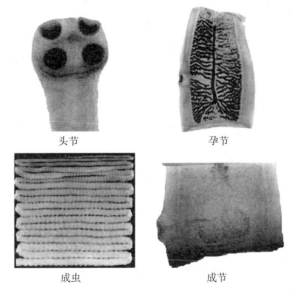

头节　　　　　　　　　　孕节

成虫　　　　　　　　　　成节

图8-21 牛带绦虫成虫

2. 生活史 人是牛带绦虫唯一的终宿主，其中间宿主主要是牛。

人因食入生的或未煮熟的含囊尾蚴的牛肉而受到感染。牛囊尾蚴在人体内固着于肠黏膜上，约经 3 个月发育为成虫。孕节多单独地从链体脱落，可自动地从肛门逸出，也可随宿主粪便排出。随着宿主粪便排出的孕节，其伸缩活动可使虫卵散出，污染草、水源、土壤等。成熟虫卵被中间宿主牛等食入，六钩蚴即从胚膜中逸出，破坏肠黏膜而钻入肠壁，随血液循环到达全身各处。

在寄生部位，虫体逐渐长大，中间细胞液化形成空腔、充满液体，约经 10 周后，牛囊尾蚴发育成熟，具有感染性。

3. 致病性　牛带绦虫广泛分布于世界各地，在多吃牛肉尤其是在有吃生的或不熟牛肉习惯的地区或民族中较为流行，在一般地区有散在感染。我国有 20 多个省存在散在分布的牛带绦虫患者。

人主要是通过进食生的或未煮熟的含牛囊尾蚴的牛肉而感染牛带绦虫。造成牛带绦虫病地方性流行的主要因素是：患者和带虫者粪便污染牧草和水源，以及居民食用牛肉的方法不当。回族居民食用牛肉的机会较多，故牛带绦虫病较多。此外，藏族、苗族、侗族居民有生食牛肉习惯，牛带绦虫病也较常见。

寄生于人体的牛带绦虫成虫多为 1 条。患者一般无明显症状，仅时有腹部不适、消化不良、腹泻或体重减轻等症状。偶然还可引致阑尾炎、肠腔阻塞等并发症。

4. 防治原则　对牛带绦虫病的诊断主要是询问病史及检获孕节。防治措施主要有以下几种。

（1）治疗患者和带虫者：在流行区，应进行普查普治，以消灭传染源。驱虫常用槟榔、南瓜子合剂疗法，吡喹酮、阿苯达唑、甲苯达唑、氯硝柳胺（灭绦灵）和二氯甲双酚等药物也有较好的疗效。

（2）注意牧场清洁：管理好人的粪便，避免其污染牧场水源而使牛受感染。

（3）加强卫生宣教：应注意饮食卫生，改变不卫生的饮食习惯，不吃生肉和不熟的肉。

（4）加强肉类检疫和加工。

三、线虫

请你想一想

为什么猪肉、牛肉都要检疫合格、盖章后才能在超市或老菜市场中出售？

线虫属于线形动物门的线虫纲，呈乳白或淡黄色，大小差别很大，长为 1 毫米至数米，是一类两侧对称的原体腔无脊椎软体动物，因虫体呈圆柱状而得名。目前已知的线虫约有 2 万种，是仅次于节肢动物的第二大类动物。大多营自生生活，广泛分布在水和土壤中。少数营寄生生活，寄生于人体并导致疾病的线虫约有 60 种，能导致严重疾患的线虫约有 10 余种，其中重要的有蛔虫、鞭虫、蛲虫、钩虫等肠道寄生线虫和丝虫、旋毛虫等组织内寄生线虫。

（一）似蚓蛔线虫

似蚓蛔线虫简称蛔虫，是人体消化道中最常见的寄生虫之一。成虫寄生在小肠，掠夺肠道营养，引起胆道蛔虫病、肠梗阻、肠穿孔等多种并发症。

1. 形态　成虫是寄生于人体肠道的线虫中体形最大者，虫体呈长圆柱形，头、尾两端略细，形似蚯蚓。活时呈粉红色或微黄色，死后呈黄白色，体表有纤细的横纹和两条明显的侧线。口孔位于虫体顶端，其周有三个呈"品"字形排列的唇瓣。雌虫长 20～35cm，个别虫体可达49cm，最宽处直径为 3～6mm。雄虫长 15～31cm，最宽处直径为 2～4mm，尾端向腹面卷曲（图 8－22）。

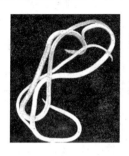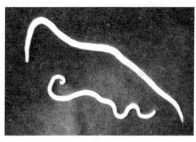

图 8－22　蛔虫成虫

自人体排出的蛔虫卵，有受精卵和非受精卵之分。受精卵呈宽椭圆形，大小为 $(45～75)\mu m×(35～50)\mu m$，卵壳外有一层凹凸不平的蛋白质膜。未受精的卵多呈长椭圆形，大小为 $(88～94)\mu m×(49～44)\mu m$（图 8－23）。

2. 生活史　成虫寄生于小肠，以肠内半消化的食物为营养。雌虫与雄虫交配后产卵，受精卵随粪便排出体外，在温暖、潮湿、氧气充足的外界环境（如土壤）中，约经 2 周，卵内细胞即可发育为第一期幼虫。1 周后，卵内幼虫第一次蜕皮，发育为感染期卵。食物或瓜菜被感染期卵污染，经口被人吞食后进入小肠，卵内幼虫分泌含有蛋白酶、壳质酶及酯酶的孵化液作用于卵壳使其被消化，幼虫通过机械活孵出并钻入肠壁，进入静脉，并经门脉系统到肝脏，再经右心到肺；亦可侵入肠壁淋巴

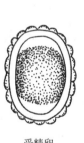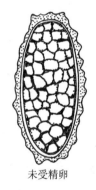

受精卵　　　　未受精卵

图 8－23　蛔虫受精卵和非受精卵

管，经胸导管入肺，幼虫穿过肺泡毛细血管进入肺泡，经二次蜕皮后，沿支气管移行至咽，被宿主吞咽入食管，经胃到小肠，第四次蜕皮后，发育为成虫（图 8－24）。

3. 致病性　蛔虫的分布呈世界性，尤以温暖、潮湿和卫生条件差的地区人群感染普遍。人群感染的特点是农村高于城市，儿童高于成人，农村地区学龄前和低龄儿童的感染尤为明显。蛔虫致病主要表现为幼虫在体内移行造成的组织损伤和成虫引起的并发症。人体感染后，症状的有无及轻重，取决于感染虫数的多少和机体的功能状态。

（1）幼虫致病　幼虫在肺部移行过程中，穿过肺泡，造成组织损伤，引起嗜酸性粒细胞及其他炎症细胞的浸润（图 8－25）。幼虫各阶段的蜕皮液及代谢产物会引起宿主局部和全身的变态反应。临床症状表现为咳嗽、咳黏液痰或血痰、哮喘，感染重时可发展为蛔虫性肺炎。

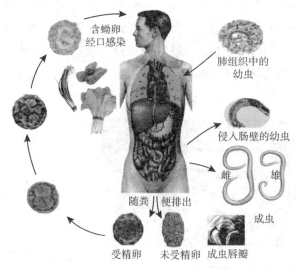

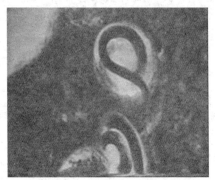

图 8 - 24 蛔虫生活史 　　　　　　　　　图 8 - 25　蛔虫幼虫在肺内移行

（2）成虫致病　成虫期为主要的致病阶段，成虫在小肠内以半消化的食物为营养，同时损伤肠黏膜，可导致消化和吸收障碍（图 8 - 26）。感染中的儿童可有发育不良，甚至发育障碍。蛔虫病的某些症状，如荨麻疹、血管神经性水肿、结膜炎等，与接触或吸入蛔虫过敏原引起 IgE 介导的变态反应有关。在某些因素的刺激下，如体温升高、胃肠病变、食用辛辣食物及不适当的驱虫治疗等，常使虫体的活动性加强，钻入肠壁的各种管道，如钻入胆道引起胆道蛔虫，也可因肠道病变引起肠穿孔，虫体多时可扭结成团，导致肠梗阻（图 8 - 27）。

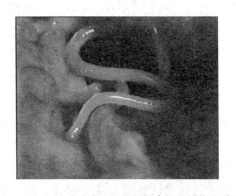

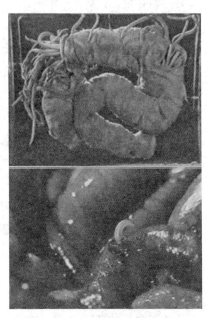

图 8 - 26　蛔虫成虫在小肠中摄取食物及损伤肠黏膜 　　　　　图 8 - 27　蛔虫性肠梗阻

4. 防治原则 在防治上应该采取综合措施。加强卫生宣传教育的重点在儿童，应引导其注意饮食卫生、个人卫生和环境卫生，养成良好的卫生习惯；治疗患者和带虫者，控制传染源。临床上主要依靠病原学检查，从患者粪便中检出虫卵即可确诊。目前常用的驱虫药物有阿苯达唑、甲苯达唑、左旋咪唑和枸橼酸哌嗪（驱蛔灵）等，驱虫效果较好，且副作用少。蛔虫引起的并发症主要靠手术治疗。

（二）毛首鞭形线虫

毛首鞭形线虫简称鞭虫，是人体常见的肠道寄生线虫之一。成虫以头端插入肠壁的方式寄生于人体盲肠，可致肠壁慢性炎症、贫血，严重感染者可导致直肠脱垂。

1. 形态

（1）成虫 呈淡灰色，外形似马鞭。前段细长，有口腔及咽管；后段粗大，内有肠管及生殖器官等。雌虫长 35～50mm，尾端钝圆，阴门位于虫体粗大部前方的腹面。雄虫长 30～45mm，尾端向腹面呈环状卷曲，有交合刺 1 根，可自鞘内伸出，鞘表面有小刺（图 8-28）。

（2）虫卵 棕黄色，纺锤形，大小为（50～54）μm×（22～23）μm，卵壳较厚，虫卵两端各具一透明塞状突起，称盖塞（图 8-29）。

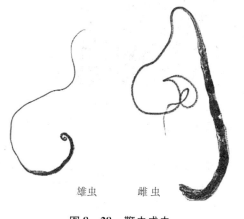

雄虫 　 雌虫

图 8-28　鞭虫成虫

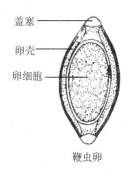

盖塞
卵壳
卵细胞

鞭虫卵

图 8-29　鞭虫卵

2. 生活史 成虫主要寄生于盲肠，以组织液和血液为食。虫卵随宿主粪便排出体外，经 3～5 周即可发育为感染期卵。感染期卵随被污染的食物、饮水、蔬菜等经口进入人体小肠，并孵出幼虫。幼虫侵入局部肠黏膜，摄取营养，继续发育。经 10 天左右重新回到肠腔，再移行至盲肠，以其前端钻入肠壁，后端裸露于肠腔而寄生，以血液及肠黏膜为食发育为成虫。雌虫每天产卵 1000～7000 个。从食入虫卵到成虫发育产卵，需 1～3 个月。鞭虫在人体内一般可存活 3～5 年（图 8-30）。

3. 致病性 鞭虫广泛分布于热带及温带地区，尤其是温暖、潮湿的环境。人对鞭虫感染无抵抗力，是唯一传染源。由于虫体的机械性损伤和分泌物的刺激作用，可致肠壁黏膜组织出现充血、水肿、出血等慢性炎症反应。一般轻度感染无明显症状。重度感染常出现阵发性腹痛、慢性腹泻、便中带血、消瘦，伴有食欲减退、头晕等症状。严重的慢性感染可致直肠脱垂（图8-31）。

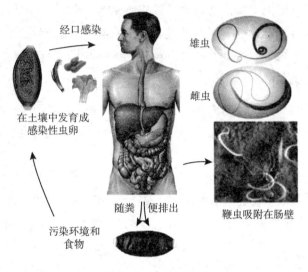

经口感染

在土壤中发育成
感染性虫卵

雄虫

雌虫

污染环境和
食物

随粪　便排出

鞭虫吸附在肠壁

图8-30　鞭虫生活史

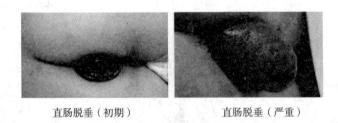

直肠脱垂（初期）　　　　直肠脱垂（严重）

图8-31　鞭虫感染致直肠脱垂

4. 防治原则　诊断以检获虫卵为依据，定量透明法效果极佳。因鞭虫卵较小，容易漏检，需反复检查，以提高检出率。防治原则基本与蛔虫相似，对患者和带虫者应重视驱虫，常见的药物有甲苯达唑、阿苯达唑。

（三）蠕形住肠线虫

蠕形住肠线虫又称蛲虫，呈世界性分布，儿童感染率高于成人，可引起蛲虫病。

1. 形态

（1）成虫　细小，乳白色。头端角皮膨大形成头翼，其上有横纹。口孔下接咽管，咽管末端膨大称为咽管球。雄虫大小为（2~5）mm×（0.1~0.2）mm，尾向腹面卷曲，有一根交合刺。雌虫虫体中部较粗，两端较细。雌虫大小为（8~13）mm×（0.3~0.5）mm，生殖系统呈双管型，阴门开口于虫体腹面前、中1/3交界处，肛门位于虫体腹面中、后1/3交界处（图8-32）。

（2）虫卵　呈柿核状，大小为（50~60）μm×（20~30）μm，卵壳无色透明，有两层壳质，一侧扁平，一侧隆起（图8-33）。

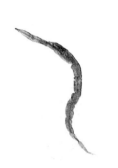

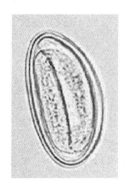

图 8 – 32　蛲虫雌虫成虫　　　　　图 8 – 33　蛲虫虫卵

2. 生活史　成虫通常寄生于人体的盲肠、阑尾、结肠及回肠下段（图 8 – 34）。虫体可游离于肠腔，或借助头翼、唇瓣和食管球的收缩而附着在肠黏膜上，以肠腔内容物、组织液或血液为食。雌、雄虫交配后，雄虫多很快死亡排出。成熟的雌虫子宫内充满虫卵，在肠腔内向下段移行。人体熟睡时，肛门括约肌较松弛，部分雌虫可从肛门爬出，受温度及湿度改变和空气的刺激，开始大量排卵，一条雌虫子宫内含卵 5000 ~ 17000 个。

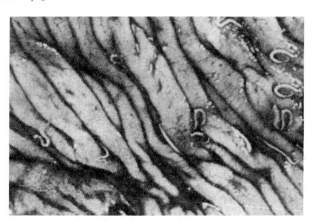

图 8 – 34　蛲虫寄生在肠壁

虫卵在肛门附近很快发育，约经 6 小时，卵壳内幼虫发育成熟，并蜕皮 1 次，即为感染期卵。产卵活动引起肛周皮肤发痒，当患儿用手瘙痒时，虫卵污染手指，再经口食入而形成自身感染。被吞食的虫卵在十二指肠内孵化，幼虫沿小肠下行，途中蜕皮两次，至结肠再蜕皮 1 次后发育为成虫。自吞入感染期卵至虫体发育成熟，需 2 ~ 6 周，一般为 4 周。雌虫寿命为 2 ~ 4 周（图 8 – 35）。

3. 致病性　蛲虫感染一般存在城市高于农村、儿童高于成人的特点，各年龄段人群均可感染，以 5 ~ 7 岁幼童感染率最高。人体蛲虫感染可因感染程度以及个体差异而出现不同的临床表现。雌虫产卵活动引起肛门、会阴部的瘙痒及炎症是蛲虫病的主要症状。患者常有烦躁不安、易怒、夜惊、失眠、食欲减退及夜间磨牙等症状。虫体附着于肠壁引起肠黏膜损伤，可有轻微的消化道功能紊乱。蛲虫病除上述症状外，因蛲虫异位寄生可形成以虫体或虫卵为中心的肉芽肿病变，造成严重损害。

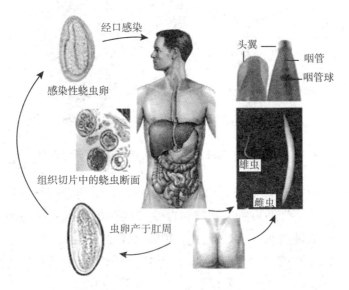

经口感染

感染性蛲虫卵

组织切片中的蛲虫断面

虫卵产于肛周

头翼 —— 咽管
咽管球

雄虫

雌虫

图 8 - 35　蛲虫生活史

4. 防治原则

（1）预防　患者或带虫者通过肛门—手—口直接对患者感染和人群间接接触感染，患者和带虫者是唯一传染源。根据此病的流行特点，在对患者采用驱虫治疗的同时，应防止相互感染和自身反复感染。讲究公共卫生、家庭卫生和个人卫生，教育儿童养成不吸吮手指、勤剪指甲、饭前便后洗手的习惯，定期烫洗被褥和清洗玩具，可用0.05%碘液处理玩具，1小时后虫卵可被全部杀死。

（2）治疗　因蛲虫一般不在人体肠道内产卵，所以粪便检查虫卵阳性率极低。常用透明胶纸法或棉签拭子法，于清晨解便前检查肛周。常用的治疗药物有阿苯达唑和甲苯达唑，噻嘧啶也有一定疗效，若将几种药物合用，驱除蛲虫的效果更好，并可减少副作用。甲苯达唑与噻乙哟啶或噻嘧啶与甲达咪唑一次服用，治愈率可达98%左右。

（四）十二指肠钩口线虫和美洲板口线虫

钩虫是钩口科线虫的统称，包括17属100种，是一种经皮肤主动钻入人体，依靠钩齿咬附肠壁吸血的土源性肠道线虫。发达的口囊是其形态特征，所致疾病以慢性贫血为主要症状。寄生于人体的钩虫主要有十二指肠钩口线虫（十二指肠钩虫）和美洲板口线虫（美洲钩虫）两种。钩虫呈世界性分布，尤其在热带及亚热带地区。在我国，以淮河及黄河一线以南的广大农村地区为主要流行区，南方高于北方，农村高于城市，北方以十二指肠钩虫感染为主，南方以美洲钩虫为主。在寄生于人体消化道的线虫中，钩虫的危害性最严重，据估计，目前全世界钩虫感染人数达9亿左右。钩虫病曾被称为我国五大寄生虫病之一，目前仍严重危害人民健康，是我国重点控制的寄生虫病之一。

1. 形态

（1）成虫　体长约1cm，半透明，肉红色，死后呈灰白色（图8-36）。虫体前端较细，顶端有一发达的口囊。口囊的上缘为腹面、下缘为背面。十二指肠钩虫的口囊呈扁卵圆形，其腹侧缘有钩齿2对。美洲钩虫的口囊呈椭圆形。其腹侧缘有板齿1对，背侧缘则有1个呈圆锥状的尖齿（图8-37）。钩虫的咽管长度约为体长的1/6，其后端略膨大，咽管壁肌肉发达。虫体前端有三种单细胞腺体，即头腺1对、咽腺3个、排泄腺1对。

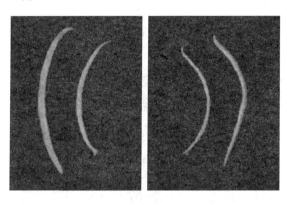

图8-36　钩虫成虫

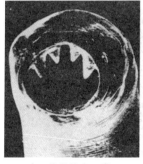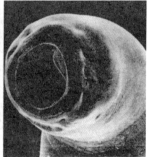

十二指肠钩虫口囊　　　　　美洲钩虫口囊

图8-37　两种钩虫的口囊

（2）幼虫　通称钩蚴，分为杆状蚴和丝状蚴两个阶段。杆状蚴体壁透明，前端钝圆，后端尖细。口腔细长，有口孔，咽管前段较粗，中段细，后段则膨大呈球状。

（3）虫卵　呈椭圆形，壳薄，无色透明，大小为（56~76）μm×（36~40）μm。随粪便排出时，卵壳内细胞多为2~4个，卵壳与细胞间有明显的空隙（图8-38）。

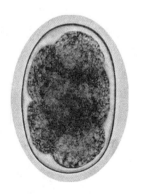

2. 生活史　两种钩虫的生活史基本相同。成虫寄生于人体小肠上段，虫卵随粪便排出体外，经24小时孵出第一期杆状蚴，于48小时内蜕皮一次，发育为第二期杆状蚴。经5~6

图8-38　钩虫虫卵

天后，再蜕皮一次，发育为丝状蚴。

　　感染期的丝状蚴具有明显的向温性，人下地劳动时接触虫体，受体温刺激，活力增强，同时咽腺分泌胶原酶破坏皮肤组织，使其经毛囊、汗腺或皮肤钻入人体，并进入皮下小静脉和淋巴管，随血流经右心至肺，穿出肺毛细血管到达肺泡。然后幼虫随小支气管及支气管上皮细胞纤毛运动上行至咽，随吞咽进入食道、胃并到达小肠。在小肠内，蜕皮 2 次逐渐发育为成虫，并以钩齿或板齿咬附于肠壁，以血液、组织液、肠黏膜为食（图 8 - 39）。

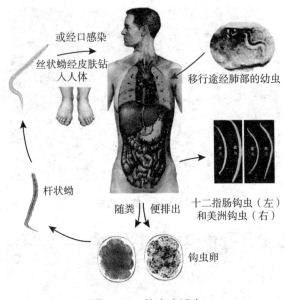

图 8 - 39　钩虫生活史

　　3. 致病性　钩虫病患者和带虫者是钩虫病的传染源。两种钩虫致病相似，但十二指肠钩虫较美洲钩虫对人体危害更大。

　　钩虫丝状蚴钻入皮肤，数分钟至数十分钟，局部皮肤可有针刺感、烧灼感和奇痒感，很快出现充血斑、丘疹，1 ~ 2 天内出现红肿及水疱，内含浅黄色液体，若继发细菌感染可形成脓包，最后结痂、脱皮自愈，此即钩蚴性皮炎，俗称" 粪毒"，多发生于与泥土接触的足趾、手指间等皮肤薄嫩处（图 8 - 40）。当幼虫在体内移行穿过肺泡壁进入肺泡时，可引起局部出血及炎症病变。患者可有呼吸道症状，如胸痛、咳嗽、哮喘、咯血，伴有畏寒、发热等全身症状。

　　钩虫对人最主要的危害是导致贫血。钩虫成虫咬附肠壁，吸血为食，造成血液丢失，咬附部位伤口血液不断渗出，加之虫体频繁更换吸血部位，造成更多的伤口渗血（图 8 - 41）。患者出现皮肤蜡黄、黏膜苍白、眩晕、乏力，重者可有心慌、气短、肢体及面部浮肿等表现。成虫咬附于肠黏膜还可引起肠壁散在出血点及小溃疡。患者表现为腹痛、恶心、呕吐、腹泻等症状。部分重症患者可出现柏油样黑便或血便。少数患者表现为喜食生米、生豆、茶叶、瓦片及碎布等异常表现，称为异嗜症。

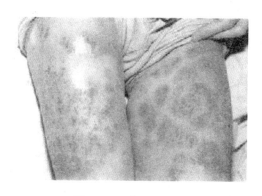

图 8 – 40　钩蚴性皮炎

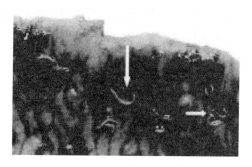

图 8 – 41　钩虫咬附于肠壁

4. 防治原则　粪检虫卵或孵出钩蚴即可确诊，常用的方法有直接涂片法、饱和盐水浮聚法、改良加藤法和钩蚴培养法。对钩虫病的防治要采用综合性措施，具体如下。

（1）治疗患者和带虫者　这是预防钩虫病传播的重要环节，一般宜选冬、春季节。常用驱虫药物有甲苯达唑、噻苯达唑等，既可杀灭成虫，也对虫卵和幼虫有抑制或杀灭作用。治疗钩蚴性皮炎，可用噻苯咪唑配制成 15% 软膏用于局部涂敷，同时辅以透热疗法，效果更佳

（2）加强粪便管理及无害化处理　这是切断钩虫传播途径的重要措施，方法同蛔虫。

（3）加强个人防护、防止感染　下地耕作时要穿鞋，手、足皮肤涂防护剂。

你知道吗

寄生于人体的丝虫有 8 种，我国仅有班氏吴策线虫（简称班氏丝虫）和马来布鲁线虫（简称马来丝虫）两种，其成虫寄生于宿主淋巴系统，引起丝虫病。丝虫病曾是我国五大寄生虫病之一，1994 年我国已基本消灭丝虫病。

任务三　认识医学节肢动物

岗位情景模拟

PPT

情景描述　某男性患者，在一个夏天的晚上被某个小动物咬伤后，出现长期不规则红色疹子，又痒又痛，皮肤出现溃烂等现象。

问题　1. 该男性可能被什么小动物咬伤了？

2. 咬伤后的患者还会出现什么状况？

3. 如何治疗被这种动物咬伤的患者？

节肢动物是动物界中种类最多的一门动物，现存约 120 万种。除自生生活外，也有少数寄生种类。节肢动物两侧对称，异律分节，身体分为头、胸、腹三部分，附肢

分节，体表被几丁质外骨骼，有蜕皮现象，混合体腔，开管式循环系统，链状神经系统，呼吸器官和排泄器官多样，横纹肌连成束。

医学节肢动物是指与医学有关即危害人畜健康的节肢动物，通过骚扰、吸血、螯刺、寄生等方式损害人体，还可携带病原体，传播多种疾病。本任务中主要介绍蛛形纲和昆虫纲中常见的部分体外寄生虫。

一、蛛形纲

蛛形纲的特征是躯体分头胸部及腹部或头胸腹愈合为一体，无触角，无翅，成虫有4对足。

（一）蜱

蜱是许多种脊椎动物体表的暂时性寄生虫，是一些人畜共患病的传播媒介和贮存宿主。全世界已发现的蜱约有800余种，我国已记录的约110种。

1. 形态 成虫虫体呈椭圆形，分颚体和躯体两部分。未吸血时，腹背扁平，背面稍隆起，体长2~10mm（图8-42）；饱血后，胀大如赤豆或蓖麻子状，可长达30mm（图8-43）。表皮革质，背面或具壳质化盾板。成虫在躯体背面有壳质化较强的盾板的称为硬蜱，无盾板者称为软蜱。

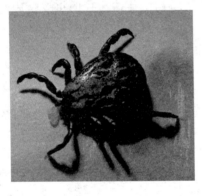

图8-42　蜱

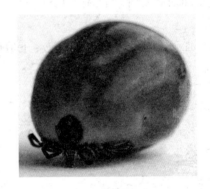

图8-43　吸血后胀大的蜱

2. 生活史 蜱的发育过程分卵、幼虫、若虫和成虫四个时期。成虫吸血后交配落地，爬行在草根、树根、畜舍等处，在表层缝隙中产卵。产卵后雌蜱即干死，雄蜱一生可交配数次。卵呈球形或椭圆形，大小为0.5~1mm，淡黄色至褐色，常堆集成团。在适宜条件下，卵可在2~4周内孵出幼虫。幼虫形似若虫，但体小，有3对足，幼虫经1~4周蜕皮为若虫。硬蜱若虫只一期，软蜱若虫经过1~6期不等，再到宿主身上吸血，落地后再经1~4周蜕皮而为成虫。硬蜱完成一代生活史所需时间为2个月至3年不等；多数软蜱需半年至两年。硬蜱寿命为一个月至数十个月不等；软蜱的成虫由于多次吸血和多次产卵，一般可活五六年至数十年。

3. 致病性 蜱的幼虫、若虫、雌雄成虫都吸血。蜱在叮刺吸血时多无痛感，但可造成局部充血、水肿、急性炎症反应，还可引起继发性感染。同时，蜱是多种细菌和病毒的传染媒介，可能经蜱传染的疾病有莱姆病、Q 热、森林脑炎、新疆出血热、蜱媒回归热等 81 种病毒性疾病和鼠疫、布鲁氏菌病、野兔热等 31 种细菌性疾病。

4. 防治原则　硬蜱多生活在森林、灌木丛、开阔的牧场、草原、山地的泥土中。软蜱多栖息于家畜的圈舍、野生动物的洞穴、鸟巢及人房的缝隙中。因此，草原地带可采用牧场轮换和牧场隔离的办法灭蜱。结合垦荒，清除灌木杂草，清理禽畜圈舍，堵洞嵌缝，以防蜱类滋生。在蜱类栖息及越冬场所，可喷洒敌敌畏、马拉硫磷、杀螟硫磷等。林区用六六六烟雾剂收效良好，牲畜可定期药浴杀蜱。个人进入有蜱地区，要穿五紧服、长袜长靴，戴防护帽。外露部位要涂布驱避剂，离开时应相互检查，勿将蜱带出疫区。

（二）疥螨

疥螨寄生于人和哺乳动物的皮肤表皮层内，是一种永久性寄生螨类，能引起一种有剧烈瘙痒的顽固性皮肤病，即疥疮。寄生于人体的疥螨为人疥螨。

1. 形态　成虫体近圆形或椭圆形，背面隆起，乳白或浅黄色。雌螨大小为（0.3 ~ 0.5）mm ×（0.25 ~ 0.4）mm；雄螨为（0.2 ~ 0.3）mm ×（0.15 ~ 0.2）mm。颚体短小，位于前端。螯肢如钳状，尖端有小齿，适于啮食宿主皮肤的角质层组织。躯体背面有横行的波状横纹和成列的鳞片状皮棘，躯体后半部有几对杆状刚毛和长鬃。腹面光滑，仅有少数刚毛和 4 对足（图 8 – 44）。

2. 生活史　疥螨的生活史分为卵、幼虫、前若虫、后若虫和成虫五个时期。疥螨常寄生于人体皮肤表皮角质层，以角质组织和淋巴液为食物，并以其螯肢和前跗爪在皮下开凿一条与体表平行而迂曲的隧道，雌虫就在隧道内产卵。卵经 3 ~ 5 天孵化为幼虫，仍生活在隧道中，经 3 ~ 4 天蜕皮为前若虫。若虫似成虫，约经 2 天后蜕皮成后若虫。雌性后若虫产卵孔尚未发育完全，但已可交配。后若虫再经 3 ~ 4 天蜕皮而为成虫。完成一代生活史需 8 ~ 17 天。

疥螨一般是晚间在人体皮肤表面交配，是雄性成虫和雌性后若虫进行交配。雄虫大多在交配后不久即死亡；雌性后若虫在交配后 20 ~ 30 分钟内钻入

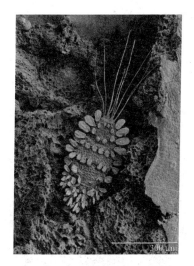

图 8 – 44　电镜下的螨虫

宿主皮内，蜕皮为雌性成虫，2 ~ 3 天后即在隧道内产卵。雌螨寿命为 5 ~ 6 周，每日可产 2 ~ 4 个卵，一生共可产卵 40 ~ 50 个。

3. 致病性　疥疮分布广泛，遍及世界各地。疥螨主要在皮肤柔软、嫩薄的地方活动，如指间、腕屈侧、肘窝、腋窝前后、腹股沟等处，寄生部位的皮损为小丘疹、小疱及隧道，多为对称分布。疥疮丘疹为淡红色、针头大小、可稀疏分布，中间皮肤正常；亦可密集成群，但不融合。剧烈瘙痒是疥疮最突出的症状，引起发痒的原因是雌

螨挖掘隧道时的机械性刺激及代谢产物引起的过敏反应。白天瘙痒较轻，夜晚加剧，睡后更甚。由于剧痒、搔抓，可引起继发性感染，发生脓疱、毛囊炎或疖肿。

4. 防治原则 预防工作主要是加强卫生宣教，注意个人卫生，避免与患者接触和使用患者的衣被。用消毒针尖挑破隧道的尽端，或用解剖镜直接检查皮损部位，发现有隧道和其盲端的疥螨轮廓，取出疥螨即可确诊。发现患者应及时治疗，患者的衣服需煮沸烫洗或经蒸汽消毒处理。治疗疥疮的常用药物有 10% 硫磺软膏、10% 苯甲酸苄酯搽剂、1% DDT 霜剂、1% 丙体 666 霜剂、复方美曲磷脂（敌百虫）霜剂、10% 优力肤霜及伊维菌素等。治疗前，均需用热水洗净患部，待干后用药涂搽，每晚一次，效果较好。治疗后，观察 1 周左右，如无新皮损出现，方能认为痊愈。

二、昆虫纲

昆虫纲是动物界种类最多（75 万种以上）、数量最大的一个纲，与人类经济和健康有极密切的关系，是医学节肢动物中最重要的一个组成部分。昆虫纲的主要特征是成虫体分头、胸、腹三部分，头部有 1 对触角，胸部有 3 对足。

（一）蚤

蚤是哺乳动物和鸟类的体外寄生虫，无翅，足长，其基节特别发达，善于跳跃，俗称跳蚤。全世界共记录蚤 2000 多种，我国已知有 454 种，其中仅少数种类与传播人畜共患病有关。

1. 形态 雌蚤长 3mm 左右，雄蚤稍短，体棕黄至深褐色。全身多刚劲的刺，称为鬃。头部略呈三角形，胸部分成 3 节，每节均由背板、腹板各 1 块及侧板 2 块构成，无翅，3 对足长而发达，尤以基节特别宽大，腹部由 10 节组成（图 8 - 45）。

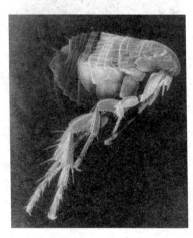

图 8 - 45 蚤

2. 生活史 蚤的生活史为全变态，包括卵、幼虫、蛹和成虫四个时期。卵椭圆形，长 0.4～1.0mm，在适宜的温、湿条件下，经 5 天左右即可孵出幼虫。幼虫形似蛆而小，活泼，爬行敏捷，在适宜条件下，经 2～3 周发育，蜕皮 2 次即变为成熟幼虫。成熟幼虫吐丝作茧，在茧内进行第三次蜕皮，然后化蛹。发育的蛹已具成虫雏形，头、胸、腹及足均已形成，并逐渐变为淡棕色。蛹期一般为 1～2 周，有时可长达 1 年，其长短取决于温度与湿度是否适宜。茧内的蛹羽化时需要外界的刺激，如空气的震动、动物走近的扰动和接触压力以及温度的升高等，都可诱使成虫破茧而出。成虫羽化后可立即交配，然后开始吸血，并在一两天后产卵。雌蚤一生可产卵数百个。蚤的寿命为 1～2 年。

3. 致病性 蚤是鼠疫、鼠型斑疹伤寒（地方性斑疹伤寒）的重要传播媒介。蚤两性都吸血，通常一天需吸血数次，每次吸血 2～3 分钟。当蚤吸食病鼠血后，再回到人体吸血时，会将携带的病原菌回流到人体内，致使人体感染。

4. 防治原则　清扫室内暗角，清除孳生地，宜结合灭鼠、防鼠进行，并用各种杀虫剂如美曲磷脂（敌百虫）、敌敌畏等杀灭残留的成蚤及其幼虫。同时，注意对狗、猫等家畜的管理，如定期用药液给狗、猫洗澡。在鼠疫流行时，应采取紧急灭蚤措施并加强个人防护。

（二）虱

虱是鸟类和哺乳动物的体外永久性寄生昆虫，它的发育各期都不离开宿主。寄生于人体的虱有两种，即人虱和耻阴虱。一般认为人虱又分为两个亚种，即人头虱和人体虱。

1. 形态　虱呈灰白色。人虱体狭长，雌虱可达 4.4mm；耻阴虱体形宽短似蟹，雌虱体长为 1.5 ~ 2.0mm，雄虫稍小。头部呈菱形，触角约与头等长，分 5 节。有刺吸式口器，平时把口针缩进咽部，仅露出吸喙，吸血时以吸喙固着皮肤，口针刺入吸血。胸部 3 节融合，有 1 对胸气门，无翅及翅痕，足末端具有特殊的攫握器，能紧握宿主的毛发或内衣的纤维而不致脱落。腹部 8 节，上有气门（图 8 – 46）。

2. 生活史与习性　人虱和耻阴虱都寄生于人体。人头虱寄生在人头上长有头发的部分，产卵于发根，以耳后较多。人体虱主要生活在贴身衣裤上，以衣缝、皱褶、衣领和裤腰等处较多，产卵于衣裤的织物纤维上。耻阴虱寄生在体毛较粗、较稀之处，主要在阴部及肛门周围的毛上，其他部位以睫毛较多见，产卵于毛的基部。

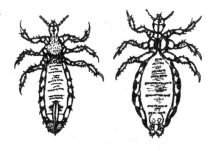

图 8 – 46　人虱

虱为渐变态，生活史中有卵、若虫和成虫三期。人虱产卵量可达 300 枚，耻阴虱约为 30 枚。卵椭圆形，约 0.8mm × 0.3mm，白色，俗称虮子。若虫从卵盖处孵出，与成虫外形相似，只是体型较小，经 3 次蜕皮长为成虫。在最适的温度（29 ~ 32℃）、湿度（76%）下，人虱由卵发育到成虫需 23 ~ 30 天，耻阴虱需 34 ~ 41 天。雌性人虱寿命为 30 ~ 60 天，耻阴虱寿命不到 30 天；雄虱的寿命较短。

若虫和雌雄成虫都嗜吸人血。虱不耐饥饿，若虫每日至少需吸血 1 次，成虫则需数次，常边吸血边排粪。虱对温度和湿度都极其敏感，既怕热怕湿，又怕冷。由于正常人体表的温、湿度正是虱的最适温湿度，虱一般情况下不会离开人体。当宿主体温升高、变冷，虱即爬离原来的宿主。以上习性对于虱的散布和传播疾病都有重要作用。

3. 致病性　虱在吸吮人血时，可排出有毒的唾液。其叮刺和毒液均可引起局部皮肤组织发生炎症反应及产生瘙痒，出现红疹、丘疹、血痂或青斑。虱还是流行性斑疹伤寒、虱传回归热和战壕热的重要传播媒介。

4. 防治原则　预防须注意个人卫生，勤更衣、勤洗澡、勤换洗被褥和勤洗发等，以防生虱。灭虱方法很多，分为物理方法和药物两类。对衣物最简便的方法是蒸煮、干热、熨烫等，不耐高温的衣物可用冷冻法。药物灭虱可使用敌敌畏乳剂、倍硫磷粉剂或水剂喷洒、浸泡。对人头虱和耻阴虱可将毛发剪去，再加用药物，如使用灭虱灵、2‰二氯苯醚菊酯或0.01%氯菊酯醇剂或洗剂清洗涂擦，也可用50%百部酊涂擦以杀灭耻阴虱。

（三）臭虫

臭虫俗称壁虱，生长繁殖在人居室、床榻。嗜吸人血的臭虫有2种，即温带臭虫和热带臭虫。两者形态和生活史均相似。前者分布广泛，后者仅分布在热带和亚热带。

1. 形态 成虫背腹扁平，卵圆形，红褐色，大小为（4~5）mm×3mm，遍体生有短毛。头部两侧有1对突出的复眼。触角1对，分4节，能弯曲。喙较粗，内含刺吸式口器，不吸血时向后弯折，吸血时向前伸与体约成直角。前胸背板中部隆起，前缘有不同程度的凹陷，头部即嵌在凹陷内，侧缘弧形，后缘向内微凹。中胸小，其背板呈倒三角形，后部附着1对较大的椭圆形翅基。后胸背面大部分被翅基遮盖。足3对，在中、后足基节间有新月形的臭腺孔。雄虫腹部后端窄而尖，雌虫腹部后端钝圆（图8-47）。

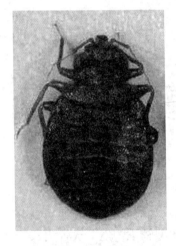

图8-47 臭虫

2. 生活史与习性 臭虫生活在人居室及床榻的各种缝隙中，白天藏匿，夜晚活动吸血，行动敏捷，不易捕捉。其发育为渐变态，生活史有卵、若虫和成虫三个时期，若虫和成虫都嗜吸人血。雌虫饱血后产卵，每次产卵数个，一生可产卵75~200个，最多达540个。卵白色，长圆形，大小为（0.8~1.3）mm×（0.4~0.6）mm，卵壳上有网状纹，常黏附在成虫活动和隐匿处，如床板、蚊帐、家具、墙壁、地板和天花板的缝隙里，在18~25℃条件下经1周即可孵出若虫。若虫与成虫外形相似，只是体小而色白。若虫分5龄，末次蜕皮后翅基出现，变为成虫。整个生活史需6~8周。在温暖地区适宜条件下，臭虫每年可繁殖六七代，成虫寿命可达9~18个月。

臭虫有群居习性，在隐匿处常可见许多臭虫聚集。吸血时，通常停留在紧靠人体皮肤的衣被或家具上，成虫每次饱血需10~15分钟；若虫需6~9分钟。成虫耐饥饿力很强，一般可耐饥6、7个月，甚至可长达1年，若虫耐饥力不如成虫。在饥饿时，臭虫白天亦可吸血，或者吸鼠类、蝙蝠或家畜的血。因此，在长期无人居住的房屋里仍可有臭虫生存。

3. 致病性 臭虫吸血，由于叮刺时将唾液注入人体，常引起皮肤发痒，皮肤敏感性较高的人被叮咬后有明显的刺激反应，伤口常出现红肿、奇痒，使人不能安眠，搔破后往往引起细菌感染。臭虫长期被疑为有传播疾病的可能，但至今尚未能证实自然条件下臭虫能够传播疾病。

4. 防治原则 搞好居室卫生，堵塞家具、墙壁、地板的缝隙。杀灭臭虫最简单的方法是用开水烫杀，也可使用各种杀虫剂。

PPT

任务四 认识常用抗寄生虫药物

寄生虫种类繁多，本任务中主要介绍抗疟疾、抗阿米巴病、抗滴虫病、抗血吸虫病、抗丝虫病、抗肠蠕虫病等常见寄生虫病的药物。

一、抗疟药

疟疾是由按蚊叮咬传播的疟原虫所引起的寄生虫性传染病。临床上以间歇性寒战、高热，继之大汗后缓解为特点。间日疟、卵形疟常出现复发，恶性疟可引起凶险发作。抗疟药是防治疟疾的重要手段。现有抗疟药中，尚无一种能对疟原虫生活史的各个环节都有杀灭作用。因此，必须了解各种抗疟药对疟原虫生活史的不同环节的作用，以便根据不同目的正确选择药物。

（一）疟原虫生活史及抗疟药的作用环节

1. 人体内无性生殖阶段

（1）速发型红细胞外期　子孢子侵入肝细胞发育、裂体增殖，为疟疾的潜伏期，无症状。乙胺嘧啶作用于此期，可起病因性预防作用。

（2）红细胞内期　裂殖子侵入红细胞发育并破坏红细胞，释放出大量的裂殖子、代谢产物及红细胞破坏产生的变性蛋白，导致寒战高热。氯喹、奎宁、青蒿素等对此期疟原虫有杀灭作用，可控制症状发作。

（3）迟发型红细胞外期　间日疟才有此期，裂殖子长期在肝细胞内存活，为疟疾复发的根源。伯氨喹能杀灭此期原虫，对间日疟有根治作用。

2. 雌按蚊体内的有性生殖阶段　雌雄配子体在蚊体内形成合子，发育成子孢子，移行至唾液腺，为疟疾流行传播的根源。乙胺嘧啶能抑制雌雄配子体在蚊体内发育，有控制疟疾传播和流行的作用。

（二）常用抗疟药

1. 氯喹　对各种疟原虫的红细胞内期裂殖体均有较强的杀灭作用，能迅速有效地控制疟疾的临床发作，具有起效快、疗效高、作用持久的特点，是杀灭红细胞内期疟原虫、控制症状的首选药。此外，氯喹还有抗肠外阿米巴病和免疫抑制作用，可用于治疗阿米巴肝脓肿、类风湿关节炎等。大剂量应用氯喹可导致视网膜病变。

2. 奎宁　是从金鸡纳树皮中提得的一种生物碱，对各种疟原虫的红细胞内期裂殖体均有杀灭作用，能有效控制临床症状。抗疟作用似氯喹，但在疟原虫中的浓集不及氯喹。由于氯喹耐药性的出现和蔓延，奎宁成为治疗恶性疟的主要化学药物。过量应用可出现金鸡纳反应，表现为恶心、呕吐、耳鸣、头痛、听力和视力减弱等。孕妇忌用。

3. 青蒿素　是从黄花蒿及其变种大头黄花蒿中提取的一种倍半萜内酯过氧化物。

屠呦呦受中医典籍《肘后备急方》启发而创制出这种新型抗疟药，并因此于 2015 年 10 月获得诺贝尔生理学或医学奖。青蒿素对红细胞内期滋养体有杀灭作用，用于治疗间日疟和恶性疟，即期症状控制率可达 100%，对脑型疟和耐氯喹虫株感染有良好疗效。最大缺点是复发率高。不良反应少见。

4. 伯氨喹　对间日疟迟发型红细胞外期和配子体的杀灭作用强，是根治间日疟和防止传播的首选药物。对红细胞内期无效，不能控制疟疾症状的发作。通常均需与氯喹等合用。缺点是毒性大，治疗量即可引起头晕、恶心、呕吐、发绀、腹痛等。停药后不良反应可消失。

5. 乙胺嘧啶　是目前用于病因性预防的首选药。对速发型红细胞外期有抑制作用，是病因性预防的首选药；且能阻止疟原虫在蚊体内的孢子增殖，阻止疟疾传播。可与周效磺胺（磺胺多辛）合用，二者有协同作用。不良反应少。

你知道吗

青蒿素的发现

20 世纪 50 年代，疟原虫对当时的抗疟药物氯喹等产生了抗药性，国际消灭疟疾的尝试均以失败告终。1967 年，我国启动了"523 项目"，集中全国力量联合研发抗疟新药。在极为艰苦的科研条件下，屠呦呦团队与全国多个系统的科研人员共同协作，研究了超过 2000 种中药。1971 年，屠呦呦从东晋葛洪所著的《肘后备急方》等中医药古典文献中获得灵感，1972 年从中药青蒿中分离得到抗疟有效单体，命名为青蒿素，其对鼠疟、猴疟的原虫抑制率达到 100%，开创了疟疾治疗新方法。全球数亿人因这种"中国神药"而受益，被西方媒体誉为"20 世纪后半叶最伟大的医学创举"。2015 年 10 月 5 日，诺贝尔奖委员会把诺贝尔生理学或医学奖授予屠呦呦，以表彰屠呦呦在抗疟疾有效单体青蒿素的发现及研究领域的重大科研成果！

二、抗阿米巴病药和抗滴虫病药

抗阿米巴病药的选用主要根据感染部位和类型。急性阿米巴痢疾和肠外阿米巴病首选甲硝唑；而依米丁和氯喹只在甲硝唑无效或禁忌时偶可使用。对于排包囊者肠腔内的小滋养体和阿米巴痢疾急性症状控制后肠腔内残存的小滋养体，则宜选用主要分布于肠腔内的二氯尼特，偶可考虑应用卤化喹啉类、巴龙霉素和四环素等。

1. 甲硝唑（灭滴灵）　主要作用及用途如下。

（1）抗阿米巴原虫　对肠内、肠外阿米巴滋养体的杀灭作用强，对排包囊者无效，是治疗急慢性阿米巴痢疾、肠外阿米巴病的首选药。治疗阿米巴痢疾时，需与肠道浓度高的药物合用。

（2）抗阴道滴虫　是治疗阴道滴虫病的首选药。

（3）抗贾第鞭毛虫　是目前治疗贾第鞭毛虫病最有效的药物。

（4）抗厌氧菌　对厌氧性革兰阳性和革兰阴性杆菌以及球菌都有较强的抗菌作用，对脆弱类杆菌感染尤为敏感。不良反应一般较少而轻，最常见者为恶心和口腔金属味。用药期忌酒。

2. 二氯尼特　对阿米巴原虫有直接杀灭作用，是目前最有效的杀包囊药。不良反应轻微，但很大剂量时可致流产。

3. 卤化喹啉类　包括喹碘仿、双碘喹啉和氯碘羟喹等。有直接杀阿米巴作用，口服吸收较少，曾广泛用作肠腔内抗阿米巴药，用于排包囊者，或与甲硝唑合用于急性阿米巴痢疾。许多国家已禁止或限制其应用。

三、抗血吸虫病药

吡喹酮是广谱抗吸虫药和驱绦虫药，尤因对血吸虫有杀灭作用而受重视，为抗血吸虫病的首选药。对其他吸虫，如华支睾吸虫、姜片虫、肺吸虫，以及各种绦虫感染和其幼虫引起的囊虫病、包虫病都有不同程度的疗效。对线虫和原虫感染无效。副作用轻微、短暂。

四、抗丝虫病药

乙胺嗪为抗丝虫病的首选药。服用乙胺嗪后，班氏丝虫和马来丝虫的微丝蚴迅速从患者血液中减少或消失。对淋巴系统中的成虫也有毒杀作用，但需较大剂量或较长疗程。乙胺嗪本身毒性较低而短暂，可引起厌食、恶心、呕吐、头痛、无力等。但因丝虫成虫和蚴虫死亡释出大量异体蛋白引起的过敏反应则较明显，表现为皮疹、淋巴结肿大、血管神经性水肿、畏寒、发热、哮喘，以及心率加快、胃肠功能紊乱等。

五、抗肠蠕虫药

肠道蠕虫包括绦虫、钩虫、蛔虫、蛲虫、鞭虫和姜片虫等。不同蠕虫对不同药物的敏感性不同，因此，必须针对不同的蠕虫感染正确选药。

1. 甲苯达唑　为高效、广谱、低毒的驱肠蠕虫药，对多种线虫的成虫和幼虫有杀灭作用，对蛔虫、蛲虫、鞭虫、钩虫、绦虫感染的疗效常在90%以上，尤其适用于上述蠕虫的混合感染。还对钩虫卵、蛔虫卵和鞭虫卵有杀灭作用，有控制传播的重要意义。显效缓慢，给药后数日才能将虫排尽。无明显不良反应。孕妇忌用。

2. 阿苯达唑（肠虫清）　高效、广谱、低毒，可用于蛔虫、钩虫、蛲虫、鞭虫感染以及各类绦虫病。对肠道外寄生虫病，如棘球蚴病（包虫病）、囊虫病、旋毛虫病，以及华支睾吸虫病、肺吸虫病等也有较好疗效，对于脑囊虫病也有较缓和的治疗作用。不良反应轻，但治疗脑囊虫病可致癫痫、视力障碍、颅内高压甚至脑疝。可致畸，孕妇忌用。

3. 哌嗪　其枸橼酸盐称驱蛔灵，对蛔虫和蛲虫有较强的驱除作用。治蛔虫，1~2天疗法的治愈率可达70%~80%。对蛲虫需用药7~10天。副作用少见。

目标检测

一、单项选择题

1. 杜氏利什曼原虫感染人体后常起的内脏利什曼病又称（　　）
    A. 黑死病　　　　　B. 白热病　　　　　C. 黑热病　　　　　D. 杜氏病

2. 溶组织内阿米巴主要寄生于（　　），可使该处黏膜层和疏黏膜下层的组织溶解坏死
    A. 小肠　　　　　　B. 胃　　　　　　　C. 直肠　　　　　　D. 结肠

3. 治疗滴虫性阴道炎、阿米巴性结肠炎的首选口服药物是（　　）
    A. 高锰酸钾液　　　　　　　　　　　B. 甲硝唑
    C. 葡萄糖酸锑钠　　　　　　　　　　D. 小檗碱（黄连素）

4. 疟疾的传播媒介是（　　）
    A. 猫　　　　　　　B. 白蛉　　　　　　C. 犬　　　　　　　D. 按蚊

5. 华支睾吸虫寄生于人体内，主要引起患者的（　　）受损
    A. 肝　　　　　　　B. 脑　　　　　　　C. 胆囊　　　　　　D. 胃

6. 儿童感染（　　）后容易出现发育不良
    A. 猪肉绦虫　　　　B. 弓形虫　　　　　C. 蛔虫　　　　　　D. 疟原虫

7. 引起肛门、会阴部瘙痒及炎症的是（　　）
    A. 蛲虫　　　　　　B. 蛔虫　　　　　　C. 鞭虫　　　　　　D. 纤毛虫

8. 钩虫对人最主要的危害是（　　）
    A. 视力障碍　　　　B. 贫血　　　　　　C. 皮炎　　　　　　D. 腹泻

9. （　　）是治疗急性阿米巴痢疾和肠外阿米巴病的首选药
    A. 甲硝唑　　　　　B. 吡喹酮　　　　　C. 乙胺嗪　　　　　D. 青蒿素

10. （　　）是抗血吸虫病的首选药
    A. 甲硝唑　　　　　B. 吡喹酮　　　　　C. 乙胺嗪　　　　　D. 青蒿素

二、多项选择题

11. 现阶段我国重点防治的寄生虫病主要包括（　　）
    A. 包虫病　　　　　B. 肝吸虫病　　　　C. 黑热病　　　　　D. 钩虫病

12. 寄生于人体的鞭毛虫的主要寄生部位是（　　）
    A. 消化道　　　　　B. 泌尿道　　　　　C. 血液　　　　　　D. 阴道

13. 控制黑热病传播的主要方法有（　　）
    A. 及时治疗患者　　　　　　　　　　B. 控制病犬
    C. 杀灭白蛉　　　　　　　　　　　　D. 注意饮食卫生

14. 血吸虫病传播的主要途径有（   ）

    A. 含有血吸虫卵的粪便污染水源　　　B. 钉螺

    C. 宠物携带血吸虫毛蚴　　　D. 群众接触疫水

15. 下列动物中，可通过吸血传播病原微生物的有（   ）

    A. 蚤　　　　　B. 虱　　　　　C. 螨　　　　　D. 蜱

16. 下列可用于治疗疟疾的药物有（   ）

    A. 氯喹　　　　B. 奎宁　　　　C. 青蒿素　　　D. 伯氨喹

三、思考题

如果猪肉、牛肉等肉类没有检疫，直接流入市场，可能会带来什么危害？

书网融合……

微课　　　划重点　　　自测题

参考答案

项目一

一、单项选择题

1. A 2. D 3. A 4. C 5. A 6. B 7. C 8. B 9. C 10. C

项目二

一、单项选择题

1. D 2. C 3. B 4. B 5. A 6. B 7. C 8. C 9. B 10. B 11. C 12. D

项目三

一、单项选择题

1. A 2. A 3. D 4. B 5. B 6. A 7. D 8. B 9. A 10. D 11. B 12. D 13. A

14. D 15. D 16. A 17. A 18. C 19. C 20. A 21. B

项目四

一、单项选择题

1. C 2. A 3. C 4. D 5. C 6. D 7. C 8. A 9. D 10. A 11. D 12. B 13. D

14. C

项目五

一、单项选择题

1. C 2. A 3. B 4. C 5. A 6. B 7. C 8. A 9. B

二、多项选择题

10. ABC 11. AB 12. CD 13. ACD 14. AC 15. ABC 16. ABCD

项目六

1. B 2. A 3. B 4. B 5. C 6. A 7. B 8. A 9. E 10. D 11. B 12. B 13. E

项目七

一、单项选择题

1. D 2. D 3. B 4. C 5. C 6. A 7. D 8. A 9. A 10. C 11. C 12. A 13. B

14. A 15. C 16. C 17. D 18. B 19. C 20. A 21. E

二、多项选择题

22. ABC 23. ADE 24. ABCD 25. ADE 26. ABCD

项目八

一、单项选择题

1. C 2. D 3. B 4. D 5. A 6. C 7. A 8. B 9. A 10. B

二、多项选择题

11. ABCD 12. ABCD 13. ABC 14. ABD 15. ABD 16. ABCD

参考文献

[1] 李榆梅. 药学微生物基础技术 [M]. 北京：化学工业出版社，2002.

[2] 李雍龙. 人体寄生虫学 [M]. 8 版. 北京：人民卫生出版社，2013.

[3] 黄敏. 医学微生物学与寄生虫学 [M]. 3 版. 北京：人民卫生出版社，2012.

[4] 孙祎敏，李飞. 药品微生物检验技术 [M]. 北京：中国医药科技出版社，2013.

[5] 严秀芹，王中华. 微生物学与免疫学 [M]. 2 版. 南京：江苏科学技术出版社，2018.

[6] 林勇. 微生物与寄生虫基础 [M]. 北京：中国医药科技出版社，2016.

[7] 李丹丹，孙中文. 微生物学基础 [M]. 2 版. 北京：中国医药科技出版社，2013.

[8] 陈明琪. 药用微生物学基础 [M]. 3 版. 北京：中国医药科技出版社，2017.

[9] 甘晓玲，刘文辉. 病原生物与免疫学 [M]. 北京：中国医药科技出版社，2017.

[10] 杨元娟. 生物药物检测技术 [M]. 北京：中国医药科技出版社，2017.

[11] 江德元. 全国食品药品基层监管人员培训试用教材综合知识篇 [M]. 北京：中国医药科技出版社，2015.

[12] 洪秀华，刘文恩. 临床微生物学检验 [M]. 3 版. 北京：中国医药科技出版社，2015.

[13] 吴忠道，汪世平. 临床微生物学检验 [M]. 3 版. 北京：中国医药科技出版社，2015.

[14] 吕瑞芳，张晓红. 病原微生物与免疫学基础 [M]. 3 版. 北京：人民卫生出版社，2015.

[15] 周正任. 医学微生物学 [M]. 6 版. 北京：人民卫生出版社，2006.

[16] 孟凡云. 医学免疫学 [M]. 4 版. 北京：科学出版社，2016.

[17] 吴忠道，诸欣平. 人体寄生虫学 [M]. 3 版. 北京：人民卫生出版社，2015.

[18] 夏超明，彭鸿娟. 人体寄生虫学 [M]. 北京：中国医药科技出版社，2016.

[19] 潘珍. 微生物基础 [M]. 北京：科学出版社，2015.